Achtsam bei sich und in Kontakt

Achtsam bei sich und in Kontakt

Thea Rytz

Programmbereich Psychotherapie

Thea Rytz

Achtsam bei sich und in Kontakt

Emotionsregulation und Stressreduktion durch achtsame Wahrnehmung

4., aktualisierte und ergänzte Auflage

hogrefe

Thea Rytz
Psychosomatik
Inselspital Bern
3010 Bern
Schweiz
Thea.Rytz@insel.ch

Anregungen und Zuschriften bitte an:
Hogrefe AG
Lektorat Medizin/Psychiatrie
Länggass-Strasse 76
3000 Bern 9
Schweiz
Tel: +41 31 300 45 00
E-Mail: verlag@hogrefe.ch
Internet: http://www.hogrefe.ch

Bibliografische Information der Deutschen Nationalbibliothek
Die Deutsche Nationalbibliothek verzeichnet diese Publikation in der Deutschen Nationalbibliografie; detaillierte bibliografische Daten sind im Internet über http://www.dnb.de abrufbar.

Lektorat: Susanne Ristea
Herstellung: Daniel Berger
Umschlagabbildung: Peter Aerni, Bern
Umschlag: Claude Borer, Riehen
Fotografien: Susi Bürki, Bern
Illustrationen für die 4. Auflage: Franziska Nyffeler, Bern
Druckvorstufe: Andrea Gerber-Signer, Bern, Alexandra Kunz, Bern, Franziska Nyffeler, Bern
Druck und buchbinderische Verarbeitung: Kösel, Krugzell
Printed in Germany

4., aktualisierte und ergänzte Auflage 2018

(E-Book-ISBN_PDF 978-3-456-95878-1)
ISBN 978-3-456-85878-4
http://doi.org/10.1024/85878-000

Inhaltsverzeichnis

Anleitungen: Achtsames Wahrnehmen

Geleitwort zur zweiten, überarbeiteten Auflage (2007)

Achtsamkeit (mindfulness) heißt, unsere Aufmerksamkeit auf das Gegenwärtige und damit die Inhalte unseres Bewusstseins zu lenken und diese nicht-wertend wahr- und anzunehmen. Achtsamkeit bedeutet Kultivierung und Erforschung unserer Geistestätigkeit.

Dieser Ansatz widerspricht so ganz und gar unserem alltäglichen Handeln, in dem wir beständig werten, tun und machen (doing-Modus) und mit unserer Aufmerksamkeit weniger in der Gegenwart präsent (being-Modus) als vielmehr in unseren Gedanken und Gefühlen von der Vergangenheit oder Zukunft eingenommen sind.

Achtsamkeit ist eine zu übende Haltung, uns selbst und unserem Leben gegenüber. Achtsamkeit ist die Haltung eines „Monitoring-Bewusstseins", einer gerichteten und haltenden Aufmerksamkeit äußeren Dingen und inneren Gedanken, Gefühlen, Verhaltensimpulsen, Konzepten und Körperwahrnehmungen, gegenüber, so wie sie gegenwärtig sind. Achtsamkeit bedeutet dabei nicht „gutheißen", sondern „annehmen", was ist. Und Achtsamkeit bedeutet in einer erweiterten Sicht, eine liebevolle Grundhaltung, ein Wohlwollen und eine Verbundenheit mit allem Seienden.

Quellen achtsamkeitsbasierter Ansätze, wie sie gegenwärtig in der Psychologie und Psychotherapie immer größere Beachtung erfahren, finden sich in der buddhistischen wie in der humanistischen Psychologie und Psychotherapie.
Achtsamkeit selbst ist keine Psychotherapie, die auf Veränderung des Erlebens und Verhaltens zielt, wenngleich Achtsamkeit unser Erleben und Verhalten grundlegend ändern kann. Achtsamkeit kann aber die Voraussetzung einer gelingenden Psychotherapie sein, indem wir über eine Deidentifikation mit aktuellen Gefühlen, Gedanken, Grundannahmen und Handlungsimpulsen einen inneren Resonanzraum schaffen, in dem wir unsere Konzepte und Gewohnheitsmuster beleuchten und dann gegebenenfalls auch „sekundär" verändern können.

Achtsamkeit entfaltet ihre Wirkung über Üben. Damit kann sie gleichermaßen zur Beruhigung und zur Wachheit unseres Geistes beitragen. Wege, Achtsamkeit zu erlernen, können eine formalisierte Praxis, etwa eine angeleitete oder eigenständige Meditation, vermittelt über Atemübungen, Körperwahrnehmung oder Gehen, sein oder aber eine tägliche informelle Praxis bei allen Verrichtungen im Alltag, zum Beispiel beim Gehen, Essen oder Zähneputzen. Achtsamkeit hat ihren Gegenstandsbezug in der Frage: Nehme ich das, was gerade ist, mit allen Sinnen bewusst wahr, und tue ich das, was ich gerade tue, in dem vollen Bewusstsein, dass ich es gerade jetzt tue?
Achtsamkeit ist ein Weg zur Erforschung des eigenen Körpers und des eigenen Geistes und ein Weg, unser „In-der-Welt-Sein" zu verstehen und anzunehmen.

Thea Rytz macht uns in ihrem Buch auf wundervolle, sehr praktische und anschauliche Weise mit dem vertraut, was Achtsamkeit bedeutet. Aufgrund ihrer reichhaltigen klinischen Erfahrung und ihres reflexiven Durchdringens von Achtsamkeit gibt sie hilfreiche Anregungen für die alltägliche Praxis für Lernende und Lehrende, für PatientInnen und TherapeutInnen. Das Buch ist eine praktische Anleitung und eine theoretische Reflexion in der Förderung achtsamkeitsbasierter Ansätze in Therapie, Selbstanwendung und Weiterbildung.
Ich wünsche dem Buch die Verbreitung, die es verdient. Es ist eine wertvolle Bereicherung, der ich viele interessierte LeserInnen gönne.

Prim. Dr. phil. Dr. med. Dipl. Psych. Andreas Remmel
Ärztlicher Direktor des Psychosomatischen Zentrums Waldviertel / Österreich

Anleitungen: Achtsames Wahrnehmen

Geleitwort zur ersten Auflage (2006)

Der Bereich Essstörungen an der ehemaligen Psychiatrischen Poliklinik des Inselspitals Bern hat sich seit seiner Gründung vor bald zwanzig Jahren aus einzelnen, in das Ambulatorium eingestreuten Sprechstunden zu einem spezialisierten multidisziplinären Angebot für Menschen mit allen Arten von Essverhaltensstörungen entwickelt. Nach der Auflösung der Psychiatrischen Poliklinik und der Überführung des Kompetenzbereichs Ernährungspsychologie, Adipositas und Prävention von Essstörungen an die Universitätspoliklinik für Endokrinologie, Diabetologie und Klinische Ernährung hat sich das Tätigkeitsspektrum weiter diversifiziert. Die Körperwahrnehmungstherapie war von Beginn an mit dabei. Thea Rytz hat diese spezifische Behandlungsform innerhalb der Sprechstunde begründet und bis zum heutigen Tag weiter entwickelt. Im Laufe der Jahre hat sie unzählige Patientinnen und Patienten betreut, deren Erfahrungen und Rückmeldungen wiederum in die Gestaltung der Therapie eingeflossen sind. Im In- und Ausland hat sich Thea Rytz in verschiedenen Formen der Körper- und Bewegungstherapie aus- und weitergebildet und pflegt auch einen ständigen, fruchtbaren nationalen und internationalen Austausch mit verschiedenen anderen Repräsentantinnen dieses Fachgebiets.
Unser Angebot im Bereich Essstörungen wäre undenkbar ohne den spezifischen Beitrag der Körperwahrnehmungstherapie. Empfindungen und Ausdrucksmöglichkeiten zu erkunden und therapeutisch zu fördern, ist absolut zentral, wenn es darum geht, destruktive Kontroll- und Vermeidungsverhalten zu überwinden. Die therapeutische Haltung ist dabei vom Bewusstsein geprägt, dass heute viele Menschen den eigenen Körper, nicht zuletzt auch als Folge von Abwertung und Gewalt, nur noch als Objekt behandeln.
Zentrale Begrifflichkeiten der Körperwahrnehmungstherapie sind daher: Achtsamkeit sich selbst und dem Nächsten gegenüber, Annäherung an die eigene Körperlichkeit, Überwindung der Spaltung in körperliches und geistiges Ich, jedoch allergrößte Sorgfalt und Behutsamkeit auf dem Weg dahin – vonseiten der Therapeutin wie auch der Patientin. Die vorläufige Synthese daraus und somit der aktuelle Entwicklungsstand kommen im vorliegenden Werk zum Ausdruck.

Dr. med. Bettina Isenschmid, MME PD Dr. med. Kurt Laederach

Inspiration

„Das Gewöhnliche ist, dass uns eine Herde nichts bedeutet als weidendes Rindfleisch. Oder sie ist ein malerischer Gegenstand mit Hintergrund. Oder man nimmt überhaupt kaum Kenntnis von ihr. Rinderherden an Gebirgswegen gehören zu den Gebirgswegen, und was man in ihrem Anblick erlebt, würde man erst merken, wenn an ihrer Stelle eine elektrische Normaluhr oder ein Stadthaus dastünde. Ansonsten überlegt man, ob man aufstehn oder sitzenbleiben soll; man findet die Fliegen lästig, von denen die Herde umschwärmt wird; man sieht nach, ob ein Stier unter ihr ist; man überlegt, wo der Weg weiterführt. Das sind unzählige kleine Absichten, Sorgen, Berechnungen und Erkenntnisse, und sie bilden gleichsam das Papier, auf dem das Bild der Herde steht. Man weiß nichts von dem Papier, man weiß nur von der Herde darauf – "

„Und plötzlich zerreißt das Papier!" fiel Agathe ein.

„Ja. Das heißt: irgendeine gewohnheitsmäßige Verwebung in uns zerreißt. Nichts Essbares grast dann mehr; nichts Malbares; nichts versperrt dir den Weg. Du kannst nicht einmal mehr die Worte grasen oder weiden bilden, weil dazu eine Menge zweckvoller, nützlicher Vorstellungen gehört, die du auf einmal verloren hast. Was auf der Bildfläche bleibt, könnte man am ehesten ein Gewoge von Empfindungen nennen, das sich hebt und senkt oder atmet und gleißt, als ob es ohne Umrisse das ganze Gesichtsfeld ausfüllt. Natürlich sind darin auch noch unzählige einzelne Wahrnehmungen enthalten, Farben, Hörner, Bewegungen, Gerüche und alles, was zur Wirklichkeit gehört: aber das wird bereits nicht mehr anerkannt, wenn es auch noch erkannt werden sollte. Ich möchte sagen: die Einzelheiten besitzen nicht mehr ihren Egoismus, durch den sie unsere Aufmerksamkeit in Anspruch nehmen, sondern sie sind geschwisterlich und im wörtlichen Sinn ‹innig› untereinander verbunden. Und natürlich ist auch keine ‹Bildfläche› mehr da, sondern irgendwie geht alles grenzenlos in dich über."

Robert Musil (1997). Der Mann ohne Eigenschaften, Reinbek bei Hamburg: Rowohlt, Seite 762.

Einleitung

Menschen besitzen die Fähigkeit, ihre Gedanken, ihre Gefühle und ihre körperlichen Empfindungen bewusst wahrzunehmen. In nahezu allen Kulturen sind Praktiken entstanden, die dazu dienen, Achtsamkeit für den Augenblick zu entwickeln und uns selbst und unseren Bezug zur Umgebung aufmerksam zu betrachten. Jede dieser kulturell unterschiedlichen, zum Teil auch spirituellen Traditionen hat ihren spezifischen Ansatz, doch ist der Wunsch allen gemeinsam, das Bewusstsein absichtsvoll so zu fokussieren, dass es der persönlichen und sozialen Entwicklung dient.

Ich selbst bin zum einen von westlichen philosophischen und soziologischen Ansätzen geprägt, zum anderen von der Somatischen Psychologie/ Somatics und der humanistischen Psychotherapie. Im therapeutischen Wirkungsfeld, dem Kontext, in dem dieses Buch entstanden ist, geht es im Hinblick auf Achtsamkeit vor allem um die Qualität des Bezugs und der Beziehungen zu sich, zu anderen und der Umgebung; wir sprechen dabei von Präsenz und Resonanz. Wir suchen und fördern Flexibilität, Offenheit und Empathie. Wir unterstützen Menschen in ihrer Fähigkeit, sich auf sich und ihre Umgebung in jedem Moment konkret einzustimmen – in Bewegung und in Ruhe, auf eine freundliche wertschätzende Art (Fogel 2013; Gindel 2002). Ein in den letzten zehn Jahren stetig wachsender Forschungszweig zu achtsamkeitsbasierten Methoden konnte zeigen, dass eine durch achtsame Wahrnehmung eingestimmte Bezugnahme psychische und somatische Gesundheit fördert (Harrer & Weiss 2016; Siegel 2007, 11ff).

Der Titel dieses Buches „Achtsam bei sich und in Kontakt" bezeichnet den Zustand, zentriert und gleichzeitig empfänglich zu sein. Wir leben in einer ständigen Wechselbeziehung zwischen Wahrnehmung und Reaktion. Fördern wir die Fähigkeit, mit Offenheit und Flexibilität die Wahrnehmung an sich zu vertiefen, unterliegen wir weniger automatischen Schutzreflexen, die üblicherweise mit Vermeidungsverhalten und Rückzug verbunden sind. Es gelingt uns eher, physische und psychische Belastungen innerlich auszubalancieren, uns der Situation angemessen einzustimmen und, wenn nötig, uns zu beruhigen. Achtsame Wahrnehmung unterstützt unsere Emotionsregulation, reduziert Stress und schafft Raum dafür, handlungsfähig zu werden oder zu bleiben.

„Ich habe begonnen, mich intensiver zu erleben. Dadurch ist man wieder jemand. Ich habe viele kleine Dinge den Tag über wahrgenommen, die ich früher nicht beachtet habe. Ich habe begonnen, mir Zeit zu nehmen, und schließlich habe ich mich gefragt, was ich will und was ich nicht will, wer ich bin", sagte eine an Magersucht erkrankte Patientin in einem Evaluationsgespräch (Rytz, 2000). Durch die Offenheit für ihre eigenen Gefühle und Empfindungen fand die junge Frau zu neuer Selbstsicherheit und entdeckte den Mut in sich, den sie brauchte, um sich sich selbst zuzuwenden.

Ende der 1990er-Jahre habe ich zwanzig Patientinnen nach ihren persönlichen Erfahrungen mit der Körperwahrnehmungstherapie befragen lassen. Gestützt auf diese Gesprächsprotokolle, mein Fachwissen und meine Erfahrungen aus den körperorientierten Methoden, in denen ich ausgebildet bin, habe ich in den darauffolgenden Jahren die Grundgedanken meines therapeutischen Ansatzes herausgearbeitet. Das vorliegende Buch, das erstmals 2006 erschienen ist, setzt diese in einen theoretisch-methodischen Zusammenhang und gibt im Anleitungsteil Vorschläge, wie achtsames Wahrnehmen täglich praktiziert werden kann.

Im ersten Kapitel geht es um die Entfremdung vom Körper im Kontext von westlicher Konsum- und Leistungsidealen als Schutzmechanismus. Belastungen und die damit verbundenen Gefühle nicht wahrzunehmen, kann kurzfristig entlasten. Die dabei erlebte Entfremdung wird in diesem Kapitel im Kontext des kartesianischen Körper-Geist-Dualismus und am Beispiel der Erkrankung an Essstörungen reflektiert. Schließlich wird gezeigt, wie achtsame Wahrnehmung dieser Entfremdung und Isolation entgegenwirken kann und wie Selbstvertrauen und Selbstwertschätzung wachsen. Das zweite Kapitel gibt einen kurzen Einblick in verschiedene Methoden, achtsame Wahrnehmung, Flexibilität und Offenheit zu fördern, die ich persönlich kennen gelernt und studiert habe. Diese Methoden, die ich nach wie vor – zum Teil täglich – praktiziere, haben meine therapeutische Arbeit wesentlich geprägt. Das dritte Kapitel zeigt detailliert, auf welche Weise achtsame Wahrnehmung Körper und Geist unterstützt, Emotionen zu regulieren und Stress zu reduzieren, sodass destruktive Schutzstrategien wie beispielsweise zwanghaftes Essen, Hungern oder anderes selbstverletzendes Verhalten ihre Notwendigkeit verlieren. Das vierte Kapitel berichtet von den subjektiven Erfahrungen ehemaliger Patientinnen mit achtsamer Körperwahrnehmungstherapie am Inselspital Bern. Zwischen 1999 und 2000 wurden zwanzig Frauen interviewt, die an Essstörungen, Depressionen, Zwängen, Ängsten und posttraumatischem Stress litten und über einen Zeitraum von sechs Monaten hinweg eine von mir geleitete ambulante Therapie besuchten.

Der umfangreichere zweite Teil des Buches besteht aus 128 konkreten Vorschlägen, wie achtsames Wahrnehmen kultiviert werden kann. Die Einleitung zu den Anregungen erklärt im Detail, wie die einzelnen Abschnitte aufgebaut sind und wie Sie persönlich damit arbeiten können. Darüber hinaus gibt sie Hinweise dazu, was in der Anleitung von achtsamer Wahrnehmung in Therapie und Unterricht beachtet werden sollte. Die in diesem Buch vorgestellten Anregungen sind nicht dazu gedacht, von vorne nach hinten durchgelesen zu werden. Üblicherweise an den unmittelbaren Kontakt und die mündliche Anleitung durch eine Fachperson gebunden, sind sie hier in eine schriftliche und visuelle Form übersetzt. Sie sind nach 32 unterschiedlichen Themen sortiert (z. B. Kopf, Hände, Bauch, Innehalten, Schmerz), wobei es zu jedem Thema eine Fotokarte und vier Anregungen gibt: Die beiden ersten beziehen sich auf eine Übungssituation im geschützten Rahmen, die dritte regt an, wie Wahrnehmung im Alltag praktiziert werden kann, und die vierte bezieht sich auf eine Stresssituation.
Alle Anregungen bieten Ihnen einen Rahmen, innerhalb dessen Sie auf spezifische Art Ihre Wahrnehmung sensibilisieren. Achtsames Wahrnehmen praktizieren bedeutet, diese wertfreie Aufmerksamkeit wiederholt und in allen Bereichen des Lebens zu kultivieren. Dadurch verfeinern und vertiefen Sie den Kontakt zu sich selbst und zu Ihrer Umgebung. Achtsam bei sich und in Kontakt zu sein, ist sowohl eine Haltung wie auch eine tägliche freundliche Disziplin.
Neu stehen Ihnen zu einigen Anregungen meine Audioanleitungen zur Verfügung. Mit dem QR-Code, den sie auf der jeweiligen Seite finden, können Sie sich mit einem Smartphone direkt mit der Audio-Anleitung verlinken und diese hören. Ich habe sie in zwei Varianten aufgenommen: in Deutsch und in berndeutschem Dialekt. Audio-Anleitungen haben Vor- und Nachteile: Meine Stimme und meine

Wortwahl können Sie im konkreten achtsamen Wahrnehmen unterstützen und Sie immer wieder einladen, sich dem eigenen Erleben zuzuwenden. Zudem müssen Sie sich nicht um den zeitlichen Rahmen kümmern. Eine Audio-Anleitung ist aber immer gleich und bezieht den aktuellen Kontext nicht mit ein, das kann mit der Zeit störend wirken.

Dank

An diesem Buch haben viele Menschen mitgewirkt, ihnen allen möchte ich herzlich danken: Meine Freundinnen Christine Mauch, Claudia Feest, May Ament und Silvia Wiesmann, meine Kolleginnen der klinischen Intervisionsgruppe und mein Partner Peter Aerni haben mich durch Fachgespräche motiviert, die Buchidee zu entwickeln. Die Sicht der zwanzig Patientinnen, mit denen ich Evaluationsgespräche durchführen ließ, und der zehn ehemaligen Patientinnen, mit denen ich einen Tag lang das Konzept und die Bildideen diskutiert habe, hat wesentlich zum Gelingen dieses Projektes beigetragen. Die Fotografin Susi Bürki vom Fotografischen Zentrum des Inselspitals Bern hat die meisten Fotos gemacht, die im Buch abgebildet sind. Anna Albisetti, Peter Aerni, Tinu Hettich, Cécile Keller, Natalia Macaluso, Malcolm Manning und Mathias Rytz haben mir einzelne Fotos zur Verfügung gestellt. Susanne, Nadia, Sara, Neva, Marianne, Vreni, Soucha, Klaus, Dominic, Peter, Cedric, Kim, Ina, Lou und Rebecca sind Modell gestanden. Alexandra Kunz hat die Piktogramme zu den Übungen entworfen und die Fotokarten nach meinen Vorgaben grafisch gestaltet. Andrea Gerber-Signer hat die Illustrationen der ersten Auflage gezeichnet und sich um das Schrift- und Bildlayout gekümmert. Die vierte Auflage, insbesondere die Illustrationen zum dritten Kapitel, hat Franziska Nyffeler gestaltet. Dem Hogrefe Verlag, insbesondere dem ehemaligen Lektor Klaus Reinhardt, dem Hersteller Daniel Berger und der Lektorin Susanne Ristea danke ich für die gute Zusammenarbeit und die Freiheit, die sie mir konzeptionell ließen. Christine Mauch hat das gesamte Manuskript mehrmals gründlich redigiert und mir sehr wertvolles und detailliertes Feedback gegeben. Meine Kolleginnen Claudia Feest, Mette Dünner-Kramp, Annette Escher, Beatrice Landolt, Silvia Wiesmann, Christine Hirter und meine Freundin Mirjam Fischer haben sich Zeit genommen, Teile des

Manuskriptes zu lesen und spezifische Anregungen zu geben. Meine Vorgesetzten Bettina Isenschmid und Kurt Laederach haben die Buchidee seit Beginn, Corinna Terpitz und Rebecca Ott die Neuauflage mit ihrer partnerschaftlichen und interdisziplinären Haltung aktiv unterstützt. Hans-Ulrich Fisch, bis 2006 Direktor der Psychiatrischen Universitätspoliklinik am Inselspital Bern, und Peter Allemann, damaliger leitender Arzt, haben die finanzielle Förderung bewilligt, mit der alle externen Mitarbeiterinnen entschädigt wurden.

Der fachlich anregende, persönlich heitere und großzügige Umgang von allen, die am Buch mitgearbeitet haben, hat mich in der Arbeit sehr bestärkt: Herzlichen Dank!

Während ich in den Jahren 2003–2005 tage- und nächtelang vor dem Laptop saß, dachte ich oft an die Gärten meiner Großeltern und Eltern. Ich erinnerte mich an den Geruch der dunkelroten Himbeerkonfitüre beim Einkochen, an den Geschmack des weißen Schaums, den meine Großmutter mit einer Lochkelle abschöpfte, und wie wir uns daran fast die Zunge verbrannten. Ich erinnerte mich an die Großzügigkeit meiner Mutter, mit der sie uns blühende Rosen ernten ließ, aus deren Blütenblättern wir dann genüsslich Parfums gewannen. Ich bin dankbar und freue mich, wie unsere eigenen Kinder in unserem Garten aufgewachsen sind und wie sie mir beim Ernten und Kochen halfen. Viele Garten- und Küchenerinnerungen haben das Entstehen dieses Buches und all die Überarbeitungen begleitet. Ich suchte dabei stets nach einer guten Balance zwischen einem sinnlich farbigen Alltag mit viel Begegnungen und dem Rückzug für Reflexion, Lesen und Schreiben.

Mein Körper: Objekt und Subjekt, fremd oder verbunden?

„Was bewegt Sie, sich eingehender mit Körperwahrnehmung zu befassen?", frage ich die Menschen, die zu mir kommen, um sich auf einen körpertherapeutischen Prozess einzulassen. Da ich seit Mitte der 1990er-Jahre vor allem in der Behandlung von Menschen mit psychosomatischen Erkrankungen tätig bin – insbesondere Essstörungen und posttraumatischen Belastungen –, verweisen die Antworten meist auf eine innere Not der Betroffenen und eine Sehnsucht nach Selbstwertschätzung: „Ich möchte mich wieder akzeptieren, mich nicht mehr hassen, mich in meinem Körper zu Hause fühlen, nicht immer mit meinem Kopf bestimmen, was mein Körper machen soll. Ich möchte mich mit meinem Körper versöhnen. Ich möchte überhaupt erfahren, dass ich etwas spüren kann und darf. Ich möchte merken, was ich will, was mir gut tut und was nicht. Ich möchte mich nicht ständig mit anderen vergleichen. Manchmal stehe ich wie neben mir, fühle mich fremd und seltsam leer. Ich möchte wieder zu mir finden."

Solche Wünsche berührten und berühren mich sehr. Zu Beginn meiner beruflichen Laufbahn warfen sie für mich die Frage nach einer Technik auf, die Selbstakzeptanz herstellt. Ich fand keine Antwort darauf und erkannte schließlich, dass diese Frage selbst bereits Teil einer verhängnisvollen Logik war. Verloren gegangene oder nie erlebte Selbstakzeptanz lässt sich nicht durch besondere Bemühungen erreichen. Sie ist keine Auszeichnung dafür, dass wir uns richtig verhalten. Echte Wertschätzung ist ein bedingungsloses Geschenk, das wir uns selbst und anderen in jedem Augenblick neu geben – oder auch verweigern – können. Sich selbst wertzuschätzen, ist kein statischer Zustand, der irgendwann erreicht wird; es ist eine innere Haltung, die wir in uns wachsen lassen und täglich praktizieren können. Selbstakzeptanz basiert, noch vor den persönlichen Erfahrungen und spirituellen oder lebensphilosophischen Einstellungen des Einzelnen, auf der tiefen Überzeugung, dass jeder Mensch auf dieser Erde grundsätzlich willkommen ist. Vor diesem Hintergrund geht es darum, in sich selbst immer wieder ein bedingungsloses „Ja" seinem ganzen Wesen gegenüber in all seinen Facetten, Brüchen und Widersprüchen zu finden. Dazu gehört auch, jene Seiten unzensiert an sich wahrzunehmen, die man weniger mag und gerne verändern möchte.

Viele stellen sich Selbstakzeptanz als ein fernes Ziel vor, als Tor zum Glück und damit verbunden als Erlösung von innerer Not. Wer solche Glückstore wie die Pechmarie im Märchen „Frau Holle" außerhalb der eigenen Möglichkeiten sucht, bleibt in der leidvollen Dynamik der in die Zukunft gerichteten Erwartungen verwickelt. Wir kultivieren Unzufriedenheit, indem wir Bedingungen für unsere Selbstakzeptanz fantasieren: „Ich werde glücklich sein, wenn ich fünf Kilos abgenommen habe, das schöne Kleid kaufe, größere Brüste habe, diese Therapie mache, mir ein neues Auto leiste, befördert werde, einen finanziellen Bonus bekomme, morgens und abends regelmäßig 20 Minuten meditiere..."
Die Bedingungen, die wir uns diesbezüglich vorstellen, orientieren sich häufig an aktuellen Konsum- und Leistungsidealen. Konsumbotschaften suggerieren, dass uns etwas oder jemand fehlt; gelänge es uns, diesen Mangel zu beheben, wären wir glücklich. Derartige Werbe- und Verkaufsstrategien sind auf wirtschaftliche Interessen abgestimmt: Unzufriedenheit und das subjektive Gefühl des Mangels fördern Konsumverhalten. Derzeit vorherrschende Leistungsideale vermitteln zumeist, dass alles machbar ist und unserer Kontrolle unterliegt. In dieser Logik müssen auch Zufriedenheit und Selbstakzeptanz hergestellt und verdient werden; würden sie uns einfach zufallen, wären sie nichts wert. Unzufriedenheit mit sich selbst wird zum inneren Ansporn für Selbstoptimierung. Dass Menschen auch aus einer positiven inneren Motivation heraus mit Schwung, Freude und Interesse handeln, ist dieser Logik fremd.
Leistungs- und Konsumideale machen den Körper zum Objekt, das ständig kontrolliert und verbessert werden sollte. Der eigene Körper wird skeptisch beobachtet und geprüft, kritisiert oder gar gehasst: „Seinen Körper gern zu haben, hieße, die Kontrolle zu verlieren und fett zu werden." (Hutchinson, 1994, S. 165). Im Kontext der in vielen westlichen Ländern vorangetriebenen Anti-Übergewichtskampagnen werden heute Konsum- und Leistungsideale auf fatale Weise mit Gesundheitsidealen und einem Appell an die soziale Verantwortung verbunden. Krankenkassen und Programme der öffentlichen Gesundheitsförderung bedienen sich oft der gleichen Bildersprache, die wir in der Werbung vorfinden: Junge, schlanke, sportliche, glückliche Menschen preisen ein Produkt an. Wie in der Werbung üblich, sind die Abbil-

dungen zudem meist digital bearbeitet und entsprechen nicht realen Körpern. Bild und Text suggerieren, gesundes Verhalten ließe sich an der (digital idealisierten) Figur ablesen. In diesem Zusammenhang wird nicht nur Schönheit, sondern auch Gesundheit zum Konsum- und Leistungsideal.

Was eigentlich Anzeichen für eine Essstörung ist – ständiges Kreisen der Gedanken um Gewicht und Figur, rigides Diätverhalten und ein funktionaler, entfremdeter Umgang mit dem eigenen Körper –, wird im Kontext von Anti-Übergewichts-Initiativen zum sozial erwünschten Verhalten. Andernfalls drohen womöglich bald finanzielle Sanktionen: Höhere Krankenkassenprämien für Menschen mit Übergewicht werden bereits diskutiert.

Große Angst vor Kontrollverlust, hohe Leistungsanforderungen an uns selbst und der Versuch, soziale Normen perfektionistisch zu erfüllen, heißt auf den Körper bezogen, dass wir uns „richtig" ernähren, „richtig" trainieren und auf keinen Fall „dick" werden wollen. Eine Studie zur Lebenszeitprävalenz von Essstörungen zeigte 2011, dass sich zwischen 15 und 30 % der 10'000 befragten erwachsenen SchweizerInnen zwanghaft „richtig" oder gesundheitsfanatisch ernähren. In der Fachwelt wird dafür die Bezeichnung „orthorektisch" diskutiert (Schnyder, 2012, S. 41).

Der Wechsel hin zu einer wirklich selbstwertschätzenden, akzeptierenden inneren Haltung und einer Flexibilität im Handeln ist für uns alle eine große Herausforderung. Menschen, die sich emotional stabilisieren, indem sie sich im Grunde genommen ständig kritisieren und kontrollieren, benötigen viel Mut und Vertrauen, um sich freundlicher sich selbst zuzuwenden und experimentierfreudiger zu werden. Meist betrachten sie ihre unausgesetzte Selbstkritik als Garantie für ein sozial akzeptiertes Verhalten; die damit verbundene Selbstabwertung stellt für sie das kleinere Übel dar.

Unzufriedenheit mit Figur und Gewicht schwächt den Selbstwert

Eine schweizerische Pilotstudie aus dem Jahr 2015, in der knapp 400 Jugendliche befragt wurden, zeigte, dass das Körperbild und die psychische Gesundheit desto besser ist, je weniger die Jungen und Mädchen im Hinblick auf ihr Leben (Glück, Selbstwert) von einem idealtypisch „schönen" Körper erwarten. Jugendliche, die ihre körperliche Erscheinung verändern wollten, unterschieden sich signifikant von denjenigen ohne diesen Wunsch: Sie hatten ein weniger gesundes Körperbild, gaben mehr psychische Symptome an und zeigten ein geringeres Wohlbefinden (Schär u. a., 2015). Dabei waren nur die Hälfte der befragten Jungen und ein Drittel der Mädchen mit ihrem Gewicht wirklich zufrieden. Fast 60 % der Mädchen fühlten sich eher zu dick und versuchten oder hatten versucht abzunehmen. Die Jungen waren in Bezug auf das Körpergewicht deutlich weniger kritisch als die Mädchen, allerdings gaben hinsichtlich der Muskulatur viele an, mit ihrem Körper nicht ganz zufrieden zu sein (78 %). Viele hätten gerne mehr Muskeln und taten aktiv etwas dafür (54 %).

50 % der 9- bis 10-jährigen Mädchen gaben 2005 in einer deutschen Studie an, gerne dünner sein zu wollen, und jede Fünfte unter ihnen hatte bereits aktiv den Versuch unternommen abzunehmen (Berger u. a., 2005). 2012 überschätzten in der Altersgruppe der 11–17-Jährigen nach wie vor knapp 50 % der Mädchen und gut 30 % der Jungen ihr Gewicht (Röhrig u. a., 2012).

Internationale Studien kamen zu ähnlichen Resultaten, insbesondere die HBSC-Studie, ein Bericht zur internationalen Befragung über das Gesundheitsverhalten von 200'000 Schulkindern im Alter von 11, 13 und 15 Jahren in 43 Ländern und Landesteilen der europäischen Region der WHO sowie Nordamerika (www.hbsc.org).

Unterschiede zwischen Mädchen und Jungen hinsichtlich der Körperzufriedenheit erklären sich unter anderem durch deren unterschiedlich verlaufende körperliche Entwicklung während der Adoleszenz: Während der Anteil an Körperfett bei Mädchen vor der Pubertät um 10–15 % höher ist als bei Jungen, liegt er nach der Pubertät um 20–30 % höher. Die Gewichtszunahme erfolgt bei Mädchen in erster Linie in Form von Fettgewebe, bei Jungen wird während der Wachstumsschübe vor allem fettarmes Muskelgewebe aufgebaut (Rodin, 1994, S. 76). Manipulieren junge Frauen diesen Prozess nicht, weicht ihre Figur mehr und mehr vom androgynen, mageren und muskulösen Schönheitsideal ab, während sich die Entwicklung der Jungen dem männlichen Idealkörper tendenziell annähert.

Soziale Werte werden verkörpert

Viele Mädchen sind sehr unglücklich über die mit ihrer normalen sexuellen Entwicklung verbundene Zunahme an Fettgewebe. Nicht selten werden sie genau in dieser Entwicklungsphase von wichtigen Bezugspersonen explizit oder über das Verhalten ermahnt, auf ihre Figur zu achten. Viele Eltern beschäftigen sich ständig mit der eigenen Figur bzw. dem eigenen Gewicht und leben ihren Kindern ein sucht- und essstörungsförderndes Verhalten vor. „Gesundes" und sozial akzeptiertes Essverhalten ist dabei oft mit Kontrolle und Zurückhaltung verbunden, die Körpereigenwahrnehmung in Bezug auf Appetit, Hunger und Sättigung wird kaum gefördert, dem Körpergefühl wenig vertraut. Die sozial akzeptierte Figur erscheint auch im familiären Kontext als Resultat einer ständigen Anstrengung (Pike & Rodin, 1991; Ruther & Richman, 1993; Thelen & Cormier, 1995; Wertheim u. a., 2002). Wird diese erbracht, darf man stolz und erleichtert sein, wird diese nicht erbracht, entstehen diffuse Schuldgefühle und der Eindruck, nicht zugehörig zu sein. Solche negativen Gefühle sind belastend und werden im Körper als Schwere und Enge wahrgenommen. In einer Gesellschaft, die differenzierte Körperwahrnehmung und das Sprechen darüber kaum fördert, wird diese körperlich empfundene emotionale Schwere leicht mit „Dick-Sein" verwechselt und der Zwang zum kontrollierenden Diätverhalten somit weiter unterstützt. Maßloses Essen oder Hungern, Diät halten oder selektives Essen, Gedankenkreisen um Figur und Gewicht sowie der Wunsch, den eigenen Selbstwert und die soziale Akzeptanz über die „Arbeit" am Körper zu verbessern, sind in westlichen Konsumgesellschaften heute ohne Frage Teil des Lebensstils (Posch, 2009). Lediglich die Intensität, mit der sich die Einzelnen damit beschäftigen, variiert und wird je nach sozialem Kontext als normal oder krankhaft bezeichnet. Rigides Verhalten in Bezug auf Gewicht und Figur vermittelt Sicherheit und Zugehörigkeit; dieses Verhalten zu hinterfragen und sich für Veränderungen zu öffnen, kann bedrohlich sein.

Eine Patientin berichtet, es gehe ihr eigentlich gut, nach ihrer Magersucht habe sie ihr Normalgewicht wieder erreicht, doch irgendwie fühle sie sich stark unter Druck, sie wisse nicht weshalb. In der Therapiegruppe wolle sie nicht mitmachen: Eine Essstörung habe sie ja nicht mehr, ihr Gewicht sei normal. Ihre Familie sei sehr sportlich. Sie gehe viermal die Woche joggen, damit könne sie den anderen nicht das Wasser reichen, nur der Vater trainiere ähnlich „wenig" wie sie, bei ihm allerdings verständlich, denn er arbeite ja eigentlich 200%. Die Mutter allerdings sei mit ihren vielfältigen Trainings bewundernswert fit, erzählt die junge Frau, die gerade ihr Abitur macht, und schaut mich dabei etwas orientierungslos an. Sie erscheint dreimal zur Einzeltherapie und bricht die Behandlung dann kommentarlos ab.

Eltern vergleichen und beurteilen ihre Kinder. Viele hoffen – manchmal ohne sich das selbst einzugestehen –, dass ihre Kinder zu schönen, schlanken und muskulösen Erwachsenen heranwachsen, weil sie ihnen wünschen, gesellschaftliche Anerkennung zu erfahren. Ein großer Risikofaktor für die Entwicklung einer Essstörung besteht jedoch im Diätverhalten und im Fokus auf Gewicht und Figur innerhalb der Familie (Thelen & Cormier, 1995; Wertheim u.a., 2002). Umgekehrt lässt sich sagen: Gelingt es in der Familie, Selbstwert und Vitalität weniger stark an eine „ideale" Figur, ein normiertes Gewicht und das entsprechende Konsum- und Leistungsverhalten zu koppeln, sind Kinder und Eltern besser vor der medialen Flut an inhumanen Körpervorbildern geschützt. „Gegen diese Monokultur der Körperdarstellung hilft nur eine Gegenbewegung. Eltern müssen versuchen, ihren Kindern gegenüber den Körper nicht als das Feld darzustellen, über das Probleme gelöst werden können. Und sie müssen versuchen, nicht zu sehr von ihrem eigenen Körper besessen zu sein." (Kospach, 2009, S. 2).

Doch auch öffentliche Kritik an der inhumanen, teilweise sexistischen Darstellung von Frauen und Männern über digitale Verfremdung und geschlechtsspezifische Stereotypisierung von Körpern ist nötig (Posch, 2009; Piran, 2014). Die Idealisierung und Objektivierung des menschlichen Körpers ist integraler Bestandteil westlicher Konsumgesellschaften, deren vielfältige Machtdiskurse von uns allen mehr oder weniger bewusst verkörpert und reproduziert werden. Verfremdete Körperbilder beeinflussen und durchdringen unsere gefühlsmäßige Einstellung zu unserem

Aussehen und unserem Selbstbild. Gelockt wird mit dem Versprechen, Erfolg, Gesundheit, Jugendlichkeit und Glück körperlich auszustrahlen. Werbung suggeriert, dass wir alle diese Ideale erreichen können, wenn wir uns nur genug anstrengen, genug Sport treiben und wenig, aber das Richtige essen. Doch der Weg zum perfekten Kunstkörper ist in der Welt aus Fleisch und Blut unmöglich. Wer ihn zu gehen versucht, den erwarten Scham, Frustration und das Gefühl von Niederlage. Um sich von der Obsession von Gewicht und Figur zu befreien, um wieder handlungsfähig zu werden, bedarf es neben kritischem Denkvermögen des Mutes, sich damit auseinanderzusetzen, wie wir Machtdiskurse ganz persönlich im Alltag verkörpern und reproduzieren. Diese Auseinandersetzung lohnt sich für uns alle, ob wir von einer Essstörung betroffen sind oder nicht.

Vielfältige Bilder von echten Körpern

Untergewichtige Schönheitsideale werden seit gut dreißig Jahren kritisiert. Den Anfang machten feministische Therapeutinnen und Autorinnen, die den Zwang zu Schönheit, Jugendlichkeit und Schlankheit als Teil der westlichen Frauendiskriminierung definierten und infrage stellten (Fallon u.a., 1994; Orbach, 1993; Wolf, 1993). Seit dem Ende der 1990er-Jahre wird das Thema breit diskutiert, oft verbunden mit medienwirksamen Skandalen wie dem Tod eines brasilianischen Models im November 2006 oder der Abbildung einer schwer magersüchtigen nackten Schauspielerin auf den Plakaten des italienischen Modelabels No-l-ita im Jahr 2007 (FrauenSicht 1/2008, S. 230). Eine der ersten Kampagnen, die vonseiten der Kosmetikindustrie frauenfeindliche Werbebotschaften kritisierte und im Gegenzug Vielfalt, Respekt und Selbstwertschätzung unterstrich, wurde Anfang der 1990er-Jahre von The Body Shop lanciert: Plakate von „Ruby“, einer dicken Barbie-Gestalt, wiesen auf den Zusammenhang zwischen weiblichen Körperbildern, Zufriedenheit und dem Selbstwertgefühl von Frauen hin. Anita Roddick, die damalige Geschäftsführerin von The Body Shop, übernahm zentrale Werte der neuen Frauenbewegung, setzte sie in einen marktwirtschaftlichen Kontext und verkündete den Beginn der feministischen Revolution in der Werbeindustrie: Die Schönheitsindustrie wolle ein neues Konzept von Schönheit kreieren, das auf Vielfalt basiere.

In der Broschüre zur Kampagne schrieb sie: „Wir lügen Frauen nicht an, und wir werden auch in Zukunft nicht versuchen, Geschäfte mit ihnen zu machen, indem wir ihre Unsicherheiten ausnutzen. Wir versuchen vielmehr die Stereotypen zu benennen, die so vielen Frauen das Gefühl geben, es wäre besser, wenn sie gar nichts mehr sagen würden. Oder sie probieren neue Diäten aus und lassen ihr Gesicht liften. Der von Männern dominierten Schönheitsindustrie ist es leider sehr gut gelungen, Frauen von ihrem eigenen Körper zu entfremden. Wir haben es mittlerweile sogar gelernt, Wölbungen, Schwangerschaftsstreifen und Falten zu verabscheuen. In Wirklichkeit aber sind all das Zeichen dafür, wie wir unser Leben leben und lieben, wie wir unsere Kinder aufgezogen haben, gut gegessen, gelacht und genossen haben. Doch statt einer Veränderung des Denkens wächst der Druck auf Frauen, einem körperlichen Ideal zu entsprechen. Deshalb möchte ich einen Wandel in den Köpfen der Menschen in Gang setzen. Unsere Zielscheiben sind der Sexismus sowie ein übertriebener Körper- und Jugendkult. Unsere Waffe ist die Selbstachtung. Ich bin nicht sicher, ob wir uns im Klaren darüber sind, welche grundlegende Bedeutung der Selbstachtung zukommt. Für mich ist sie ein Weg zur persönlichen Freiheit und damit zugleich ein Eckpfeiler des politischen Aktivismus und der Demokratie. Denn die Art, wie wir über uns selbst denken, hat natürlich auch enormen Einfluss darauf, wie wir über die Welt denken.“ (Roddick, undatiert, 1990er-Jahre).
Seit 2004 läuft die „Initiative für wahre Schönheit“ des Kosmetikkonzerns Dove, die von der prominenten Psychoanalytikerin und Gesellschaftskritikerin Susi Orbach maßgeblich mitkonzipiert wurde. Dove setzt für seine Werbeveröffentlichungen keine Models, sondern durchschnittliche, normalgewichtige Frauen ein. Im Rahmen der Kampagne wurden Videos produziert, welche die selbstwertschädigende Wirkung von Schönheitsidealen eindrücklich darstellen (www.pepinfo.ch).

Die Verschränkung von Schönheitsidealen mit sozialer Akzeptanz

In der Diskussion um aktuelle Schönheitsideale geht es um mehr als die Kritik an mageren Models. Werbung und mediale Unterhaltung propagieren die Bereitschaft, ständig zu konsumieren und dabei das Konsumverhalten zu vergleichen, zu optimieren und zu perfektionieren. Unsere Körper werden zum sichtbaren Zeichen dafür, ob uns das gelingt. Folgt unser Verhalten sozial akzeptierten Normen, strahlen sie Erfolg, Glück und Erlösung vom Mangel aus. Sie sind sozusagen unser Kapital; äußeres Erscheinungsbild, Aussehen und Fitness werden zum Maßstab für sozialen Wert und persönliches Glück (Posch, 2009; Pudel & Westenhöfer, 1998). Wer von den idealtypischen Schablonen abweicht, braucht Kraft, um sich diese Abweichung zu verzeihen, sie vor sich selbst und andern zu legitimieren, und die Scham, sozial erwünschten Idealen nicht zu genügen, zu verarbeiten oder zu verdrängen (Krüger & Schroeter, 2017, S. 131–148). Menschen suchen nach Vorbildern, sie vergleichen sich, lassen sich inspirieren, wollen dazugehören und verinnerlichen bereits in jungen Jahren die Standards der Gesellschaft. Heutige Schönheitsnormen setzen unrealistische und inhumane Ziele; durch digitale Bearbeitung in ihrer Magerkeit nie zu erreichende Werbekörper kreieren Unzufriedenheit. 2000 bis 5000 digital bearbeiteten Werbebildern sind wir jede Woche ausgesetzt (Orbach, 2009, S. 89). Die Mode-, Fitness- und Kosmetikindustrie vermittelt seit den 1980er-Jahren, dass der Körper an sich das wichtigste Stilelement für gutes Aussehen ist; Kleidungsstücke werden zu Accessoires. Der Körper selbst ist ein Modeartikel, dessen Design wir in der Hand haben, den wir durch Stretching, Krafttraining und Diäten in die „richtige" Form bringen sollen. Im redaktionellen Teil von Lifestyle-Zeitschriften nehmen die Themen „Schlankheit" und „Diät" viel Raum ein. Die schnell wachsende Branche der Diät- und Schönheitsindustrie ist daran interessiert, dass Bedürfnisse nur kurzfristig gestillt werden und weiterhin ein Gefühl von Mangel empfunden wird (Wolf, 1993; Orbach 2009, S. 77-110).

Zahlreiche Studien zeigten, dass Körperunzufriedenheit und ein negativer Selbstwert eng zusammenhängen (Cash & Smolak, 2011; Vocks & Lengenbauer, 2005, S. 13-23; Foster, 2002, S. 58). Bezogen auf den Einfluss medialer Körperbilder auf die Körperzufriedenheit und den Selbstwert liegen allerdings unterschiedliche Forschungsergebnisse vor. Während viele Studien zeigen, dass Menschen sich unzufriedener und „unvollkommener" fühlen, wenn sie sich mit digital veränderten Bildern von Supermodels vergleichen (Swami u. a., 2010; Levine & Murnen, 2009; Turner u. a., 1997), relativeren andere diese Ergebnisse (Wilox & Laird, 2000). Der mediale Einfluss auf die Körperzufriedenheit von Individuen wurde in den letzten Jahren – gerade weil so viele Menschen mit ihrem Gewicht und ihrer Figur unzufrieden sind – zu einem neuen, aktuell differenziert erforschten wissenschaftlichen Feld (Blake, 2015).

Das Trugbild des idealen Körpers

Menschen, die an einer Essstörung leiden, sind häufig innerlich stark verunsichert. Sie fürchten und verdrängen intensive Gefühle wie Trauer, Enttäuschung, Wut oder auch Freude, sie flüchten – oft unbewusst – vor seelischem Schmerz, dem sie sich nicht gewachsen fühlen. An die Stelle dieser verdrängten Emotionen treten innere Anspannung, die Empfindung einer diffusen Leere und Angst. Um sich zu beruhigen, konstruieren die Betroffenen oft einen Traum vom Leben mit einem idealen Körper, das vielerorts besser wäre als das aktuelle. Ihre Erklärung für ihre tief empfundene innere Not lautet – unabhängig vom konkreten Körpergewicht: „Ich bin zu dick, daher geht es mir schlecht. Wenn ich schlanker wäre, würde ich mich akzeptieren und wäre glücklicher." Sie sind tatsächlich überzeugt, mit der Veränderung ihres Körpers würden sich die belastenden Gefühle auflösen. In einer auf Interviews basierenden phänomenologischen Studie berichtete eine Patientin: „Ich konzentrierte mich darauf, schlank, hübsch und vollkommen zu sein, damit ich den Prinzen beeindrucken kann, der mir deshalb seine Liebe schenkt, und wir dann für immer glücklich sind." (Proulx, 2008, S. 60). Mit Disziplin und Strenge versuchen Menschen mit Essstörungen, dem Trugbild des idealen Körpers ähnlicher zu werden, verstricken sich aber in einen Teufelskreis von übertriebener Kontrolle und Kontrollverlust (Bruch, 2000; Rytz & Wiesmann 2013). Paradoxerweise wirkt ihr leidvolles Suchtverhalten kurzfristig beruhigend. Das Gefühl, etwas tun zu können, wirkt erleichternd, es vermittelt den Eindruck von Selbstwirksamkeit und schafft eine Pseudo-Selbstakzeptanz (Baerveldt & Voestermans, 1998). Das Le-

ben wirkt weniger bedrohlich, wenn sich alle Anstrengungen auf drei überschaubare Themen richten: Essverhalten, Gewicht und Figur. Konflikte außerhalb dieses Themenkreises und die damit verbundenen sozialen und emotionalen Herausforderungen werden vermieden. Das kontrollierende Verhalten schwächt sensorische Empfindungen im Körper ab. Physische und psychische Warnsignale werden nicht wahrgenommen, und die Trennung zwischen dem als fremd empfundenen Körper (Objekt) und dem entschlossenen Geist (Subjekt), der diesen Körper verändern will, wird aufrechterhalten.
Menschen, die am eigenen Leib solch leidvolle Entfremdung erleben, ahnen aber auch, dass der vermeintlich gehasste Körper der Ort sein könnte, an dem sie wieder zu sich zurückfinden könnten. Viele sehnen sich danach, die persönlich erfahrene Trennung zwischen Körper und Geist zu überwinden.

Kulturelle Polaritäten: Körper-Geist-Dualismus

In der abendländischen Kultur sind wir stark von der Trennung zwischen Körper einerseits und Geist und Seele andererseits geprägt. Seit der Antike setzen Religion, Philosophie und Wissenschaft diese Ebenen wertend voneinander ab, wobei dem Körper weniger Wert zuerkannt wird als der Seele und dem Geist (Lakoff & Johnson, 1999; van Dülmen, 1998; Bowald, 2002). Seele und Geist sind in unserer Vorstellung stark ans Individuum gebunden, mit ihnen identifizieren wir uns. Vom Körper hingegen versuchen sich viele gedanklich zu distanzieren, um ihn besser kontrollieren zu können. Damit wird er weit mehr als unser Geist oder gar unsere Seele in unserer Vorstellung zum Objekt. Die Symptome einer Essstörung können in diesem Zusammenhang auch als radikale Verkörperung des kartesianischen Körper-Geist-Dualismus verstanden werden.
Der französische Philosoph Maurice Merleau-Ponty entwarf Mitte des vorigen Jahrhunderts mit seinem Werk „Phänomenologie der Wahrnehmung" eine philosophische Theorie, welche die klassische Dichotomie von Geist und Körper überwindet. Als einer der wenigen westlichen Denker vertrat er, dass sich unser Verständnis der Welt auf die Wahrnehmung des Körpers in Bezug zur unmittelbaren Umgebung gründet (Merleau-Ponty, 1945). Die Überwindung des Körper-Geist-Dualismus fin-

den wir unter anderem auch in den Schriften des Philosophen Michel Foucault, in der Kognitionswissenschaft und Wahrnehmungsphilosophie von Francisco Varela, Evan Thomson und Alva Noë sowie bei feministischen Philosophinnen und Kulturtheoretikerinnen wie Julia Kristeva, Luce Irigaray, Hélène Cixous und Judith Butler. Über Jahrhunderte hinweg wurde der Körper als Objekt gedacht und der Frau zugeordnet, der Geist hingegen als Subjekt gedacht und dem Mann zugeordnet. Der Blick ruht auf dem weiblichen, oft sexualisierten Körper, während der individuell dargestellte Mann derjenige ist, von dem der (bewundernde oder bewertende) heterosexuelle Blick ausgeht. Früh verinnerlichte Botschaften vermitteln, dass ein erfülltes Leben für Frauen darauf beruht, passiv zu sein und sich danach zu sehnen, begehrt zu werden, zu gefallen und auserwählt zu werden (Hutchinson, 1994, S. 153). Männer hingegen werden als aktiv handelnde Subjekte gedacht, deren Begehren sich auf die Frau richtet. Die Frau empfindet, der Mann denkt und gestaltet; nach wie vor stützen diese heterosexuellen Geschlechterpolaritäten aus dem 19. Jahrhundert patriarchale Machtverhältnisse und Abhängigkeiten (Honegger, 1991; Fischer-Homberger, 1997).

Viele Frauen wollen sich von der Begrenztheit der weiblichen Rolle lösen, weil sie diese tief in unserer Kultur verankerten Abwertungen durch subtile Einschränkungen, offene Diskriminierung oder (sexuelle) Gewalt am eigenen Leib erfahren. Auch zahlreiche Männer empfinden ihre gesellschaftlich vorgegebene Rolle als unangenehm starres Korsett und wünschen sich größeren Spielraum, unter anderem für ihre Körperlichkeit, deren Attraktivität aktuell an Muskelkraft, Coolness und Dominanz geknüpft ist. Um als Individuen die eigene einzigartige Vielschichtigkeit jenseits geschlechterstereotyper Männer- und Frauenrollen zu entfalten (Butler, 1991) – offen für Veränderungen und in flexibler Interaktion mit der Umgebung –, ist es nötig, sich Raum dafür zu schaffen, sich der eigenen Wahrnehmung auf unterschiedlichen Ebenen zuzuwenden und subjektives Erleben wertzuschätzen.

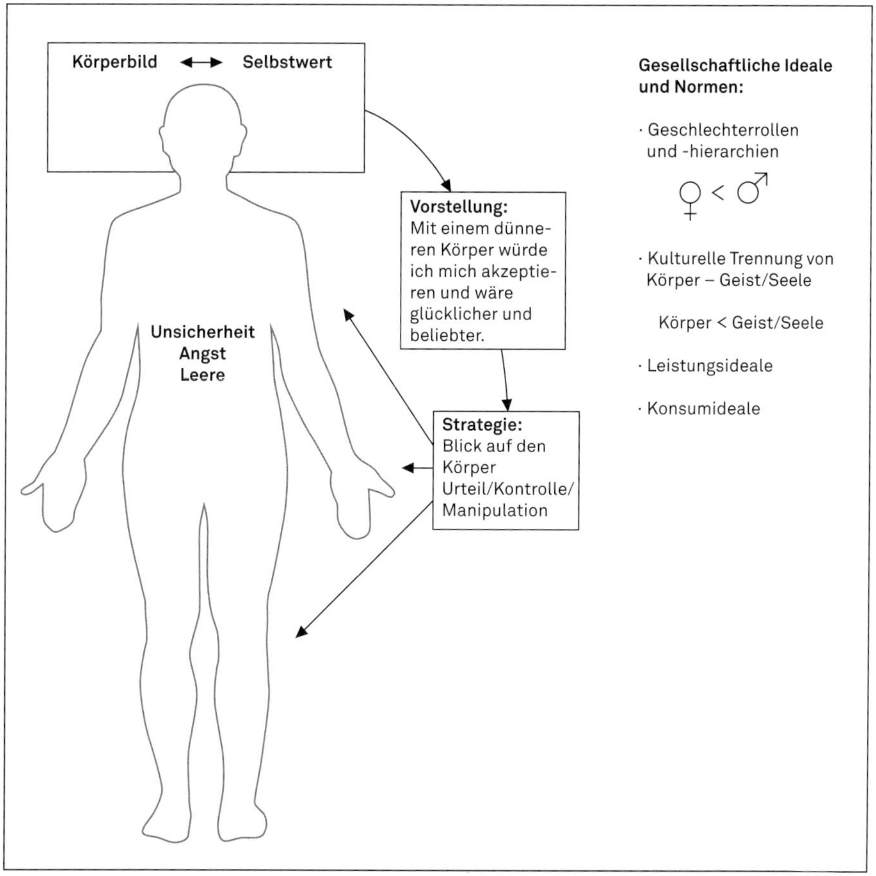

Abbildung 1: Das Schema stellt die bis dahin vorgestellten Überlegungen grafisch dar.

Pausenlose Leistungsfähigkeit

Sich achtsam der eigenen Wahrnehmung und Selbstbeobachtung zuzuwenden, braucht Zeit, Muße und freundliche Disziplin. Wer aus dem Hamsterrad von automatischer Aktivität und Reaktion heraustreten will, benötigt Freiräume. Entschlossenheit und Willenskraft werden dabei nicht gebraucht, um streng und kontrollierend zu agieren, sondern um sich und anderen gegenüber freundlich und offen zu sein und gleichzeitig die eigene Wahrnehmung in täglichen Übungen zu erforschen und zu kultivieren. Zu akzeptieren, dass wir Entwicklungsprozesse zwar nähren, aber auch geschehen lassen können, dass Phasen von Aktivität und Pausen einander bedingen, fällt heute vielen Menschen schwer. Wir glauben, leistungsfähiger und damit sozial akzeptierter zu sein, wenn wir vitale Bedürfnisse zurückstellen, unsere Kräfte ausbeuten und unsere Grenzen missachten.

Wer wie der Geschichtenerzähler Salim aus Rafik Shamis Kurzgeschichte „Der Kutscher" drei Tage lang arbeitet und vier Tage lang in Muße nachdenkt, untergräbt in unseren westlichen Kulturen seinen sozialen Wert. Hier wird pausenlose Leistungsfähigkeit und -bereitschaft propagiert. Regenerationszeit – es sei denn, sie geht mit Konsum einher – wird meist vernachlässigt; dazu muss dem Körper immer wieder die Achtsamkeit entzogen werden. Wer kennt es nicht, sich nach einer Verletzung oder Krankheit zu früh wieder in den (Arbeits-)Alltag zu stürzen und dabei innere warnende Empfindungen zu missachten? Ohne ein solches Verhalten vollständig zu verwerfen, geht es darum, das jeweils stimmige Maß zu finden. Ein Kind, dem die Augen zufallen, das gleichzeitig aber hartnäckig behauptet, es sei nicht müde, lotet seine Grenzen genau so aus wie eine Spitzensportlerin, die mithilfe eines lokal anästhesierenden Sprays die Empfindung im verstauchten Fußknöchel betäubt, um den Wettkampf zu bestreiten. Das rechte Maß kann nur gefunden werden, wenn wir unsere Grenzen wahrnehmen; wenn wir merken, ob uns noch Spielraum bleibt oder die jeweilige Anforderung unsere Kräfte übersteigt. Körperliche Empfindungen wie Anspannung und Schmerz signalisieren nicht nur physische, sondern auch emotionale und geistige Grenzen. Wer lernt, sorgfältig auf diese Signale zu achten, findet zu sich zurück: in ein zwar begrenztes, aber auch behütetes Zuhause.

Menschen, die an Essstörungen erkranken, berichten, dass es ihnen schwerfällt, nichts zu tun, sich auszuruhen, Essen oder emotionale Ereignisse zu verdauen, mit nicht strukturierter Zeit umzugehen; in solchen Momenten kämen sie sich unnütz und wertlos vor, und zwanghafte Gedanken zu Gewicht und Figur seien dominanter. Nichts zu tun, ist für diese Menschen bedrohlich. Innehalten und Regenerieren können sie erst dann angstfrei erleben und kultivieren, wenn sie absichtsloses Wahrnehmen an sich wieder entdecken und dabei erleben, wie sie so auf schlichte Art in Bezug zu sich und ihrer Umgebung kommen. In vielen Fällen ist dazu eine Anleitung und Begleitung durch Fachpersonen nötig.

Fokus auf Wahrnehmung lockert Körper-Geist-Dualismus

Körpertherapeutische Ansätze sind seit langem integraler Bestandteil eines multidisziplinären Angebots in der Behandlung von Menschen, die an Essstörungen erkrankt sind. Da sich die Symptomatik hier derart offensichtlich destruktiv auf den Körper bezieht, liegt es nahe, ergänzend zur Psychotherapie auch körperorientiert zu arbeiten. Bei anderen psychischen oder psychosomatischen Erkrankungen wie Depressionen oder Süchten ist diese Einbeziehung nicht Standard, auch wenn das Interesse an körperorientierten und achtsamkeitsbasierten Therapieansätzen in den letzten Jahren stark gestiegen ist. Bleiben wir als Fachpersonen dabei dem Körper-Geist-Dualismus verhaftet, so fragmentieren wir die therapeutischen Interventionen und ordnen sie hierarchisch den konventionellen Disziplinen zu, die quasi unabhängig voneinander Unterstützung anbieten: Psychotherapie, medikamentöse somatische Behandlung, Ernährungsberatung und Körpertherapie. Gelingt es den Fachpersonen unterschiedlicher Disziplinen, eine partnerschaftliche interdisziplinäre Zusammenarbeit zu etablieren, welche die PatientInnen in ihrer Selbstwahrnehmung und Entwicklung spezifisch unterstützt, so ist es wahrscheinlicher, dass Essverhaltensstörungen in ihrer komplexen Verschränkung von somatischen und psychischen Faktoren überwunden werden können. Gestalten wir den therapeutischen Weg auf der Grundlage der Annahme, die Betroffenen hätten einen gestörten Zugang zum Körper und ihre Wahrnehmung (Perzeption) sei verzerrt oder „falsch", dann bleiben wir dem Körper-Geist-Dualismus verhaftet und fördern gleichzeitig die Dynamik des Symptoms. Ein solcher Ansatz geht von der Existenz einer objektiv „richtigen" Wahrnehmung aus, von einem abgeschlossenen Körper und einem „Selbst" (Subjekt) unabhängig vom „Körper" (Objekt) und dessen Bezug zur Umgebung. Auf der Basis meiner persönlichen und therapeutischen Erfahrung sowie gestützt auf die philosophischen Reflexionen der letzten dreißig Jahre teile ich diese Annahme nicht. Ich gehe davon aus, dass sich mein „Selbst", mein Gefühl von „Das bin ich", in jedem Augenblick in der Beziehung und Interaktion neu kreiert, durchdrungen von allen Erfahrungen, die ich und die Kontexte, in denen ich mich bewege, je gemacht haben (Gendlin, 2015; Noë, 2011). In diesem Verständnis macht es wenig Sinn, vom „Körper" zu sprechen, „ihn" als etwas Stabiles zu denken und in diesem Sinn zu „behandeln", auch wenn ich einen Körper „habe" und ihn durchaus oft als abgeschlossenes Objekt denke. Wann immer ich mich konkret und differenziert auf sensorische Wahrnehmung und Körpereigenwahrnehmung beziehe, komme ich in Kontakt mit körperlichen Empfindungen; ich spüre deren Flüchtigkeit und die Schwierigkeit, meine Erfahrung in Worte zu fassen und zu kommunizieren. Über meine Sinne bin ich in einem ständig oszillierenden Dialog mit der Welt und mir selbst; dabei schule und differenziere ich die Fähigkeit, sowohl Bewegung, Berührung, Ruhe, Raum und Zeit inner- und außerhalb meiner Haut wahrzunehmen, als auch Gedanken, Gefühle sowie deren Qualität und Resonanz auf einer physischen, räumlichen und zeitlichen Ebene. Der Fokus richtet sich nach und nach wie von alleine auf die Beziehung der Phänomene zueinander und auf die Qualität, wie ich diese und mich dabei wahrnehme. Der kartesianische Körper-Geist-Dualismus, der mich und die Welt, in der ich lebe, bis in die sprachlichen Formulierungen hinein zutiefst prägt, beginnt sich zu lockern.

Mit diesen Erfahrungen und Reflexionen bewege ich mich nicht im luftleeren Raum. Zahlreiche Fachpersonen aus dem Bereich Tanz bzw. Tanz- und Bewegungstherapie und Methoden der Körperwahrnehmung Praktizierende (vgl. S. 41–60) kommen – ebenso wie Laien – basierend auf subjektiven Wahrnehmungserfahrungen schon seit geraumer Zeit zu ähnlichen Haltungen. Seit gut zehn Jahren wird das Thema auch in der wissenschaftlichen und klinisch-therapeutischen Fachöffentlichkeit breiter diskutiert (Fuchs, 2016; Fogel, 2013).

Verzerrte Interpretation der Wahrnehmung

Zu den Symptomen einer Essstörung gehört eine zwanghafte oder zumindest überdurchschnittlich intensive Beschäftigung mit der eigenen Figur und dem eigenen Körpergewicht. Die Betroffenen versuchen, beides den sozial akzeptierten Normen anzugleichen. Je ohnmächtiger sie sich selbst erleben, desto intensiver arbeiten sie am Objekt, dem eigenen Körper. Über den Blick in den Spiegel, auf die Skala der Waage oder ein Vermessen des Körperumfangs an verschiedenen Stellen (Body-Checking) prüfen sie, ob und wann dieser akzeptabel ist. Sie sammeln scheinbar objektive mess- und vergleichbare Daten und fördern durch dieses Verhalten die Vorstellung, der eigene Körper lasse sich durch solche Verfahren begreifen und kontrollieren – eine auch unter nicht essgestörten Menschen weit verbreitete Vorstellung. Viele glauben, je kühler, isolierter und skeptischer sie ihren Körper betrachteten, desto realistischer ließe er sich einschätzen und in der gewünschten Form halten. Dass sie sich dabei sehr reduziert wahrnehmen, nur wenige Wahrnehmungskanäle aktiv benutzen und den Einfluss von Gefühlen und Gedanken auf die Qualität von Wahrnehmung und Interpretation ausblenden, fällt ihnen nicht auf.

Der gleichen Täuschung unterliegt auch ein großer Teil der Forschung zu Essstörung, die sich mit der sogenannten Körperschemastörung befasst (Martin & Svaldi, 2015; Vocks & Lengenbauer, 2005). Dieser ursprünglich aus der Neurophysiologie stammende Begriff wird dabei in Fachliteratur und Therapie uneinheitlich verwendet (Meermann 1991; Forster, 2002, S. 24). Am ehesten einig ist man sich darin, dass damit eine visuell falsche Einschätzung der Körperdimensionen bezeichnet wird: Betroffene nehmen sich als zu dick wahr, obwohl sie objektiv untergewichtig sind, oder schätzen ihre Figur dünner ein, als sie in Wirklichkeit ist. Eigentlich müsste von einer Figurschemastörung die Rede sein, denn untersucht wurde die visuelle Wahrnehmung, also der Blick auf den Körper, nicht die sensorische Empfindung oder die Körpereigenwahrnehmung. Mit Schattenrissen, Videos von Körperformen und Spiegelbildern zeigten wissenschaftlich Forschende in den 1980er- und 1990er-Jahren, wie Männer und Frauen mit und ohne Essstörungen ihre Körperdimensionen visuell einschätzen. Einige Studien ergaben, dass das Über- oder auch Unterschätzen der eigenen Figur kein Charakteristikum für Menschen mit einer

Essstörung ist. Nicht an Essstörungen erkrankte Frauen überschätzten ihre Figur genauso häufig wie solche, die davon betroffen waren (Forster, 2002, S. 28). Andere Studien zeigten einen Zusammenhang zwischen visuell falscher Einschätzung und der Erkrankung an einer Essstörung (Meta-Analyse von Cash & Deagle, 1997). Weitere Studien wiesen später darauf hin, dass die Überschätzung und Unsicherheit bezüglich der eigenen Figur bei Patientinnen mit Essstörungen nicht auf einem Wahrnehmungsdefizit basiert, sondern ein affektiv-kognitives Phänomen darstellt (Williamson u.a., 1999; Hilbert & Tuschen-Caffier, 2005): Die Wahrnehmung der eigenen Figur zum Beispiel im Spiegel wurde von den Gefühlen und Gedanken sich selbst und dem eigenen Körper gegenüber stark beeinflusst. Da sich die Patientinnen emotional schlecht fühlten, sahen sie sich dicker, als sie tatsächlich waren, oder zeigten sich durch ihre abgemagerten Körper nicht alarmiert.

In den 1990er-Jahren rückte das Körperbild ins Zentrum des akademischen Interesses. Körperbilder beziehen sich auf Wahrnehmungen, Gedanken, Gefühle und Beurteilungen bezüglich des eigenen Körpers sowie auf Verhaltensweisen und Erfahrungen mit dem eigenen Körper. Körperbilder und Selbstwertgefühle sind eng miteinander verflochten. Sie unterliegen von Geburt an sozialen und soziokulturellen Einflüssen und verändern sich ständig. Körperbilder bestimmen unser Verhalten und unsere zwischenmenschliche Kommunikation. Je zufriedener ein Mensch mit seinem Körper ist, desto höher ist sein Selbstwert (Forster, 2002, S. 58; Vocks & Lengenbauer, 2005). Auf der Ebene des Körperbildes besteht ein klarer Zusammenhang zwischen negativem Körperbild und dem Ausmaß des gestörten Essverhaltens (Post & Crowther, 1987; Rudermann & Grace, 1988; Ricciardelli u.a., 1997). Auch für das Aufrechterhalten der Essstörung scheint die Unzufriedenheit mit dem Körper entscheidend zu sein (Stice, 2002). Silja Vocks und Tanja Legenbauer entwickelten ein Manual für die Körperbildtherapie bei Magersucht und Bulimie, das kognitive, affektive und verhaltensbezogene Aspekte differenziert miteinander verknüpft. Die perzeptive Ebene reduzieren aber auch sie auf das visuelle Wahrnehmen der Figur; die Körpereigenwahrnehmung oder der Tastsinn wird in ihrem Modell nicht berücksichtigt (Vocks & Lengenbauer, 2005).

Die Obsession mit dem Objekt überwinden

Die mangelnde Fähigkeit, differenziert zu empfinden und über alle Sinne in Bezug zu sich und der Umgebung zu sein, ist ein kulturelles Phänomen (Kabat-Zinn, 2006; Abram, 1996). Westliche Gesellschaften fördern auf der körperlichen Ebene vor allem muskuläre, zielgerichtete, funktionale und kompetitive Bewegung, die das Herz-Kreislauf-System stärkt. Sensorisches und propriozeptives absichtsloses Empfinden oder ein inneres Sammeln der leiblich-seelischen Kräfte, wie wir es aus kontemplativen Praktiken, Meditationen und Kampfsportarten anderer Kulturen kennen, hat im Westen keine eigene Tradition. Doch das Interesse daran wächst: Viele Menschen erfahren die auf vielen Ebenen wohltuenden Auswirkungen von Körperwahrnehmung in Ruhe und Bewegung; sie entdecken, dass dadurch ein stabileres Gefühl für sich selbst entstehen kann. Unsere Lebensqualität ist stark davon geprägt, wie und ob wir mit Erfahrungen verbundene Gefühle und Empfindungen im Körper differenziert wahrnehmen können. Nur so können wir diese integrieren und unsere Potenziale entwickeln, schreiben Thomas Cash und Thomas Pruzinsky, die in ihrem umfangreichen Handbuch ein breites Forschungsspektrum zum Thema Körperbild vorstellen (Cash & Pruzinsky, 2004, S. 516).

Innerhalb der medizinisch-naturwissenschaftlichen sowie der human-, sozial- und geisteswissenschaftlichen Disziplinen hat sich die Forschung in den letzten Jahrzehnten häufig dem Körper zugewandt und dabei zum Teil versucht, Erkenntnisse über die Grenzen der eigenen Disziplin hinaus zu verknüpfen. Was hingegen noch wenig stattfand, ist die interdisziplinäre Zusammenarbeit zwischen AkademikerInnen und den Fachpersonen, die den Körper täglich direkt erkunden und ihre sensorischen Empfindungen reflektieren. BegründerInnen von körperorientierten Therapiemethoden, die den Körper und die davon abgeleiteten Implikationen über Jahrzehnte hinweg differenziert empirisch erforscht haben, bewegen sich meist fern der akademischen Welt. Ihre an eine spezifische Praxis gebundenen Überlegungen erfahren nur sporadisch Gehör. Hier mangelt es einerseits an akademischem Know-how und finanziellen Ressourcen, um die aus der konkreten Praxis gewonnenen Erfahrungen und Erkenntnisse wissenschaftlich zu überprüfen, andererseits fehlt seitens der WissenschaftlerInnen häufig das Verständnis dafür, wie wesentlich sich Fragestellungen und Methoden ändern müssten, um subjektiver Erfahrung und Wahrnehmung, insbesondere Körpereigenwahrnehmung, im Fokus gerecht zu werden (Johnson, 2012, S. 9–27). Der Körper als Objekt stünde der wissenschaftlichen Reflexion so nämlich nicht weiter zur Verfügung, vielmehr würden Beziehung und Interaktion in den Fokus der Forschung gerückt (Fuchs, 2016; Baer, 2012; Lakoff & Johnson, 1999).

Einige qualitative Studien und Falldarstellungen untersuchten allerdings genau die Wechselbeziehung zwischen (achtsamer) körperorientierter Intervention, Wahrnehmung, Emotionen und obsessivem Denken bezogen auf Gewicht und Figur im Kontext von Essstörungen (Proulx, 2008; Duesund & Skarderud, 2003). Diese Studien verfolgten einen phänomenologischen Ansatz (Drew, 1999, 2002) und untersuchten in qualitativen Befragungen die subjektive Erfahrung der Patientinnen. Im Sammelband zu körperorientierter Diagnostik und Psychotherapie bei Essstörungen wurden 2008 mehrere Aufsätze mit Fallbeispielen zu körperorientierten, zum Teil tiefenpsychologischen Ansätzen veröffentlicht, die Körpererleben und Selbstbild in ihrer Verwobenheit fundiert reflektieren (Joraschky u. a., 2008, S. 149–270). Auch die kreativen LeibtherapeutInnen Udo Baer, Rosalia Costagliola und Gabriele Frick-Baer beleuchten das Innenleben und das Verhalten von Menschen, die an einer Essstörung erkrankt sind, und fokussieren auf Beziehung und Entwicklungsräume (Baer u. a., 2007).

Den Körper sowohl als Objekt wie als Subjekt zu denken und zu begreifen oder ihn als verbunden und durchlässig zu erleben, geschieht unter anderem, indem wir die Wahrnehmung des eigenen Inneren über den propriozeptiven Sinn fördern. „Proprium“ heißt „das Eigene“, „capere“ bedeutet „in Besitz nehmen“. Indem ich mich innerlich wahrnehme, nehme ich Besitz von mir, komme ich zu mir – ein langsamer, viel Geduld fordernder, oft sehr berührender Prozess, der nach und nach die kulturellen Trennungen zwischen Körper, Geist und Seele durchkreuzt und verwischt. In den eigenen Körper zurückzukehren, sich selbst wahrzunehmen, unterstützt die Verbundenheit mit sich und seiner Umgebung und nährt das Vertrauen in persönliche Entwicklungsmöglichkeiten. Die nordamerikanische Autorin Sallie Tisdale drückt das wie folgt aus:

„Indem ich mich endlos mit meinem Körper beschäftigt habe, hörte ich auf, ihn zu bewohnen. Ich versuche jetzt, diese Gleichung umzukehren, auf meinen Körper zu vertrauen und wieder rückhaltlos in ihn einzutreten. Mittlerweile weiß ich mehr als früher darüber, was ‹Glücklichsein› und ‹Unglücklichsein› ausmacht, wie tief Zufriedenheit reichen kann und wie sie sich anfühlt. Indem ich die Diäten loslasse, schaffe ich geistig und gefühlsmäßig Platz. Ich habe mehr Spielraum, ich kann mich bewegen. Das Trachten nach einem anderen Körper, dem Körper, den ich in den Augen anderer haben sollte, ist eine schädliche Ablenkung, eine Verirrung, die mein ganzes Leben hätte andauern können. Indem ich mich gehen lasse, komme ich weiter.“ (Tisdale, 1996, S. 24)

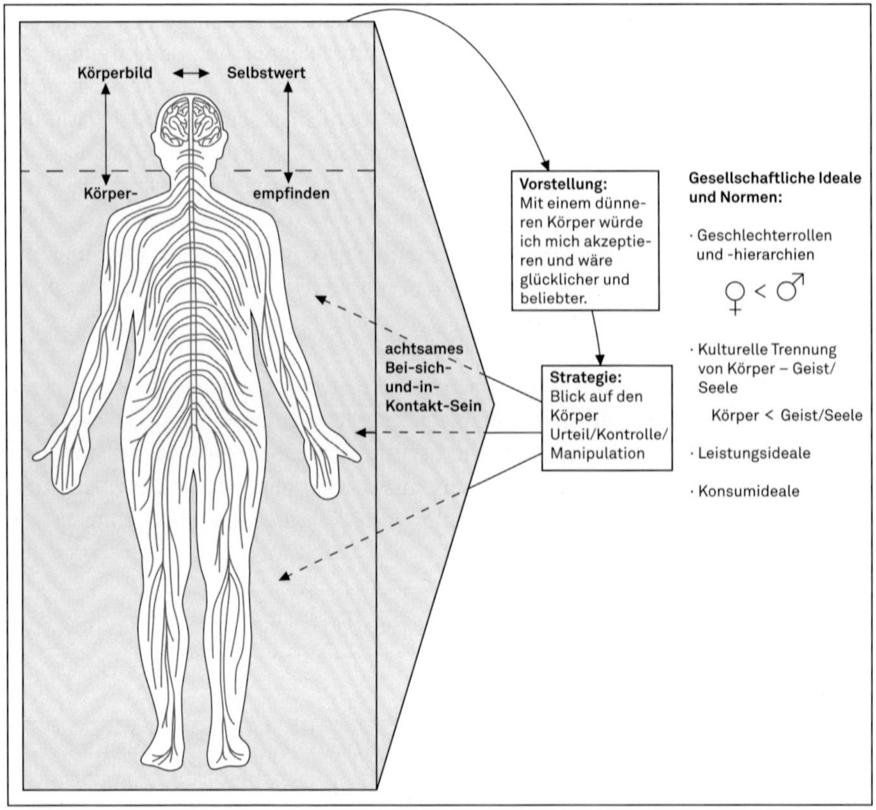

Abbildung 2: Die Illustration stellt dar, was sich verändern kann, wenn die Körpereigenwahrnehmung und die Sinne angeregt werden: Neue Erfahrungen, bei denen Gedanken, Gefühle und körperliches Empfinden enger verbunden sind, können zu einer produktiven Auseinandersetzung der Betroffenen mit ihrem Blick auf den Körper, dem damit verbundenen Kontroll- und Vermeidungsverhalten führen, die Selbstregulation unterstützen und Stress reduzieren.

Berührt und in Bewegung – meine persönliche, methodische Prägung

In diesem Kapitel stelle ich meinen beruflichen Werdegang vor und erläutere die Methoden, die meine Grundhaltung, meine therapeutischen Interventionen und die Übungen im praktischen Teil geprägt haben. Sofern im Übungsteil Informationen aus weiteren, hier nicht vorgestellten körperwahrnehmungsorientierten und/oder achtsamkeitsbasierten Ansätzen genutzt werden, verweise ich dort spezifisch darauf.

Ich bin in keiner spezifischen Disziplin verwurzelt und fühle mich auch keiner spirituellen Tradition verbunden. Über die vergangenen Jahrzehnte habe ich vielfältige Fäden verschiedener Methoden und Denktraditionen verfolgt und stetig miteinander in Bezug gesetzt; dabei habe ich sowohl von der fruchtbaren gegenseitigen Inspiration profitiert wie mich mit den zahlreichen Dissonanzen herumgeschlagen. Es gab Zeiten von Heimat- und Sprachlosigkeit. Ich bin einen Weg gegangen, der mich nach wie vor sehr interessiert und berührt. Ich nahm mir Zeit, bis jede neue Orientierung auch in Form eines Körpergefühls zugänglich war; nicht zuletzt darüber fand ich dann auch wieder passende Worte. Privates, Gesellschaftliches wie Berufliches nährte und beeinflusste sich gegenseitig. Für Geduld und Vertrauen, die dabei gewachsen sind, und für die vielen Begegnungen, Gespräche und Tänze mit Menschen, von denen ich so viel lernen konnte, bin ich sehr dankbar. Ich fühle mich zu Hause in diesem horizontalen Gewebe von Bezügen, die ich hier allgemein zugänglich und einladend kommunizieren möchte.

Grundausbildungen, Tätigkeiten und Berufsfelder

1994 trat ich meine Arbeit als Körperwahrnehmungs- und Bewegungstherapeutin im interdisziplinären Team der ambulanten Sprechstunde für Essstörungen an der psychiatrischen Universitätspoliklinik am Inselspital in Bern an, dem späteren Zentrum für Ernährungspsychologie, Adipositas und Essstörungen. Ich war gerade aus Berlin nach Bern zurückgekehrt und suchte ein Arbeitsfeld, in dem ich die Erfahrungen und das Wissen aus den Methoden, die ich dort kennengelernt hatte, anwenden und vertiefen konnte. Der damalige Leiter der Sprechstunde – seinerseits Psychologe und Psychotherapeut mit gestalttherapeutischer Ausbildung – wollte

einen körperorientierten Therapieansatz ins Angebot aufnehmen und war offen für meine Vorschläge.
Heute bin ich am gleichen Spital im Kompetenzbereich Psychosomatik angestellt und biete nach wie vor ambulante Gruppen- und Einzeltherapien für Menschen mit Essstörungen, psychosomatischen Erkrankungen, Depressionen und/oder Traumafolgestörungen an. Neben einer kontinuierlichen Weiterbildung in körperorientierten und achtsamkeitsbasierten Methoden habe ich mich in verschiedenen psychotherapeutischen Methoden fortgebildet, unter anderem in *Systemischer und Hypnosystemischer Therapie, Psychodynamisch Imaginativer Traumatherapie (PITT)* und *Systemischer Strukturaufstellung*. Im Rahmen der Selbsterfahrungsgruppen für Masterstudierende in Psychotherapie, die Katharina von Steiger und ich seit 2011 gemeinsam leiten, konnte ich sehr viel von der psychotherapeutischen Klarheit und Erfahrung meiner Kollegin lernen: Sie hat klinische Heilpädagogik und Psychologie studiert und ist Verhaltens- und Systemtherapeutin.
Über die Fachstelle PEP (Prävention von Essstörungen Praxisnah) engagiere ich mich seit 2000 in der Gesundheitsförderung. In diesem Kontext sensibilisieren wir mit sogenannten „Bodytalks" Jugendliche und junge Erwachsene dafür, Werbebotschaften kritisch zu hinterfragen, Schönheit und Körperzufriedenheit vielfältig zu definieren, sich selbst und andere wertzuschätzen und damit auch resistenter zu werden gegenüber Abwertung, Diskriminierung und Gewalt. Für Eltern, Lehr- und Betreuungspersonen von Kleinkindern und Kindern entwickelten wir Anregungen, Materialien und Weiterbildungen, die den Dialog zwischen Körper und Gefühlen spielerisch und respektvoll unterstützen und darüber emotionale Kompetenzen, Achtsamkeit und Resilienz fördern (siehe: Papperla PEP www.pepinfo.ch).
Über die Jahre ermöglichte mir meine Arbeit tiefe Einblicke in die komplexe Wechselwirkung von emotionalen, geistigen und körperlichen Prozessen bei Menschen, deren Gedanken zwanghaft um Figur und Gewicht kreisen. Ich erfuhr, wie das Gesellschaftliche empfunden, verkörpert und interpretiert wird und letztlich nicht vom Persönlichen zu unterscheiden ist. Indem ich die PatientInnen als ExpertInnen für ihre Erkrankung und ihre Heilung sehe und ihnen aufmerksam zuhöre, lerne ich viel von ihnen. Innerhalb des Teams, an Kongressen, im Rahmen von Weiterbil-

dungen und als Dozentin an verschiedenen Fachhochschulen stelle ich seit Jahren einen körpertherapeutischen, ressourcenorientierten Ansatz vor, experimentiere praxisnah mit den Studierenden und hinterfrage dabei auch immer wieder meinen eigenen Erfahrungs- und Erkenntnisstand.

Während des Studiums – Sozialgeschichte, Gender Studies und deutsche Literatur an der Universität Bern und der Technischen Universität Berlin – war mein Interesse auf soziologische, philosophische und sprachwissenschaftliche Theorien gerichtet, mit deren Hilfe ich gesellschaftliche Entwicklungen beleuchten und verstehen konnte. Ich ging der Frage nach, wie Menschen Ereignissen und Erfahrungen bestimmte Bedeutungen verleihen und damit ihre Wirklichkeiten und Identitäten verschiedentlich konstruieren. Dazu vertiefte ich mich auch in feministische Wissenschafts- und Gesellschaftskritik. Dieser geisteswissenschaftliche Hintergrund ermöglichte mir, theoretische Grundannahmen und Konzepte auch aus anderen Disziplinen kritisch zu hinterfragen. Ich suchte nach einer verständlichen Sprache für therapeutische Fragen und Erkenntnisse und stellte meine Überlegungen in einen breiteren gesellschaftlichen Zusammenhang.

Daneben bin ich durch verschiedene Körperschulen geprägt: Im Alter von sieben Jahren begann ich, Unterricht in klassischem Ballett zu besuchen, als Jugendliche intensivierte und erweiterte ich das Tanztraining: Ich lernte Jazzballett, Modernen Tanz und Afrikanischen Tanz kennen, versuchte mich in Stepptanz und Tango. Rhythmisch koordinierte muskuläre Bewegungen in klaren Formen stärkten mein Körper- und Selbstbewusstsein. Die spezifischen, oft komplexen Bewegungsabläufe erforderten meine volle Konzentration und brachten dadurch Erholung für Geist und Herz. Was mich sonst gedanklich und emotional beschäftigte, war während des Trainings vergessen; der ästhetische Ausdruck hingegen interessierte mich kaum.

Mit zwanzig lernte ich postmoderne Tanztechniken, insbesondere die *Contact Improvisation* kennen. „So fühlt sich Lebendigkeit an", dachte ich und war begeistert. Ich zog nach Berlin, nahm täglich Unterricht in *Contact Improvisation* und begann bei der Tänzerin und Körperpsychotherapeutin Linda Hartley eine Ausbildung nach Prinzipien von *Body-Mind Centering*. Ich kam in Kontakt mit *Tai Ji Quan*, *Qi Gong*, *Authentic Movement*, *Feldenkrais*, *Alexandertechnik*, *Bartenieff Fundamentals*

und *Körperarbeit nach Elsa Gindler* und *Frieda Goralewski*. Eine neue Welt tat sich auf: Bisher hatte ich gelernt, meinen Körper motorisch präzise zu lenken und dadurch Befriedigung und Erleichterung erfahren. Nun lag der Fokus auf der sensorischen und propriozeptiven Empfindung meiner selbst in Bewegung und Ruhe, in Bezug zum Raum und zu anderen – ich fühlte mich auf völlig neue Art und Weise angesprochen.
Inzwischen praktiziere ich seit mehr als zwanzig Jahren *Authentic Movement*, *Gindler-Arbeit* und *Erfahrbarer Atem nach Ilse Middendorf* in Gruppen. Ich unterrichtete gut zehn Jahre lang *Contact Improvisation* und Körperwahrnehmung nach Prinzipien von *Body-Mind Centering*. In langjährigen regelmäßigen Einzelsitzungen sammelte ich Selbsterfahrung in verschiedenen körper(psycho)therapeutischen Methoden, bisher in: *Shiatsu*, *Alexandertechnik*, *Feldenkrais*, *Erfahrbarer Atem nach Middendorf*, *Tragger* und *Focusing*.

Elsa Gindler – Wahrnehmen, was wir empfinden

Die Gymnastiklehrerin Elsa Gindler beobachtete in den 1920er-Jahren, wie wichtig das Schulen der propriozeptiven Wahrnehmung für die ganzheitliche Entwicklung des Menschen ist. Die deutsche Reformpädagogin initiierte damals einen entscheidenden Paradigmenwechsel (Geuter, 2015, S. 35-38), ohne den viele der heutigen therapeutischen Ansätze, die sich mit bewusster Körperwahrnehmung befassen, nicht denkbar wären: „Es ist für mich schwer über Gymnastik zu sprechen“, referierte sie 1926, „weil das Ziel meiner Arbeit nicht in der Erlernung bestimmter Bewegungen liegt, sondern in der Erreichung von Konzentration.“ (Ludwig, 2002, S. 83). Gindler fiel auf, dass ihre SchülerInnen, die sich im Unterricht schwungvoll und mit Spannkraft bewegten, nach dem Unterricht ihre Frische und Lebendigkeit wieder verloren: „Das gab mir jedenfalls immer wieder zu denken“, konstatierte sie 1931. „Wie viel wichtiger müsste es doch sein, die Menschen dahin zu führen, dass sie während ihrer täglichen Arbeit frisch und ausgeglichen sein können! Eine Geschmeidigkeit nicht für Turn- und Gymnastikübungen, sondern als Körperbereitschaft jederzeit zur Verfügung zu haben! Entspannen zu können, nicht in Entspannungsübungen, sondern im Leben, wenn’s schwierig wird!“ (Ludwig, 2002, S. 98).

Gindler erkundete, inwiefern eine solche Körperbereitschaft bewusst herstellbar sei: „Gibt es erkennbare Gesetzmäßigkeiten, auf Grund deren ein Mensch, der bisher nicht das ist und das leistet oder nicht so leistet, wie er es wünscht, es dennoch schaffen könnte, allmählich seine Arbeit und auch die Forderungen, die aus dem Zusammenleben mit Menschen notgedrungen immer wieder erwachsen, anders zu erfüllen, als es ihm – trotz aller Anstrengungen und Bemühungen – bis dahin möglich war?" (Ludwig, 2002, S. 99). „Immer wieder zeigt es sich, dass alle ihren Körper ‹andenken› wollen, anstatt ihn in all seinen organischen Wechselbeziehungen zu erspüren und zu erfahren." (Ludwig, 2002, S. 111). Gindler beobachtete, dass wir zuerst innerlich zur Ruhe kommen müssen, bevor sensible Wahrnehmung möglich ist. Heute sprechen wir vom Innehalten vor dem Reagieren und vom achtsamen Gewahrsein. Gindler nahm die aktuelle Rezeption achtsamkeitsbasierter Ansätze bereits in den 1930er-Jahren vorweg: „Wir sind so voller Unruhe und voller Lärm, nie wirklich einer Sache hingegeben, immer mit dem Kopf bei dem Vergangenen oder bei dem, was kommen soll, dass es fast stets dem Zufall überlassen bleibt, ob Kontakt mit Menschen oder den Dingen entsteht." (Ludwig, 2002, S. 112). Sie erforschte die ihr erstrebenswerte innere Gelassenheit und Reaktionsbereitschaft, indem sie sich der Atembewegung und der Empfindung der Schwerkraft im menschlichen Organismus zuwandte. Zudem erkundete sie die Bedingungen, die eine harmonische und vitale Entwicklung des Kleinkindes ermöglichen.

Nicht zuletzt weil ich von der Tradition der *Gindler-Arbeit* geprägt bin, habe ich lange gezögert, konkrete Anleitungen für achtsames Wahrnehmen aufzuschreiben oder in Form von Audioaufnahmen aufzuzeichnen. Ich befürchtete, die Anregungen zum interessierten Erkunden des eigenen Erlebens könnten als zielgerichtete Technik missverstanden werden, die es anzutrainieren gilt. Es sind hingegen Einladungen fürs Ankommen in der Gegenwart, die diesen Charakter hoffentlich nicht verlieren.

Gindlers Einfluss auf die Entwicklung psychotherapeutischer Methoden

Die *Gindler-Arbeit* und verwandte Ansätze der Körperwahrnehmung in der Reformgymnastik erzielten mit den Prinzipien „genau wahrzunehmen, aufmerksam zu beobachten und achtsam gegenüber dem Körper zu sein, zu spüren, was geschieht (...) in der Psychotherapie eine große Wirkung“ (Geuter, 2015, S. 36). Einige bekannte Persönlichkeiten, die bei Elsa Gindler oder ihren Schülerinnen lernten, ließen das „spürende Erleben“ in ihre psychotherapeutischen Methoden einfließen. Der Arzt, Psychoanalytiker und Gesellschaftstheoretiker Wilhelm Reich stand mit seiner *Vegetotherapie* ebenso in Kontakt mit Gindler-Schülerinnen wie die Begründerin der *Themenzentrierten Interaktion (TZI)*, Ruth C. Cohen. Auch zu ihren Schülerinnen gehörten „Lore Perls, die Frau von Fritz Perls, dem Begründer der Gestalttherapie, und Klara Nathansohn, die Otto Fenichel heiratete und später Cläre Fenichel hieß. Elsa Lindenberg, die damalige Lebensgefährtin von Reich, lernte bei Cläre Fenichel und nach dem Zweiten Weltkrieg bei Gindler selbst“ (Ludwig, 2002, S. 184f; zit. n.: Geuter, 2015, S. 37). Moshé Feldenkrais, Begründer der gleichnamigen Methode, und der Theologieprofessor Hilarion Petzold, der die *Integrative Bewegungstherapie* entwickelte, lernten über die Ärztin Lily Ehrenfried die *Gindler-Arbeit* in Paris kennen (Mommartz, 2000, S. 35).

Durch Charlotte Selver, die Mitte der 1930er-Jahre in die USA emigrierte, floss Gindlers Ansatz auch dort in die (Weiter-)Entwicklung psychotherapeutischer Methoden ein. Sowohl Erich Fromm wie das bereits erwähnte Ehepaar Perls zeigten großes Interesse an Selvers Ansatz, den diese *Sensory Awareness* nannte. Durch Fromm, der wöchentlich bei ihr Privatstunden nahm, kam Selver in Kontakt mit zahlreichen PsychoanalytikerInnen. Fritz Perls integrierte seine Erfahrungen in die *Gestalttherapie*. Wie *Sensory Awareness* stellt die gestalttherapeutische Arbeit die gerichtete Aufmerksamkeit für das, „was in mir, um mich herum und an den Kontaktstellen zwischen innen und außen vor sich geht“, ins Zentrum und geht davon aus, dass die Wahrnehmung im „Hier und Jetzt“ die wesentliche Voraussetzung für Veränderung schafft. Wachstum sei nur möglich, wenn wir unsere Lebenserfahrungen verkörpern. Je mehr der Mensch in Kontakt mit sich selbst sei, desto mehr könne er im Kontakt sein zu den Menschen, die ihn umgeben, und desto mehr realisierten sich seine spezifischen Potenziale im sozialen Kontext (Schorn, 1992, S. 25). 1953 lernte Selver Allan Watts kennen, der als Vermittler östlicher Philosophien Selvers Ansatz als „angewandtes Zen" bezeichnete. Selver und Watts unterrichteten gemeinsam zahlreiche Kurse, in denen sie unter dem Titel „Moving Stillness", „The Mystery of Perception" oder „The Tao in Rest and Motion" westliche und östliche Wahrnehmungslehren kombinierten (Roche, 2001, S. 26).

Nach Ulfried Geuter, Autor des Grundlagenwerkes „Körperpsychotherapie, Grundriss einer Theorie für die klinische Praxis", ist die *Konzentrative Bewegungstherapie* die „wichtigste Nachwirkung der Gindler-Arbeit in der deutschsprachigen Körperpsychotherapie" (Geuter, 2015, S. 38). Die Gindler-Schülerin Gertrud F. Heller emigrierte während des Zweiten Weltkriegs nach Schottland; dort arbeitete sie in psychiatrischen Kliniken „mit Übungen zu Körpererfahrungen, die sie mit einem Bewusstwerden korrespondierender Gefühle und Gedanken verband" (ebd., S. 38). Helmut Stolze machte ihre Arbeit in Deutschland bekannt und verband sie mit psychoanalytischen Theorien. Auch die israelische Tanz- und Bewegungstherapeutin Miriam Goldberg, die zudem Zen-Buddhismus praktizierte und selbst u.a. in der Tradition von Gindler stand, prägte die *Konzentrative Bewegungstherapie* über ihre Seminare an den Lindauer Psychotherapietagen mit (www.dakbt.de).

Body-Mind Centering und Authentic Movement

Auch Bonnie Bainbridge Cohen, die Begründerin von *Body-Mind Centering (BMC)*, erforschte in Japan und den USA in den 1960er-Jahren ressourcenorientierte Fragestellungen praxisnah. Auf dem Hintergrund der *Bobath-Therapie* entwickelte sie ein detailliertes Verständnis der kindlichen Bewegungsentwicklung zu einem wichtigen Standbein ihrer Methode. *BMC* „is an experimental study based on the embodiment and application of anatomical, physiological and developmental principles, utilizing movement, touch, voice and mind", ist auf der Website der Schule für Body-Mind Centering zu lesen. Die Methode nutzt wie beispielsweise die *Ideokinesis* (Todd, 2001; Bernard u.a., 2003) die Vorstellungskraft, um den Bewegungs- und Empfindungsspielraum physiologisch sinnvoll zu nutzen und ressourcenorientiert zu erweitern. Gestützt wird sich dabei meist auf anatomische Bilder und das gedankliche Nachvollziehen von physiologischen Vorgängen. *BMC* zu praktizieren, bedeutet einen kreativen Selbsterfahrungsprozess und eröffnet ein differenziertes Verständnis dafür, wie sich der Geist im Körper und der Körper im Geist ausdrückt: „Ich betrachte den Körper, als wäre er wie Sand. Es ist schwierig, sich ein Bild vom Wind zu machen, aber wenn du beobachtest, wie im Sand Muster entstehen, sich verwischen und wieder neu bilden, dann kannst du die Muster des Windes oder – in diesem Fall – des Geistes verfolgen... Mein Interesse gilt vor allem den Prozessen des Geistes." (Cohen, zit. in: Hartley, 2012, S. 25). Bainbridge Cohen benennt auch die Gefahr, sich im bewussten Spüren zu verlieren: „Es ist sehr wichtig, dass wir uns Eindrücke bewusst machen und das Spüren dann auch wieder aufgeben, damit es nicht zum Selbstzweck wird; damit unsere Motivation das Tun bleibt, das auf dem Spüren basiert." (Cohen, zit. in: Johnson, 2012, S. 219).

Authentic Movement wurde von Mary Stark Whitehouse, einer amerikanischen Ausdruckstänzerin und Tanztherapeutin, die sich eingehend mit Jungianischer Psychoanalyse beschäftigt hatte, in den 1950er-Jahren entwickelt (Pallaro, 1999; Johnson, 2012, S. 272-288). „Inspiriert von Jungs *Aktiver Imagination* setzte sie ihre Kenntnisse in einer erfahrungsorientierten Gruppenpsychotherapie um. Dieses spontane Erspüren und sich Entfalten-Lassen von inneren Bewegungen nannte sie zuerst *Movement in Depth*, später *Authentic Movement*." (Rytz in: Johnson, 2012, S. 276). *Authentic Movement* bietet einen klar strukturierten Rahmen, in dem die Praktizierenden lernen, ihre Beziehung zu sich und ihrem Umfeld und die Wechselwirkung zwischen Körper, Psyche und Geist in ihrer Vielschichtigkeit urteilsfrei wahrzunehmen. In dieser kontemplativen Disziplin der Tanztherapie teilen sich die Beteiligten abwechselnd in zwei Rollen: einmal sich mit geschlossenen Augen zu bewegen und dabei den inneren Impulsen zu folgen, und einmal – als sogenannte Bezeugende – den Prozess des Zusehens zu beobachten. Nach der zeitlich festgelegten Bewegungssequenz wird auch der Nachklang der jeweiligen Erfahrung wahrgenommen und nonverbal oder verbal zum Ausdruck gebracht. Eine innere Haltung von erhöhter Aufmerksamkeit, Empathie, Sensibilität, Respekt sowie In-

tegrität wird in beiden Rollen angestrebt. Das ernsthafte Bemühen aller Beteiligten um ein bewusstes Wahrnehmen der individuell erlebten Gefühle, Bilder, Erinnerungen, Gedanken und Empfindungen bildet die Grundlage für Verbindungen zwischen bewussten und unbewussten Ebenen (Pallaro, 1999).
Ich selbst habe vier Jahre bei Linda Hartley studiert, BMC-Lehrberechtigte, Tänzerin und Körperpsychotherapeutin. Zudem waren mehrere der LehrerInnen, bei denen ich Unterricht in Tanzimprovisation besuchte, ausgebildete BMC-Praktizierende, so dass ich die Methode auch in der Verbindung mit Tanz kennenlernte. Über Linda, die ihrer Ausbildung „Integrative Movement Therapy and Body Work" die Auseinandersetzung mit *Authentic Movement* hinzufügte, lernte ich diese Methode der Tanztherapie kennen (Hartley, 2004). Seither praktiziere ich *Authentic Movement*: in Seminaren bei Janet Adler, Tina Stromsted, David Hurwith, Mandoline Whittlesey und im Rahmen von selbst organisierten Arbeitsgruppen und Dyaden.

Den Atem erfahren, auf ihn horchen

Durch die Atem- und Körpertherapeutin Claudia Feest und durch Ruth Veselko, eine Schweizer Schülerin von Elsa Gindler und Heinrich Jacoby (Johnson, 2012, S. 52-55), lernte ich die Arbeit von Elsa Gindler kennen. Claudia Feest studierte in den 1980er-Jahren als junge Choreografin und Tänzerin bei der Gindler-Schülerin Frieda Goralewski, die damals als über Achtzigjährige in Berlin eine Schule für Atem, Stimme und Bewegung leitete. Durch Claudia, die in ihrer Recherche- und Unterrichtsarbeit die Verbindung westlicher und fernöstlicher Atem- und Bewegungslehren erkundet, bildete ich mich zudem in *Tai Ji Quan* und *Qi Gong* weiter. Ihre präzise bedachte und abgewogene Wortwahl in der Anleitung von Körperwahrnehmung war für mich prägend: „Je sensibler und differenzierter ich Sprache und damit auch Ansprache im Unterricht benutze", erläutert Claudia Feest, „desto besser kann ich die TeilnehmerInnen in meinen Kursen erreichen. Es geht wesentlich darum, Raum zu erspüren und diesen für sich zu finden: Körperinnenraum, Bewegungsraum, Denkraum, Zwischenräume, Spielraum sowohl innen für die Bewegung in den Gelenken, aber auch außen zum Handeln. So bedarf es, um die Möglichkeit neuer Raumerfahrung zu vermitteln, einer entsprechenden Wortwahl, die ebenfalls viel Raum lässt, die vielfältige Angebote macht ohne festzulegen und damit den Teilnehmenden Raum lässt, das für sie persönlich Stimmige und in diesem Moment Wichtige auszuwählen. (...) In den Unterrichtsstunden heißt das konkret, dass wir unsere Sinneswahrnehmung verfeinern. Das kann im Liegen, Sitzen, Stehen oder in Bewegung geschehen. Es gibt Unterrichtsphasen, wo jede und jeder individuell für sich übt, aber auch wo wir durch PartnerInnenarbeit in Kommunikation mit anderen eigene Gewohnheitsmuster entdecken, um sie durch neue Möglichkeiten im Umgang miteinander zu erweitern und zu verändern." (Rytz & Feest, 2002, S. 63).

Mitte der 1990er-Jahre lernte ich über Claudia Feest zudem den *Erfahrbaren Atem* nach Middendorf kennen, da Claudia Einflüsse der Ausbildung, die sie zu der Zeit bei Ilse Middendorf absolvierte, in ihren Unterricht integrierte. Die 2009 verstorbene Pionierin der Atemlehre war als junge Gymnastiklehrerin wie Elsa Gindler auf der Suche, wie sie durch ihre Anleitungen Menschen berühren und deren persönliche Entwicklung unterstützen könnte: „Ich suchte nach der Essenz in der Bewegung und nach einem Medium, eine solche zu erreichen oder zu schaffen. Die Verwandlung oder Veränderung der mit mir Übenden schien mir zu oberflächlich und zu wenig eindringlich. Ich suchte mehr Unmittelbarkeit und mehr Anschluss an die menschliche Wirklichkeit." (Middendorf, 1985, S. 13). Nach über sechzig Jahren forschender Hingabe an den Atem schrieb sie auf dem Klappentext ihres letzten Buches: „Der *Erfahrbare Atem* ist ein sanfter, wenn auch unerbittlicher Lehrer. Er lässt uns oft lange Zeit, dass wir uns ihm stellen und versuchen wahrzunehmen, wie weit wir uns seiner bewusst sind. Wenn wir uns ins innere Wesen einlassen, werden wir gewahr, dass sich dessen tiefste Kraft zum *Ja* für das, was wir sind, öffnet. Es wird uns bewusst, dass jegliches Tun und Lassen an dieser Quelle angeschlossen sein muss, um lebendig zu sein, um wirklich am Leben teilzuhaben!" (Middendorf, 2000). Nach den Berührungspunkten der Atemarbeit mit der Psychologie gefragt, antwortete Ilse Middendorf 1998 in einem Interview: „An sich sind diese beiden Disziplinen ähnlich, denn sie beschäftigen sich mit dem Menschen und seinen Tiefen. Dennoch unterscheiden sie sich deutlich in ihren Grundlagen. In der Psychologie wird durch das Wort gearbeitet. Die Arbeit am Atem ist eine leibliche Erfahrung. Außerdem beleuchtet die Psychologie oft die Vergangenheit, die Atemarbeit dagegen meint die totale Gegenwart, denn sie fußt auf sinnlicher Wahrnehmung. Die Atemarbeit kommt aus dem Leiblichen und wirkt in das Seelische hinein, bei der Psychologie ist es umgekehrt. (...) Atemarbeit und Psychologie können sich überschneiden und einander annähern, allerdings können sie sich aber auch erheblich stören." (Middendorf, 1998).

Contact Improvisation – Tanz der Reflexe mit der Schwerkraft

Die *Contact Improvisation*, eine von Steve Paxton entwickelte postmoderne Tanztechnik, hat mein Menschenbild - mein Verständnis von Kommunikation, Begegnung und Selbstorganisation - stark geprägt. Aus Begeisterung für diese mir vollkommen neue Bewegungserfahrung war ich, wie bereits erwähnt, 1992 für zwei Jahre nach Berlin gezogen. Die Tanzfabrik Berlin war zu der Zeit ein europäisches Zentrum für Unterricht und Performance im Bereich des postmodernen Tanzes (Feest, 1998). Bei Dieter Heitkamp, David Hurwith, Ka Rustler und Howard Sonenklar vertiefte ich meine Fähigkeiten in dieser Technik. Ab Mitte der 1990er besuchte ich über einen Zeitraum von gut zehn Jahren regelmäßig Workshops bei Nancy Stark Smith; sie hat die Entwicklung der *Contact Improvisation* seit ihren Anfängen in den 1970er-Jahren wesentlich mitgeprägt. Steve Paxton, ehemaliger Tänzer von Merce Cunningham, hatte damals mit einer Gruppe junger TänzerInnen und AthletenInnen, darunter auch Nancy Stark Smith, in New York die physische Dynamik der menschlichen Reflexe erkundet. Er ließ die professionell ausgebildeten Tanzenden sich gegenseitig anspringen, fangen, übereinander rollen, ineinander lehnen oder hochheben (Novack, 1990). In der *Contact Improvisation* erfolgt die Verständigung vor allem über den direkten körperlichen Kontakt und die propriozeptive Wahrnehmung. Form und Ausdruck ergeben sich aus dem Zusammenspiel der unterschiedlichen Körper und deren Bewegungsmöglichkeiten im Verhältnis zur Schwerkraft. Wer *Contact Improvisation* tanzt, trainiert seine propriozeptive Wahrnehmung in jeder Verästelung seines Nervensystems, entwickelt ein Gespür für sein Gewicht und lernt seine körperlichen Reflexe kennen (Bernard u. a., 2003,

S. 37). TänzerInnen dieser Technik werden vertraut damit, wie ihr ganzes Wesen auf die jeweiligen physischen Herausforderungen reagiert. Der Fokus im Unterricht der BegründerInnen von *Contact Improvisation* liegt dabei stets auf dem Erlernen und Praktizieren der dazu notwendigen komplexen körperlichen Fähigkeiten. Möglicherweise auch weil die im Tanz empfundenen, bisweilen intensiven Emotionen nur sparsam benannt wurden, lernte ich, sie so in meiner physischen Präsenz zu verankern, dass ich sie stimmig regulieren konnte. Auch die Gedanken, Fantasien oder Erinnerungen, die beim Tanzen auftauchten, lernte ich wie Phänomene zu beobachten und willkommen zu heißen, ohne mich darin zu verlieren.

Während der Jahre, in denen ich bei Nancy Stark Smith Workshops besuchte, konnte ich beobachten und miterleben, wie sie eine Improvisationsstruktur entwickelte, die sie inzwischen als „Underscore" bezeichnet: „Es ist eine Partitur, die Tänzerinnen und Tänzer durch eine Serie sich verändernder Zustände (changing states) führt: Ausgehend von einem Zustand alleine in Entspannung vertieft, die Wirkung der Schwerkraft und die Unterstützung des Bodens erspürend, führt sie über Bewegung und Interaktion in der Gruppe hin zu einer Öffnung für Improvisation, die die gesamte Gruppe auch mit kompositorischer Aufmerksamkeit einbezieht, und endet letztlich zurück in Ruhe und Reflexion." (Koteen & Stark Smith, 2008, S. 90). Nancy ordnete den ihr wesentlich erscheinenden einzelnen Phasen Namen zu und kreierte dazu passende grafische Symbole. Dass ich die Entwicklung des Underscore über diesen Zeitraum von zehn Jahren mit verfolgen konnte, war für mein eigenes therapeutisches Forschen und Nachdenken sehr unterstützend. Die Piktogramme, die ich für die unterschiedlichen Zustände entworfen habe, in denen achtsame Wahrnehmung praktiziert werden kann, sind von Nancys Arbeit inspiriert.

Viele meiner engsten FreundInnen habe ich im Zusammenhang mit *Contact Improvisation* kennengelernt; ich treffe sie seither nicht nur privat, sondern auch an sogenannten Jams, Tanzfestivals, Workshops und selbst organisierten Seminaren. Dabei verbinden wir Gespräche, Tanz, Körperwahrnehmung und Reflexion auf eine für mich persönlich und beruflich sehr freudvolle und unterstützende Weise: Christine Mauch, Tänzerin und Shiatsu-Praktikerin, hat, seit ich Texte publiziere, diese mit großem Interesse, Engagement und Sorgfalt redigiert. Ihre fundierten, erfah-

rungsbasierten Rückmeldungen, ihre sprachliche Klarheit und ihre mutigen Fragen haben meine Auseinandersetzung und Suche wesentlich geprägt. Durch den Tänzer und Feldenkrais-Lehrer Malcolm Manning wurde ich auf wichtige Publikationen und Diskurse zu Körperwahrnehmung und Philosophie aufmerksam. Die Tänzerin und Craniosacral-Therapeutin Natanja den Boeft ist mir ein großes Vorbild im Umgang mit Selbstfürsorge und Kreativität. Mandoline Whittlesey, ebenfalls Tänzerin, Body-Mind-Centering- und Authentic-Movement-Praktizierende, verbindet Philosophie, Poesie und körperliche Präsenz in Bewegung auf eine für mich bestärkende und inspirierende Weise. Renie Uetz, Sängerin und Feldenkrais-Pädagogin, die im Projekt „Papperla PEP – Körper und Gefühle im Dialog" die Lieder komponierte, unterstützte mich, Klang- und Resonanzräume meiner eigenen Stimme zu finden. Auch mein langjähriger Lebenspartner und Vater unserer Kinder, der Künstler Peter Aerni, tanzt *Contact Improvisation*. Seine ganz spezifische Art, visuelle Wahrnehmung von Bewegung und Raum zu verknüpfen, eröffnet mir immer wieder überraschende Perspektiven.
Mit May Ament befreundete ich mich nicht im Rahmen von *Contact Improvisation*, sondern während der vierjährigen Ausbildung bei Linda Hartley in Berlin. Sie ist Yogalehrerin, Sozialpädagogin und Künstlerin. Existenziellen Themen begegnet sie mit Weisheit und Humor; durch sie kam ich als junge Frau zum ersten Mal in Kontakt mit buddhistischer Philosophie und Meditation.

Kolleginnen aus Tanz- und Bewegungstherapie

Kurz nachdem ich mich 1994 entschlossen hatte, von Berlin wieder in meine Heimatstadt Bern zu ziehen, hörte ich von der Naropa-Universität in Boulder, Colorado/USA, an der unter anderem Humanistische Psychologie und buddhistische Philosophie, Tanz- und Körpertherapie sowie Poesie gelehrt wurde. Ich bereute es, nicht früher von dieser Möglichkeit erfahren zu haben, Disziplinen und Formen der geistig-körperlichen Kontemplation zu studieren, die Kreativität, Bewusstsein, Ethik und soziales Engagement miteinander verbanden. Viele der TänzerInnen und LehrerInnen, die mich beeindruckten, waren (Gast-)DozentInnen der Naropa-Universität. Die Körperpsychotherapeutin Christine Caldwell beispielsweise,

Autorin des Buches „Hol dir deinen Körper zurück", leitete das Department in Somatic Psychology. Ich blieb jedoch bei meinem praxisorientierten Entschluss, nach Bern zurückzukehren, meinen Lebensunterhalt mit Unterricht und Therapien zu verdienen und parallel dazu mein geisteswissenschaftliches Studium zu beenden. Ich begann, konkrete Erfahrungen zu sammeln, bot bis zu fünf Gruppen pro Woche an und suchte nach Gemeinsamkeiten in den Methoden, die ich erlernt hatte. Ich ging der Frage nach, wie Erfahrungsräume geschaffen werden konnten, die uns erlauben, zu uns zu kommen und mehr Spielraum im Wahrnehmen und Reagieren zu entwickeln – und zwar möglichst unabhängig davon, ob wir gerade unter Stress stehen oder nicht.

Damals wurde in der Schweiz noch sehr wenig von Achtsamkeit gesprochen. Ich nannte meine Workshops „Präsent im Augenblick", „Anatomische Körperwahrnehmung und Tanzimprovisation", „Wach und in Bezug". In der Klinik erkannte ich, dass mein Ansatz Ähnlichkeiten aufwies mit einem Teil der Haltung und Methode der Psychologin und Psychotherapeutin Marsha Linehan: den *Awareness Skills* der *Dialektischen Behavioralen Therapie (DBT)* für Menschen, die an einer Borderline-Störung erkrankt waren. Linehan gilt heute als eine der WegbereiterInnen für die dritte methodische Erweiterung der Verhaltenstherapie, innerhalb derer eine Fülle von achtsamkeitsinformierten, -basierten und -zentrierten Psychotherapieansätzen entwickelt wurde (Heidenreich & Michalak, 2006; Cole u. a., 2007; Harrer & Weiss, 2016, S. 4).

DBT wird in Einzeltherapien zur Bearbeitung akuter Krisen und Gruppentherapien zum Erlernen neuer Fertigkeiten oder Fähigkeiten (Skills) aufgeteilt. Am Anfang des Fähigkeitentrainings steht das Schulen von Achtsamkeit. Dabei vermittelt *DBT* die Fähigkeit, eine beobachtende Haltung einzunehmen und Gefühle, Gedanken, körperliche Empfindungen sowie das eigene Verhalten nicht-wertend zu benennen (Linehan, 1993). Indem ich achtsame Körperwahrnehmung in die Nähe der *DBT-Awareness Skills* rückte, betonte ich die aus beiden Methoden resultierende Fähigkeit, auch in Zuständen starker Anspannung in der Gegenwart verankert und somit auch in Beziehung zu bleiben, und setzte sie erstmals explizit von Entspannungsmethoden ab (vgl. S. 61–96).

Michèle Plattner, die an der Naropa-Universität bei Christine Caldwell Tanztherapie studiert hatte, arbeitet in Bern im Team des Kriseninterventionszentrums. Wir nutzten die gleichen Bewegungsräume und lernten uns darüber kennen. Ich übernahm Stellvertretungen für sie, und sie wurde meine Supervisorin. Ihre Fragen zu meiner Arbeit und ihr Feedback vertieften und präzisierten meine therapeutische Haltung und Interventionen. Auch der fachliche Austausch mit meinen klinisch tätigen Tanz- und Bewegungstherapiekolleginnen – wir treffen uns seit 2000 dreimal jährlich – hat meine Arbeit mitgeprägt. Seit gut zehn Jahren profitiere ich zudem von der Erfahrung in der Supervision bei Christine Hirter; als Tanz- und Körperpsychotherapeutin ist sie unter anderem in Biosynthese, Focusing und Gesprächstherapie nach Roger ausgebildet.
Silvia Wiesmann (damals Fiscalini) hatte ihr Masterstudium in Somatic Psychology und Tanztherapie auch an der Naropa-Universität absolviert. Sie kehrte 2003 in die Schweiz zurück, wo ich sie anlässlich eines Workshops zu *Authentic Movement* kennenlernte, und übernahm meine Mutterschaftsvertretung. Sie konnte danach im gleichen klinischen Team bleiben, und unsere erfüllende Zusammenarbeit, Bürogemeinschaft und Freundschaft begann. Silvia ist seit mehr als dreißig Jahren praktizierende Buddhistin in der tibetischen Tradition und leitet zusammen mit dem Psychologen Paul Grosman in Freiburg im Breisgau eine der zertifizierten europäischen Ausbildungen in *Achtsamkeitsbasierter Stressreduktion (MBSR)*. In den acht Jahren unserer klinischen Zusammenarbeit und seit 2010 beim gemeinsamen Kreieren und Unterrichten unserer Weiterbildungen in *Achtsamer Körperwahrnehmung und Emotionsregulation* für Fachpersonen aus Pflege, Beratung, Therapie und Medizin vertiefen wir unser Verständnis von achtsamkeitsbasierten, körper- und bewegungsorientierten Ansätzen und Methoden. Wir erkennen ihre Gemeinsamkeiten, Kontraste und spezifischen Stärken.

Interdisziplinäres Feld mit wenig wissenschaftlicher Verankerung

Seit den 1980er-Jahren gibt es eine internationale Bestrebung, die vielen Schulen, Techniken und Methoden der Körperarbeit und Körperwahrnehmung unter dem Begriff „Somatics" zu vereinen. Der Gesellschaftstheoretiker Don Hanlon Johnson, ehemaliger Leiter der Abteilung für „Somatics" am „Institute of Integral Studies" in Kalifornien, betonte die gemeinsame gesellschaftskritische und ethische Grundhaltung vieler Methoden, die auf der „heilenden Intelligenz des Körpers" basieren. Nach Johnson lehnen sie die in der westlichen Kultur stark verankerte Trennung zwischen Körper und Geist ab und setzen sich für einen respektvollen Bezug zum Körper und zur Natur ein. Johnson, der 1987 in San Francisco ein Therapiezentrum für Folteropfer mitbegründete, sieht in der fundierten Auseinandersetzung mit Körperwahrnehmung eine gesellschaftskritische Notwendigkeit. Angesichts der Barbarei dem Körper gegenüber – der globalen und lokalen Kriege, der Genozide, der politisch verursachten Hungersnöte, der politisch angeordneten Folterungen, der Zwangsprostitution von Kindern und Frauen und der häuslichen Gewalt – sei eine breite soziale Bewegung, die der Traumatisierung und Entfremdung des Körpers entgegenwirke, bitter nötig (Johnson, 2012, S. 17f).

Alle körperorientierten Methoden, Techniken und Praktiken, die mich prägten und hier skizziert wurden, schulen eine detaillierte propriozeptive Wahrnehmung und ein achtsames Hinwenden zum eigenen Erleben. Sie eröffnen eine größere Flexibilität im Reagieren und fördern bewusstes Spüren in Ruhe und Bewegung. Sie erkunden die Interaktion des Individuums mit seiner Umgebung und orientieren sich konkret an der menschlichen Physiologie und physikalischen Gesetzmäßigkeiten. Keine der Methoden oder Techniken erstellt ein in sich abgeschlossenes Lehrgebäude, vielmehr werden die Lernenden ermuntert, sich selbst aktiv und kreativ in Bezug zur eigenen Wahrnehmung und zum jeweiligen Fokus stimmig zu verhalten.

In den letzten zwanzig Jahren wurden achtsamkeitsbasierte Therapieansätze – im Gegensatz zu Methoden aus dem Feld der Körperwahrnehmungstherapie und/oder Somatics – breit erforscht (Harrer & Weiss, 2016). Im Kontext der kognitiven Verhaltenstherapie spricht man bezogen auf die Integration achtsamkeitsbezogener

Interventionen von einer wichtigen Erweiterung. Seit den 1960er-Jahren greift die klassische Verhaltenstherapie zunehmend andere Gebiete der wissenschaftlichen Psychologie und Psychotherapie auf und integriert sie. Die kognitive Verhaltenstherapie befindet sich für viele ihrer VertreterInnen auf dem Weg zu einer allgemeinen wissenschaftlichen Psychotherapie, d. h. einer Psychotherapie, die wissenschaftlich überprüfte Methoden anwendet und eklektisch integriert. Dementsprechend legen VerhaltenstherapeutInnen großen Wert auf die empirische Überprüfung ihrer Theorien und Methoden (Heidenreich & Michalak, 2009).

Körperwahrnehmungs-, Tanz- und BewegungstherapeutInnen sind oft als Einzelpersonen mit wenig strukturellem Einfluss an Kliniken angestellt. Manchmal gehören sie zum Team der Kunst- oder PhysiotherapeutInnen, selten zu den PsychologInnen. Ihre Disziplin ist im deutschen Sprachraum noch kaum, in der Schweiz gar nicht an Universitäten verankert. Therapeutische Ansätze und Methoden wissenschaftlich sorgfältig zu überprüfen und Theoriebildung voranzutreiben, ist in diesem Feld daher eine große Herausforderung.

Nadine Messerli, heute habilitierte Psychologin und damals Assistentin am Psychologischen Institut in Bern, ermöglichte zwei Masterarbeiten auf diesem Gebiet. Maja Basman und Sabine Jakob untersuchten die Zusammenhänge der Ressourcen Emotionsregulationskompetenzen und Achtsamkeit mit den Symptomen klinischer Essstörungen; sie hospitierten in der Achtsamen Körperwahrnehmungstherapie, die ich an der Klinik leitete, und befragten Patientinnen aus diesen Gruppen: „Die statistischen Ergebnisse der vorliegenden Studie weisen auf eine bedeutsame Veränderung in den Ressourcen Emotionsregulationskompetenz und Achtsamkeit sowie in den meisten Störungen des Essverhaltens und des Körperbilds bei Patientinnen mit klinischen Essstörungen nach einer achtsamen Körperwahrnehmungstherapie hin.“ (Jakob, S. 95–96). Sabine Jakob kam zu dem Schluss, dass „die nähere Erforschung von Emotionsregulationskompetenz und Achtsamkeit zu einer Verschiebung von einem defizitorientierten Fokus auf maladaptive Emotionsregulation bei klinischen Essstörungen zu einem ressourcenorientierten Fokus beitragen“ könnte, zumal es dazu noch keine Studien gebe (Jakob, S. 107).

Achtsamkeit, Körperwahrnehmung und Psychotherapie

Der Begriff „Achtsamkeit" bzw. „Mindfulness" stammt aus buddhistischen Lehren und Praktiken, insbesondere aus der buddhistischen Meditation. Anfang des 20. Jahrhunderts kam es zu ersten Berührungen zwischen östlichen Weisheitslehren und der Psychoanalyse (u.a. durch Erich Fromm), später wurden achtsamkeitsbezogene Haltungen und Praktiken in die humanistische Psychologie integriert (Fritz Perls, Carl Rogers, Eugene Gendlin), zu der sich auch viele Körperwahrnehmungs- und Körperpsychotherapien zugehörig fühlen. Mit der starken Verbreitung der *Achtsamkeitsbasierten Stressreduktion (MBSR)* von Jon Kabat-Zinn seit den 1980er-Jahren, der *Hakomi-Methode* von Ron Kurtz, dem *Focusing* von Eugene Gendlin und der breiten Integration achtsamkeitsbasierter Interventionen in die kognitive Verhaltenstherapie wurden solche Ansätze zum allgemeinen Trend in der Psychotherapie. „Die wichtigsten Wegbereiter für diesen Erfolg sind die vielen Studien, die beweisen konnten, dass Achtsamkeit wirkt." (Harrer & Weiss, 2016, S. 1).

Der Achtsamkeitsboom birgt auch große Risiken: „Bei der Entwicklung der meisten derzeit existierenden achtsamkeitsbasierten Verfahren wurden einzelne Facetten der Achtsamkeit aus ihrem ursprünglichen Kontext herausgelöst und in bestehende Theoriegebäude verpflanzt. Dadurch blieben wesentliche – sogar zentrale – Aspekte oft unberücksichtigt, und die übernommenen Bausteine bekommen im neuen Kontext eine andere Bedeutung." (Harrer & Weiss, 2016, S. 2).

Historisch liegen die Anfänge körperorientierter, westlicher Methoden in der Zeit der Reformgymnastik zu Beginn des 20. Jahrhunderts. Indem viele der PionierInnen der Körperwahrnehmungstherapien u.a. von asiatischen kontemplativen Praktiken wie *Yoga*, *Tai Ji* und *Qi Gong*, Kampfsportarten wie *Aikido* oder *Judo* und buddhistischer Meditation beeinflusst waren, knüpften sie an Traditionen systematischer Schulung von Achtsamkeit an, ohne dies allerdings in ihren Methoden und Theorien explizit zu benennen und/oder zu verankern. Selten wird – vielleicht auch, weil es sich um verkörperte und keine schriftlichen Traditionen handelt – auf den Einfluss von Körperwahrnehmungspraktiken und ihre (weiblichen) ExponentInnen hingewiesen, wenn über die Entwicklung und Integration von achtsamkeitsbezogenen Ansätzen in der Psychotherapie reflektiert wird. Eine Ausnahme bildet der schon erwähnte Ulfried Geuter (Geuter, 2012, S. 27–62). Weil diese Methoden nach wie vor wenig bekannt sind, droht die Gefahr, dass körper-, bewegungs- und tanzorientierte erfahrungsbasierte (weibliche) Traditionen in den aktuellen Diskussionen über die Wirkfaktoren von Achtsamkeit und die Theoriebildung einer allgemeinen Psychotherapie verloren gehen (Johnson, 2012, S. 9–27).

Ohne diese Lücke auch nur ansatzweise füllen zu können, skizziere ich hier einige Gemeinsamkeiten und Unterschiede: Beide Traditionen schulen somatopsychische Selbstbeobachtung und die Fähigkeit, die eigene Aufmerksamkeit bewusst zu lenken. Für beide Richtungen ist es zentral, sich nicht mit den eigenen Gedanken, Gefühlen und körperlichen Empfindungen zu identifizieren. Über sensorische Wahrnehmung wird der Bezug zur Gegenwart gesucht und vertieft. Die angestrebte innere Haltung wird durch schlichte Übungen oder Meditationen (täglich) praktiziert. In den Aus- und Weiterbildungen zu Methoden von Körperwahrnehmung, Somatic Psychology und Somatics, die ich besuchte, lag der Fokus auf Improvisation, kreativen Fähigkeiten, Eigenwahrnehmung in Bewegung und das achtsame In-Kontakt-Sein mit Menschen, Raum und Natur. Im Gegensatz zur Vermittlung von Achtsamkeitspraktiken und Meditationen, wie sie in buddhistischen Traditionen gelehrt werden, erlebte ich in diesem Rahmen selten, dass Mitgefühl und liebevolle Güte explizit benannt und gefördert wurden. Viele LehrerInnen verkörperten eine solche wertschätzende Haltung, die an keine Bedingungen geknüpft ist, sich selbst und anderen gegenüber, andere hingegen nicht.

Im folgenden Kapitel schildere ich, welche fünf Aspekte von Achtsamkeit zentral sind in der achtsamen Körperwahrnehmung, wie ich sie verkörpern und vermitteln möchte und wie sie uns darin unterstützen – unabhängig davon, wie es uns gerade geht und welchen Belastungen wir ausgesetzt sind –, achtsam bei uns und in Kontakt zu sein.

Achtsame Selbstwahrnehmung und Emotionsregulation

Achtsame Selbstwahrnehmung eröffnet durch das Schulen einer möglichst offenen Aufmerksamkeit für körperliche Empfindungen, Gefühle und Gedanken einen größeren inneren Spielraum und fördert Emotionsregulation und Resilienz (Baer u.a., 2004; Feldman u.a., 2007; Keng u.a., 2011). Dabei schult achtsame Körperwahrnehmung das möglichst offene Hinwenden zum eigenen körperlichen Erleben. Sie fördert die Fähigkeit, die unmittelbare Gegenwart in allen ihren Bezügen über sensorische, kinästhetische, intero- und propriozeptive Wahrnehmung zu erfahren und sich darauf zu beziehen. In der achtsamen Körperwahrnehmung kann und soll der Körper nicht isoliert erkundet werden. In den oft täglich praktizierbaren Anregungen, wie sie im Übungsteil dieses Buches vorgeschlagen werden, ist immer der ganze Mensch in seiner Vielschichtigkeit und Bezogenheit angesprochen; Elsa Gindler wies darauf bereits in den 1930er-Jahren hin: „Im Mittelpunkt unserer Arbeit steht nicht der menschliche Körper, sondern der Mensch. Der Mensch als Ganzes in all seinen Beziehungsmöglichkeiten zu sich, zu seinem Körper, zu seinem Leben und zu seiner Umwelt." (Gindler, 1931; zit. n. Klinkenberg, 2007, S. 9.).

Achtsame Körperwahrnehmung ist ein ressourcen- und erfahrungsorientierter Therapieansatz und eine Lebensweise, von der erkrankte ebenso wie gesunde Menschen profitieren. Wer Achtsamkeit auf die hier vorgeschlagene Art kultiviert, wird neben seinen körperlichen Empfindungen auch die eigenen Gedanken, Gefühle sowie die Umgebung bewusster, differenzierter und manchmal auch intensiver wahrnehmen. Das kann unter Umständen durchaus unangenehm sein. Eine belastende Situation wird auch belastende Gedanken, Gefühle und körperliche Empfindungen auslösen, die wir nun auch stärker wahrnehmen. Wie und warum wir gerade auch in solchen Momenten achtsame Körperwahrnehmung zur Stressreduktion und Emotionsregulation nutzen können und warum dadurch unser Selbstwert und unsere mitfühlende Verbundenheit mit anderen Menschen und uns selber wachsen kann, wird in diesem Kapitel erläutert.

Ich führe hier zunächst in die Haltung der Achtsamkeit ein, bevor ich fünf wesentliche Aspekte und ihre Bedeutung detaillierter vorstelle. Im Anschluss daran schildere ich, wie wir mithilfe all dieser Aspekte (belastende) Emotionen so regulieren, dass es uns selbst wie auch anderen zugute kommt.

Freundlich und aufmerksam dem eigenen Erleben gegenüber

Die Fähigkeit, sich selbst wahrzunehmen, ist eine menschliche Grundkompetenz. Wir können unsere Gefühle und Stimmungen, unsere Körperempfindungen und unsere Bewegung, unsere geistige Einstellung, unsere psychische Verfassung, unsere Handlungen sowie deren Konsequenzen wahrnehmen. Die Summe dieser Wahrnehmungen, Interaktionen und Beziehungen fügt sich meist zu einem unbewussten Ganzen zusammen. Für ein Leben mit mehr Wahlmöglichkeit und Freiheit ist es notwendig, in diesen unbewusst ablaufenden Prozessen innezuhalten, um uns selbst und die Welt, in der wir leben, bewusster wahrzunehmen und zu gestalten (Rytz & Wiesmann, 2013, S. 27).

Bewusst wahrnehmen meint, für die Resonanz unserer Alltagserfahrungen möglichst offen und empfänglich zu sein. „Alltagstrance" nennt Jon Kabat-Zinn, der Begründer der Achtsamkeitsbasierten Stressreduktion *(MBSR)*, den entfremdeten Zustand, in dem wir aus verständlichen Gründen oft leben. „Im Autopilot-Modus zu leben, bringt uns in die Gefahr, dass wir achtlos auf Situationen reagieren, dass wir über verschiedene Möglichkeiten der Erwiderung überhaupt nicht nachdenken. Das kann häufig zu spontanen und reflexartigen Reaktionen führen, die ihrerseits ähnlich achtlose Reflexe in anderen auslösen. Ein Wasserfall sich verstärkender achtloser Reaktionen kann eine Welt voll gedankenloser Interaktionen, Grausamkeit und Zerstörung schaffen. (...) Wenn unsere Aufmerksamkeit mit etwas anderem beschäftigt ist als mit dem, was wir die meiste Zeit unseres Lebens über tun, dann können wir uns leer und taub fühlen." (Siegel, 2007, S. 35-36).

Wer Achtsamkeit kultiviert, versucht innerlich anwesend zu sein und Raum in sich zu schaffen, um wahrzunehmen, was ihm oder ihr begegnet. Wer achtsam innehalten kann, lernt, den eigenen Geist und die damit verbundenen Bewegungen der eigenen Aufmerksamkeit zu beobachten, manchmal auch zu sammeln und auszurichten. Wer dabei weder zu starr noch zu locker und so freundlich wie möglich ist, wird allmählich fähiger, den jeweiligen Umständen entsprechend stimmig zu reagieren. Das schließt auch die Möglichkeit ein, nicht zu reagieren (Leahey u.a., 2008; Keng u.a., 2011). Wer Achtsamkeit kultiviert, trägt Sorge und sucht nach einer respektvollen Haltung sich selbst, anderen und seiner Umgebung gegenüber. Eine achtsame Lebensweise kann nicht perfektioniert werden, will keinem Ideal entsprechen. Sie erfordert Neugierde, Bescheidenheit und Offenheit. Zudem üben wir – unabhängig davon, wie lange wir schon mit dieser Haltung vertraut sind – stets so, als wäre sie für uns neu. Wir laden uns also ein, uns immer wieder frisch dem eigenen Erleben zuzuwenden, ohne eine bestimmte Erwartung an uns zu stellen. Wir versuchen dabei auch, unsere begrenzten eigenen Kräfte und Möglichkeiten zu beachten und zu akzeptieren.

Laut Heinrich Jacoby, Musiker und Musikpädagoge, der in enger Kooperation mit Elsa Gindler die Fähigkeit erforschte, präsent und in Kontakt zu sein, sind Konzentration und Hingabe menschliche Fähigkeiten; wir müssen sie weder erlernen noch irgendwie erwerben, betonten beide. Diese Fähigkeiten entstehen durch das lebendige Interesse am momentanen Bezug, nicht als Resultat von Anstrengung und äußerem Druck: „Auch die tiefste oder nur die tiefste Konzentration ist nichts an sich Geübtes, nicht etwas, das erst gelernt werden muss, und keineswegs ein besonderes Ziel. Sie ist immer nur selbstverständliches Resultat einer gelassenen vollen Hingabe an Funktionen in uns." (Jacoby, 1925, zit. n. Klinkenberg, 2002, S. 9). Ein gesundes Kleinkind, das sich und seine Umgebung erkundet, ist dabei nicht innerlich angestrengt. Es ist wach, aktiv und beteiligt, mit all seinen Sinnen konzentriert und empfänglich für neue Erfahrungen – es ist lebendig.

Christine Caldwell, Leiterin der Abteilung Somatic Counseling, Tanz- und Bewegungstherapie an der Naropa-Universität in Boulder, Colorado, umschreibt Achtsamkeit folgendermaßen: „Achtsamkeit ist eine Bündelung der Aufmerksamkeit, ein Sich-Einlassen auf den Moment der Gegenwart, die Wachsamkeit im Augenblick." (Caldwell, 1997, S. 119). Die Psychoanalytikerin Maja Wicki-Vogt erklärt die Bedeutung von Aufmerksamkeit mit Begriffen aus der Philosophie: „Aufmerksamkeit lässt sich verstehen als Anspannung einzelner – oder aller – Befähigungen der

menschlichen Wahrnehmung zum Zwecke der Ausrichtung des Menschen in seinem Subjektwert auf die Vielzahl der ihn umgebenden und sich auf ihn ausrichtenden Kräfte (ob von außen oder von innen), denen er als Objekt ausgesetzt ist, mit dem Ziel, über Empfindung oder Erkenntnis spüren oder wissen zu können, wie das Verhalten oder Handeln zu entscheiden ist.“ (Wicki-Vogt, 2005, S. 2).
Wenn wir Aufmerksamkeit und innere Sammlung auf achtsame Weise vertiefen und erweitern wollen, lernen wir keine Technik, um Verhaltensmuster zu verbessern oder Stresssymptome zu reduzieren. Wir kultivieren die Fähigkeit, präsent zu sein für unser Leben mit all seinen Sonnen- und Schattenseiten, die ihrerseits durchdrungen sind von unserem In-der-Welt-Sein: „Die menschliche Erfahrung ist ein Tanz, der sich in der Welt und mit anderen entfaltet. Wir sind nicht unser Gehirn. Wir sind nicht im Gefängnis unserer Vorstellungen und Empfindungen eingesperrt. Das Phänomen des Bewusstseins ist ebenso wie das des Lebens ein mit der Welt verwobener, dynamischer Prozess. Wir sind zu Hause in der Welt, die uns umgibt.“ (Noë, 2010, S. 13).
Damit achtsames Wahrnehmen als ein Schulen der Selbstwahrnehmung unserer Entwicklung dient, muss sie mit anderen wesentlichen Faktoren einhergehen: Offenheit, Wohlwollen, Akzeptanz, Empathie, Bereitschaft zu Selbstverantwortung und Humor sind zentrale Qualitäten, welche die Art von Selbstwahrnehmung ermöglichen, die uns hilft, mit uns und anderen in einem heilsamen Bezug zu sein (Rytz & Wiesmann, 2013, S. 27). Die Entwicklung dieser Qualitäten können wir auch Herzenswärme oder Weisheit des Herzens nennen (Kesper-Grossman, 2009; Santorelli, 2009; Juul u. a., 2012).

Fünf zentrale Aspekte von Achtsamer Wahrnehmung

Die Bewegung hin zu gelebter Achtsamkeit ist lernbar. Wir können achtsames Wahrnehmen kultivieren, erforschen, modulieren und in unterschiedlichen Situationen verkörpern. Die fünf zentralen Aspekte von Achtsamkeit, die ich im Folgenden vorstelle, sind alle miteinander verwoben, werden hier aber nacheinander beleuchtet. Zusammengenommen ergeben diese fünf Aspekte die Grundhaltung, auf der alle Anregungen im Übungsteil basieren.

1) Verankerung in der Gegenwart
2) Oszillierende Aufmerksamkeit
3) Akzeptierendes Hinwenden
4) Innehalten vor dem Reagieren
5) Freundliche Disziplin

1) Verankerung in der Gegenwart

Lenken wir unsere Wahrnehmung auf unseren Körper und seinen Bezug zur Umgebung, verankern wir uns in der Gegenwart. Menschliche Körper *atmen* und sind in *Bezug zur Schwerkraft*. Sie *bewegen sich* und sind durch *Sinneswahrnehmungen* eng mit ihrer Umgebung verbunden.

Atembewegung

Die *Bewegung der eigenen Atmung* können wir ein Leben lang in uns spüren: beim Einatmen, beim Ausatmen. In den Pausen zwischen den Atemzügen können wir lauschen, wie das Ausatmen ausklingt und sich das nächste Einatmen anbahnt. Im Innern des Körpers spüren wir die Bewegung des Zwerchfells, der Bauchdecke, vielleicht auch der Rippen und des ganzen Brustraums bis hin zu den Schultern. In der Nase spüren wir die Luft, die ein- und ausströmt. Wir nehmen die Temperatur und vielleicht auch den Geruch der Luft wahr, die wir einatmen.
Jeder Reiz, der durch die Atembewegung ausgelöst wird, bietet uns die Möglichkeit, uns in der Gegenwart zu verankern. Wir atmen jetzt, in der Gegenwart, und immer wieder von Neuem. Die Atembewegung hat etwas Verlässliches. Sie begleitet uns, ohne dass wir uns darum bemühen müssen, bis zum letzten Atemzug. Wir können demnach sicher sein, dass in konkret lokalisierbaren Körperstellen Atembewegung in uns geschieht. In der achtsamen Körperwahrnehmung lernen wir, die rhythmisch unterscheidbaren, relativ kurzen Intervalle zu spüren, beispielsweise in der Bauchdecke, die sich beim Einatmen weitet und beim Ausatmen wieder zurückschwingt. Wir merken, wann das Einatmen beginnt, und spüren, wann es zum Ausatmen übergeht. Diese Abgrenzung ist nicht scharf, doch mit der Zeit können wir mühelos wahrnehmen, ob wir gerade ein- oder ausatmen. Wir sind wach und

spürend anwesend, während wir atmen. In diesem Sinne ist die Verankerung in der Gegenwart schlicht, konkret lokalisierbar und einfach. Diese Orte, an denen wir unseren Atem spüren, und die Zeitintervalle, in denen wir das Ein- und Ausatmen wahrnehmen, bilden Landeplätze für unsere Aufmerksamkeit: Dort kann sich unser Geist für einen Moment niederlassen und in der Gegenwart verankern. Wir alle können lernen wahrzunehmen, ob die eigene Aufmerksamkeit gerade auf diese Bewegung fokussiert oder mit etwas anderem beschäftigt ist.

Für diese Art von Verankerung in der Gegenwart spielt es keine Rolle, wie wir atmen: Ob unruhig, langsam, oberflächlich, regelmäßig oder tief – alles ist in Ordnung, nichts besonders erstrebenswert. Die unterschiedlichen Qualitäten, die wir wahrnehmen, bieten lediglich unterschiedliche Reize, die wir alle gleichermaßen als Landeplätze in der Gegenwart nutzen können. Darin unterscheidet sich achtsame Körperwahrnehmung von Entspannungstechniken und einigen Schulen der Atemtherapie, die eine bestimmte Art der Atmung fördern. Nehmen wir unsere Atembewegung in der hier vorgestellten achtsamen Weise wahr, braucht sie sich nicht zu verändern. Im Gegenteil: Sie darf genau so sein, wie sie gerade in uns geschieht. Somit erfordert das Wahrnehmen der eigenen Atembewegung auch keine besonderen Voraussetzungen, es kann jederzeit und überall geschehen.

Die Bewegung unseres Atems ist stets mit unseren Gedanken, Gefühlen und unserem konkreten Verhalten verbunden. Sie verändert sich, wenn wir schnell laufen, Treppen steigen, schlafen, lachen, uns ärgern oder berührt werden. Jede noch so kleine Stimmungsschwankung, mentale Bewegung oder Veränderung im Muskeltonus lösen Reaktionen in unserer Atmung aus. Lenken wir das achtsame Wahrnehmen auf die Atembewegung, so nehmen wir zugleich unsere Gedanken, Gefühle und die Situation, in der wir uns befinden, deutlicher wahr.

Schwerkraft

Neben dem Wahrnehmen der *Atembewegung* bietet unsere Erfahrung der *Schwerkraft* eine weitere Möglichkeit zur Verankerung in der Gegenwart. Schwerkraft und Gegendruck der Auflagefläche sind unpersönliche, physikalische Kräfte, denen wir alle gleichermaßen ausgesetzt sind. Die Wirkung der Schwerkraft ist konstant, sie reagiert weder auf Stimmungen noch auf Gedanken, Handlungen oder Ereignisse. Sterben wir, ist die Schwerkraft weiterhin vorhanden; auch der leblose Körper wird von seiner Unterlage getragen. Die eigene Atembewegung ist dagegen persönlich und intim. Sie begleitet uns ein Leben lang und erlischt mit unserem Tod.

Die Schwerkraft oder auch Erdanziehungskraft wirkt durch unseren Körper hindurch. Nach den Gesetzen der Physik wird jede Kraft von einer genau gleichen Gegenkraft in Balance gehalten. Die der Erdanziehungskraft entgegengesetzte Kraft erfahren wir als Unterstützung durch den Boden. Wir nehmen sie an den Körperkonturen sowie durch den Druck auf unsere Gelenke und unser Gewebe wahr. Auch der Gegendruck der Unterlage wirkt durch den ganzen Körper, nur in entgegengesetzter Richtung zur Erdanziehung; dieser Gegendruck verbindet uns mit dem Raum.

Das Empfinden von Druck teilt uns nicht nur mit, dass und wo wir von einer Unterlage getragen werden, es informiert uns auch über die Intensität des Kontakts. Auf dem Rücken liegend spüren wir beispielsweise, dass das Becken stärkeren Druck erfährt als unsere Hände. Indem wir unsere Aufmerksamkeit auf die konkreten Körperkonturen lenken, die eine stützende Unterlage bzw. den Boden berühren, und Unterschiede in der Art des Druckes wahrnehmen, bündeln wir unseren Geist und verankern ihn für einen Moment in der Gegenwart.

Da die Wirkung der Schwerkraft auf unseren Körper konstant bleibt (sich also nicht bewegt), können wir hier unsere Aufmerksamkeit nur über einen konkreten Ort in der Gegenwart verankern. Im Stehen sind diese Landeplätze in der Gegenwart beispielsweise der Druck gegen beide Fußsohlen. In Bezug auf die Schwerkraft verhält es sich also anders als mit der Atembewegung, die uns sich stetig verändernde und wiederholende Rhythmen von Reizen liefert, auf die wir achten können. Schwerkraft hat keinen Rhythmus, der Reiz ist gleichbleibend, es sei denn, wir bewegen uns; auf dieses Erleben gehe ich im nächsten Unterkapitel ein.

Den Bezug zur Schwerkraft können wir durch Druck und Gegendruck flächig erfahren. Er ist lokalisierbar; seine Qualität ist klar und ruhig. Diese solide, stille und unaufgeregte Qualität der Schwerkraft eignet sich gerade dann als stabilisierender Fokus, wenn wir von starken – manchmal uferlosen und chaotischen – Gefühlen erschüttert sind. Wie uns das im Detail unterstützen kann, erläutere ich in den Kapiteln ab Seite 85.

Bewegung und Interaktion

Eine weitere Möglichkeiten, uns über den Körper in der Gegenwart zu verankern, ist das körperliche Wahrnehmen unserer eigenen *Bewegung und Interaktion mit der Umgebung*, beispielsweise die sich verändernde Muskelspannung, den Druck und Zug auf die Gelenke, die Körperhaltung, den Herzschlag sowie die Berührung und den Gegendruck, die sich in der Bewegung ständig ergeben: im Alltag, wenn wir von einem Ort zum anderen gehen, Gegenstände anheben, uns umdrehen, bücken oder setzen, ebenso wie bei differenzierten, erlernten Bewegungen beim Sport, beim Musizieren, bei einer handwerklichen Tätigkeit oder beim Tanzen. Die eigenen Bewegungen und Interaktionen mit der Umgebung auf ähnlich fokussierte Weise achtsam wahrzunehmen wie die Atembewegung oder den Kontakt zum Boden, ist allerdings schwieriger, weil alltägliche oder spezifische Bewegungen unzählige Reize gleichzeitig verursachen. Können wir bei der Atembewegung unsere Aufmerksamkeit in einer relativ kleinen Körperregion sammeln, sind wir bei der Bewegung des ganzen Körpers mit einer Flut von Eindrücken konfrontiert. Unsere Aufmerksamkeit müsste daher in rascher Folge durch eine riesige Fülle von Reizen und Information wandern, was sie auch tut, nur nicht ständig bewusst. Indem wir auf einen ausgewählten Bereich von Empfindungen achten, können wir unsere Wahrnehmung etwas bündeln. Im Übungsteil dieses Buches schlage ich vor, auf Körperteile wie Füße, Arme, Rücken, Kopf... oder auf Körperstrukturen wie Gelenke, Muskeln, Haut... zu achten (vgl. S. 120–247). Indem wir beispielsweise beim Putzen unsere Handgelenke spüren, ein anderes Mal auf unseren Rücken oder auf die sich ständig verändernde Spannung in den Muskeln achten, wird das Erleben von Empfindungen in der Bewegung (beim Putzen) differenziert zugänglich.

Rein zielgerichtete Bewegungen folgen meist einer bestimmten Form und sind oft mit einer kompetitiven Absicht verbunden. In diesem Zusammenhang gibt es „richtige“ und „falsche“ Bewegungen, schöne sowie solche, die zum Erfolg führen. Wir kontrollieren und verfeinern dazu unsere Wahrnehmung, damit sie dem gewünschten Zweck dient: ein Musikstück vorzutragen, ein Baumhaus zu bauen, ein Fußballspiel zu gewinnen.

Im Rahmen von achtsamer Körperwahrnehmung beziehen wir uns auf das allgemeine Empfinden von In-Bewegung-Sein und achten auf Präsenz in der Interaktion an sich. Wir achten auf das Gewicht in unseren Händen, wenn wir etwas tragen, ohne dadurch effizienter werden zu wollen oder uns mehr Gefallen an der Arbeit zu erhoffen. Wir spüren es einfach deshalb, weil wir in diesem Moment in unserem Leben achtsam anwesend sind; auf diese Weise können wir uns durch jede alltägliche (oder spezifische) Bewegung und Interaktion in der Gegenwart verankern.

2) Oszillierende Aufmerksamkeit

Unsere Aufmerksamkeit ist immer im Fluss. Sie schwingt in ständiger Bewegung innerhalb von uns selbst, und sie schwingt zwischen unserer Umgebung und unserem Inneren. „Jede Regung, jedes Erleben eines Menschen in seinen ersten Lebensmonaten entsteht als zwischenleibliche Erfahrung. (...) Ob im Austausch der Blicke oder Laute, beim Stillen oder in anderen Berührungen. Säuglinge erleben sich und ihre Welt im leiblichen Austausch. (...) Sie sind in ständigem Kontakt, in intensiver Begegnung und wechselseitigem Austausch auf allen Ebenen der Begegnung. Die Leibphänomenologie bezeichnet dies nach Merleau-Pontys Begriff der ‹intercorporéité› als Zwischenleiblichkeit." (Baer, 2012, S. 61).

In der achtsamen Körperwahrnehmung kreieren wir einen weiten, freundlichen Wahrnehmungsraum, innerhalb dessen unsere Aufmerksamkeit hin und her pendelt und diese Zwischenleiblichkeit bewusst erkundet. Christine Caldwell spricht von oszillierender Aufmerksamkeit (Caldwell, 1997). Dieses Oszillieren ist überlebenswichtig, es geschieht dauernd und meist unbewusst. Es verbindet uns mit unserer Umgebung und mit verschiedenen Ebenen unseres Erlebens und Daseins, also auch unseren körperlichen Empfindungen, Gefühlen und Gedanken.

Im Praktizieren von Achtsamkeit wird dieses Oszillieren von einer offenen inneren Haltung begleitet. Zuweilen wird angenommen, Achtsamkeit bedeute, sich auf einen bestimmten Fokus zu konzentrieren und dabei „leerer" und „gelassener" zu werden. Meiner Erfahrung und meinem Wissensstand zufolge geht es – wenn sich ein solches „Ziel" überhaupt formulieren lässt – vielmehr darum, eine Haltung von Präsenz und freundlicher Annäherung in sich zu kultivieren. Diese Haltung ermöglicht uns, uns selbst in jedem Zustand beizustehen, egal wie „leer" oder „voll" unser Geist gerade sein mag. Unsere Aufmerksamkeit oszilliert beständig zwischen unzähligen Reizen und Informationen. Es geht nicht darum, diese Tatsache zu ändern: Wir entwickeln vielmehr die Fähigkeit, genau dieses Oszillieren wahrzunehmen. Gelingt es uns, dabei möglichst freundlich, mitfühlend, offen und präsent zu sein, sind wir achtsam.

Zwischen innen und außen

Grob gesagt pendelt unsere Aufmerksamkeit zwischen Phänomenen und Reizen, die im Inneren unseres Organismus wahrnehmbar sind, und der Fülle von Informationen, die von außen kommen. Können wir das Oszillieren, das ohnehin geschieht, achtsam wahrnehmen, und/oder unsere Aufmerksamkeit bewusst zwischen inneren und äußeren Reizen hin- und herpendeln lassen, so fördern wir die Fähigkeit, bei uns und in Kontakt zu sein.

Das Oszillieren von Aufmerksamkeit ist eine mentale Aktivität. Bei dieser Oszillation hingegen achtsam präsent zu sein, ist keine rein mentale Fähigkeit, es erfordert eine leiblich-psychische Kraft. Indem wir das Oszillieren und diese leiblich-psychische Kraft nicht gleichsetzen, schaffen wir die Möglichkeit, uns mit dem, was wir wahrnehmen, nicht völlig zu identifizieren. Mithilfe dieser leiblich-psychischen Kraft beobachten wir die Bewegungen und die Qualität der eigenen Aufmerksamkeit, unserer mentalen Aktivität. Wir werden vertraut mit den Bewegungen unseres eigenen Geistes. Unsere gesamte Haltung wird flexibler; damit erweitern sich unsere Möglichkeiten, vielfältig und angemessen auf unterschiedliche Situationen zu reagieren. Wir können leichter improvisieren und gewinnen Handlungsspielraum.

Über Sinneswahrnehmungen orientieren wir uns konkret in Raum und Zeit. Sie fungieren gewissermaßen als Brücken zwischen unserem Körperinneren und dem Raum außerhalb unseres Körpers mit all seinen Informationen: Die Fähigkeit zu sehen, zu hören, zu riechen, zu tasten und zu schmecken stellt Bezüge her, verbindet uns mit unserer konkreten Umgebung und verknüpft Informationen.

Visuelle und akustische Wahrnehmung ist über kleinere und größere Distanzen möglich. Gerüche können wir im näheren Umfeld wahrnehmen. Tasten und Schmecken sind Sinneswahrnehmungen, die nahe der Körpergrenzen stattfinden: Ich sitze am Boden und spüre dessen klare Oberfläche. Ich streichle die Katze auf meinem Schoss, höre ihr Schnurren und spüre ihr warmes, weiches Fell. Der Duft von Kaffee steigt mir in die Nase. Seine Bitterkeit und die cremige Milch schmecke ich jedoch erst dann, wenn ich ihn trinke und die Flüssigkeit Zunge und Gaumen berührt. Ich sehe und lese eine Nachricht auf meinem Handy. Ich beiße in einen Apfel, spüre seine Form mit Lippen und Zähnen, schmecke die Säure im Mund. Führt meine Hand ihn zum Mund, kann ich sehen, wie er sich meinem Gesicht nähert. Ich sehe auch die Berge, die mehr als hundert Kilometer entfernt sind. Würde ich mich dorthin bewegen, könnte ich die Landschaft mit meinen körpernahen Sinnen vielfältiger erfahren.

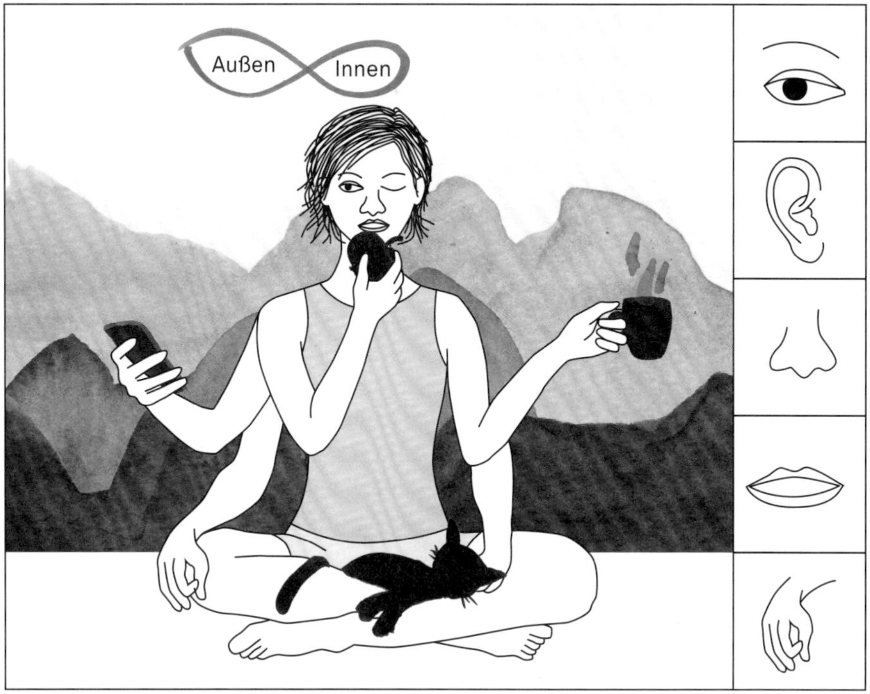

Abbildung 3: Sinneswahrnehmung

Hören, Tasten, Sehen, Riechen, Schmecken können wir, wie im Übungsteil des Buches vorgeschlagen (S. 154–161; 166–169; 174–177; 234–237), auf unterschiedliche Weise nutzen, um uns mit uns selbst (innen) und unserer Umgebung (außen) bewusst zu verbinden und in der Gegenwart zu verankern. Wir achten beispielsweise darauf, was wir hören (nah und fern), oder sind in unseren Händen achtsam anwesend, während wir einen Menschen oder ein Tier berühren. Dabei können wir uns die Bewegung der Aufmerksamkeit in der Form einer liegenden Acht vorstellen: Mal schweift die eine Schlaufe der Acht durch das Innere unseres Körpers und verbindet uns mit uns selbst, mal schweift sie zur Quelle der Sinneswahrnehmung, beispielsweise der Person, die auf uns zukommt, dem Tier, das wir berühren, oder der Musik, die aus dem Radio klingt (Abb. 4).

Das Bild der liegenden Acht, auf der die Aufmerksamkeit hin und her fließt, symbolisiert unsere Fähigkeit, uns sowohl in uns selbst gut verankert wie auch mit der Umgebung verbunden zu fühlen. Wer Präsenz und Achtsamkeit in diesem Sinne übt, fokussiert weder zu stark auf sich selbst noch zu sehr auf den Außenraum. Diese Fähigkeit fördert gut abgestimmte Informationsverarbeitung und Selbstregulation (vgl. S. 97–103).

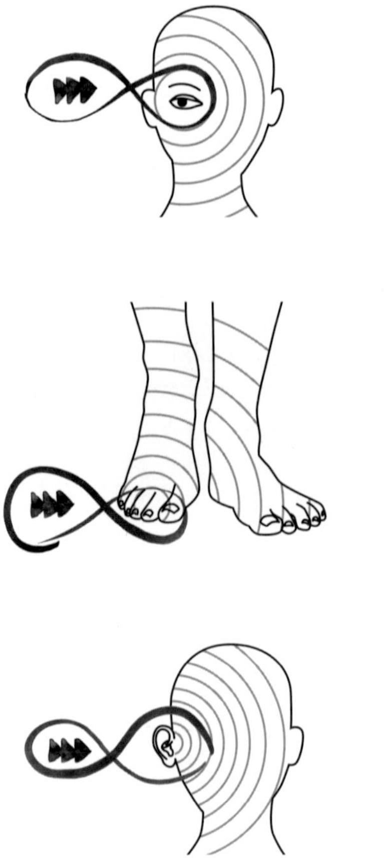

Abbildung 4: Sinneswahrnehmung
Wechsel zwischen äußerem Reiz und Körperwahrnehmung

Zwischen Empfindungen, Gedanken und Gefühlen

Neben dem Oszillieren der Aufmerksamkeit zwischen innen und außen können wir beobachten, dass wir ständig denken: Das können Erinnerungen sein oder Pläne, Bewertungen, Fantasien, Grübeleien... Parallel zu dieser Fülle an Gedanken erleben wir Gefühle: Wir freuen uns, sind stolz, haben Angst, sind traurig oder ärgern uns. Gleichzeitig lösen Gedanken und Gefühle körperliche Empfindungen aus, die wir wahrnehmen, und körperliche Empfindungen lösen Gedanken und Gefühle aus. Vielleicht spüren wir einen Schmerz im Knie und machen uns Sorgen. Wir trinken ein kühles Glas Wasser und erinnern uns an einen ganz bestimmten Brunnen. Wir spüren einen diffusen Druck in der Brust, den wir uns nicht erklären können. Wir suchen nach Verbindungen, und in unserer Erinnerung taucht eine Situation auf.

Lassen wir unsere Aufmerksamkeit zwischen den drei Ebenen – Gedanken, Gefühle und körperliche Empfindungen – möglichst offen für vielfältige Information oszillieren, so unterstützen wir unsere achtsame Haltung. Vielschichtig und empfänglich im eigenen Erleben anwesend zu sein, öffnet nach und nach einen inneren Wahrnehmungsraum.

Für die hin- und herpendelnde Aufmerksamkeit zwischen diesen Ebenen habe ich das Symbol einer dreifachen liegenden Acht kreiert (Abb. 5). Sie liegt horizontal, da zwischen diesen Ebenen keine Hierarchie besteht, auch die Reihenfolge der Begriffe ist unerheblich, wichtig ist deren Gleichwertigkeit.

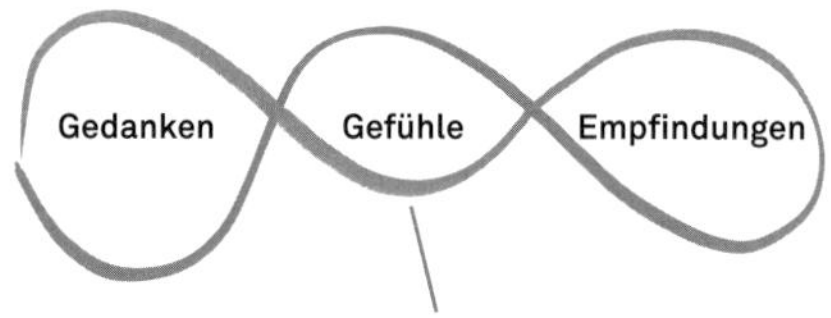

Abbildung 5: Oszillierende Aufmerksamkeit

Mir ist bewusst, dass Gefühle sich aus körperlichen Empfindungen und kognitiven Verknüpfungen, Interpretationen und Bewertungen zusammensetzen und sich der Begriff daher genau genommen in meinem Modell selbst wieder auflöst. Dieses Modell orientiert sich daran, wie wir im Alltag über Selbstwahrnehmung sprechen. Wir sagen: „Ich bin nervös, ich habe Angst, ich bin erleichtert." Obwohl sich Nervosität aus körperlichen Empfindungen und einer kognitiven Deutung zusammensetzt, sagt niemand: „Da ist eine sich ständig verändernde Muskelanspannung in meinem Rumpf, ein Druck auf dem Brustbein, ein schneller Atemrhythmus und viele Fragen bezogen auf die bevorstehende Prüfung. Diese körperlichen Empfindungen in Kombination mit den Gedanken deute ich als starke Nervosität, vielleicht sogar Angst."

Wie jedes Modell sehe ich auch dieses als Angebot, mit dem temporär gearbeitet werden kann und das sich früher oder später auch wieder erübrigt. Als Alltagsmodell hat sich die liegende Acht bislang jedoch als hilfreich erwiesen: Seit Ende der 1990er-Jahre findet es Anwendung in Therapien, Unterricht und Alltag und wird dabei von KollegInnen, PatientInnen und mir selbst genutzt. Es veranschaulicht die Bewegung der eigenen Aufmerksamkeit auf diesen drei Ebenen und geht davon aus, dass Bewegung zwischen den drei Polen günstiger ist als Starre. Zudem wird in diesem Modell weniger darauf geachtet, *was* wir wahrnehmen, sondern *dass* wir es überhaupt wahrnehmen und *wie* wir es wahrnehmen. Können wir zwischen den verschiedenen Facetten unseres Erlebens hin- und herpendeln, sind wir weniger vom Inhalt oder von der damit verbundenen Intensität besetzt oder gar überflutet. Wahrzunehmen, dass die eigenen Gedanken körperliche Empfindungen und Gefühle auslösen und umgekehrt, kann eine Welt eröffnen, in der Veränderung und Entwicklung zugänglicher werden. Wir orientieren uns nach und nach besser in der eigenen inneren Landschaft unseres Erlebens und lernen dadurch, stimmiger zu reagieren.

Eine ehemalige Patientin, die sexualisierte Gewalt erfahren hatte, nutzte die oszillierende Aufmerksamkeit, um ihre Gestaltungskraft und Selbstachtung in intimen Situationen zurückzugewinnen. Zuvor hatte sie Sexualität lange gemieden. Zum Zeitpunkt des Interviews, aus dem hier zitiert wird, wünschte sie sich einerseits sexuellen Kontakt mit ihrem damaligen Freund, den sie als respekt- und liebevoll erlebte, andererseits fürchtete sie sich davor, Sexualität negativ zu erfahren und somit die Partnerschaft zu gefährden:

„Ich frage mich, ob ich meinem Freund gegenüber einfach ‹Nein› sage, um ‹Nein› zu sagen, oder weil ich es nicht will. Und dann denke ich nicht nur, sondern frage mich im Körper oder im Herzen oder wo auch immer, was ich fühle und worauf ich Lust habe, gerade jetzt, nicht rückblickend, was vor zwei Jahren war oder in einem Jahr sein wird. Ja, und versuchen, den Kopf abzuschalten, aber das ist sehr schwierig, also versuchen, den Körper ein bisschen zu beruhigen und den Atem zu spüren und dann wieder vielleicht den Kopf ein bisschen einschalten." (Rytz, 2000, S. 32).

3) Akzeptierendes Hinwenden

Unser eigenes Erleben ist immer verkörpert. Das Freudvolle hat wie das Belastende eine konkrete Resonanz in Gestik, Mimik, Körperhaltung, Muskeltonus und den synaptischen Verknüpfungen im Gehirn. Freudvolles erfahren wir als angenehm, Kraft spendend, lebendig, inspirierend und leicht; Belastendes als unangenehm, schmerzvoll, bedrückend, schwer oder traurig. Meist möchten wir unangenehme Eindrücke so rasch wie möglich hinter uns lassen und angenehme Erfahrungen machen. Dies erreichen wir nicht, indem wir uns vom sogenannt „Negativen" absichtlich abwenden und dem „Positiven" zuwenden. Sich von Unangenehmem abwenden, entlastet in der Regel nur kurzfristig; oft entstehen gerade dadurch, wie wir uns abwenden, neue Schwierigkeiten: Vermeidungsverhalten, Kontrolle, Isolation, Gleichgültigkeit oder Sucht.

Annehmen bedeutet, den Ereignissen zu begegnen und uns auf Beziehungen einzulassen. Akzeptierendes Hinwenden meint ein Annährungsverhalten, das sich möglichst allen Reizen und Informationen gegenüber öffnet und diese vorerst einmal „wahr"-nimmt, sie als existent anerkennt. Annehmen heißt dabei weder, passiv alles hinzunehmen, noch keinerlei Beurteilung vorzunehmen. Unangenehmes fühlt sich auch mit einer annehmenden Haltung weiterhin unangenehm an, dennoch etwas anders. Weil wir das, was wir erleben, annehmen, begegnen wir ihm innerlich. So entsteht eine Art stiller, solider Gegenpol, der nicht in die Qualität des Unangenehmen verwickelt ist.

Akzeptanz oder Annehmen wird oft mit Gut-Finden verwechselt. Im Rahmen von Achtsamkeit meint Annehmen lediglich Annährungsverhalten: Wir wenden uns den Phänomenen in und um uns so freundlich, klar und offen wie möglich zu. Wir nehmen auch mögliche Tendenzen in uns wahr, Ereignisse, Gefühle, Gedanken und körperliche Empfindungen zu banalisieren, zu verleugnen oder zu überdecken. Weil wir dies wahrnehmen, haben wir immer wieder von Neuem die Gelegenheit, uns für das achtsame, annehmende Hinwenden zu entscheiden und dadurch in Beziehung zu sein mit den verschiedenen Ebenen unseres Erlebens (Rytz & Wiesmann, 2013, S. 9–13).

Je nachdem, wie sehr wir gewohnt sind, uns selbst abzuwerten oder streng zu beobachten, kann bereits die Entscheidung, weniger in solche Gedankenmuster zu investieren, eine Art des annehmenden Hinwendens sein. Das fühlt sich dann weder besonders freundlich noch liebevoll an, sondern eher neutral, manchmal auch nüchtern – aber nicht mehr hart, streng oder gar vernichtend.

Eine Patientin schilderte eine solche Erfahrung eindrücklich. Sie erlebte, dass ihre ambivalente Selbstzuwendung wie auch ihr Hadern von mir als Therapeutin und der Methode, die ich ihr zugänglich machte, akzeptiert wurde. Sie bekam genügend Zeit, ihre Gefühle und ihr Nicht-Fühlen-Wollen erst einmal wahrzunehmen. Sie erlebte, dass sie darin von der Anwesenheit der anderen Gruppenteilnehmerinnen und der Haltung, in der das achtsame Wahrnehmen stattfand, unterstützt wurde. Es war zumutbar, sich ihr selbst zuzuwenden, gerade weil sich dahinter keine Absicht, kein Ziel versteckte. Sie wurde nicht alleine gelassen und doch sich selbst überlassen. Sie bekam Gelegenheit und Zeit, diesen für sie belastenden Zustand besser kennenzulernen und sich ihm anzunähern. So wuchs ihre Toleranz unangenehmen Empfindungen gegenüber wie auch ihre Neugierde am eigenen Erleben: „Also es gab Abende, da bin ich gekommen und hatte null Lust, mich zu fühlen. Nach einer halben Stunde habe ich dann doch Sachen gefühlt, die ich nicht fühlen wollte, aber es war irgendwie in diesem Rahmen viel einfacher, als wenn ich alleine mit dem [unangenehmen Gefühl, Anm. der Autorin] zu Hause war. Es war normaler in diesem Rahmen, dass ich mich nicht fühlen wollte, es mir nicht wohl war. (...) Wir sollten zum Beispiel einmal unsere Mitte spüren. Ich wollte aber damals meine Mitte absolut nicht spüren. Und einmal später bin ich von mir zu Hause an den Bahnhof gegangen, und plötzlich begann ich die Schritte da drinnen zu fühlen und merkte: Ich komme ja nicht einfach als lose Persönlichkeit oder als Kopf daher, sondern ich habe einen Körper, eine richtige Mitte, die mich begleitet, sozusagen. Da hatte ich wirklich einen Moment das Gefühl: So, da komme ich! Fast ein wenig herausfordernd, so ein bisschen aggressiv sogar. He, da komme ich, und da kann mir jetzt über den Weg laufen, wer will! Es passiert mir nun ab und zu in entspannten Phasen, dass ich den Körper viel mehr als Teil von mir wahrnehme, mit dem ich verwoben bin und nicht etwas Getrenntes, das ich einmal fühle und ein anderes Mal lieber nicht.“

4) Innehalten vor dem Reagieren

Ohne automatische Reaktionen und ein dichtes Netz unbewusster Gewohnheiten wären wir nicht überlebensfähig. Sie schützen uns vor Gefahren und stabilisieren und orientieren uns in jedem Moment. Automatismen und Gewohnheiten werden hier also nicht grundsätzlich infrage gestellt. Doch wir alle kennen Gewohnheitsmuster im Denken, Fühlen und Handeln, die uns schaden oder zumindest nicht von Nutzen sind, selbst wenn sie unter Umständen zu einem früheren Zeitpunkt ihre Berechtigung hatten. Praktizieren wir achtsames Wahrnehmen, werden uns unse-

re eigenen Gewohnheiten und deren Konsequenzen für uns und andere bewusster. Einerseits können wir ihre positiven Effekte stärker wertschätzen und womöglich vertiefen, andererseits erhalten wir die Gelegenheit, negative Konsequenzen ernst zu nehmen und uns um Veränderung zu bemühen. Da Gewohnheiten verkörpert und aufs Engste mit unserer ganzen Identität verwoben sind, erfordert nachhaltige Veränderung mehr als diese Erkenntnis und den Willen dazu.
Vielleicht möchten Sie sich auf ein kurzes Experiment einlassen, das ich aus dem Feldenkrais-Unterricht kenne: Falten Sie Ihre Hände so, dass die Finger der rechten Hand in den Zwischenräumen der linken liegen und umgekehrt. Schauen Sie, welcher Daumen bei Ihnen oben liegt. Lösen Sie die Finger wieder und verschränken Sie sie so ineinander, wie es für Sie ungewohnt ist. Ändern Sie also nicht nur die Position der Daumen, sondern die aller Finger. Was spüren Sie? Ist das einfach die zweite Variante, Ihre Hände zu falten? Fühlt sich das für Sie fremd an, womöglich sogar irritierend? Oder erleben Sie diese zweite Variante voller Freude: „Endlich eine neue Möglichkeit, meine Hände zu falten!"?
Für die meisten von uns sind neue Möglichkeiten theoretisch willkommen, im Erleben aber irritierend, weil sie ungewohnt und neu sind. Ihre Fremdheit muss akzeptiert und das neue Körpergefühl nach und nach integriert werden. Erst dann wird die neue Möglichkeit wirklich ins Spektrum unserer (automatischen) Reaktionen integriert. Wollen wir uns selbst mehr Spielraum eröffnen oder im therapeutischen Rahmen Flexibilität unterstützen, ist es wichtig, diese Phase der Irritation anzunehmen und gleichzeitig alternatives Verhalten immer wieder auszuprobieren und zu erfahren. Wenn Sie möchten, können Sie die zweite Variante des Händefaltens zu einer gleichwertigen Option machen, indem Sie diese täglich mehrmals wiederholen und dabei beobachten, wie sich Ihr Empfinden und Ihre gewohnten Bewegungen verändern: Wir lernen durch Erfahrung.
Auch bei komplexeren Veränderungen in unseren Verhaltensmustern auf körperlicher, emotionaler und mentaler Ebene ist immer wieder achtsames Innehalten und ein bewusstes Verlangsamen im Reagieren vonnöten, um zu erkennen, in welchen Momenten eine alternative Reaktion möglich und damit eine neue Erfahrung zugänglich wäre. Meist fühlt sich nicht nur die neue Erfahrung fremd (oder gar un-

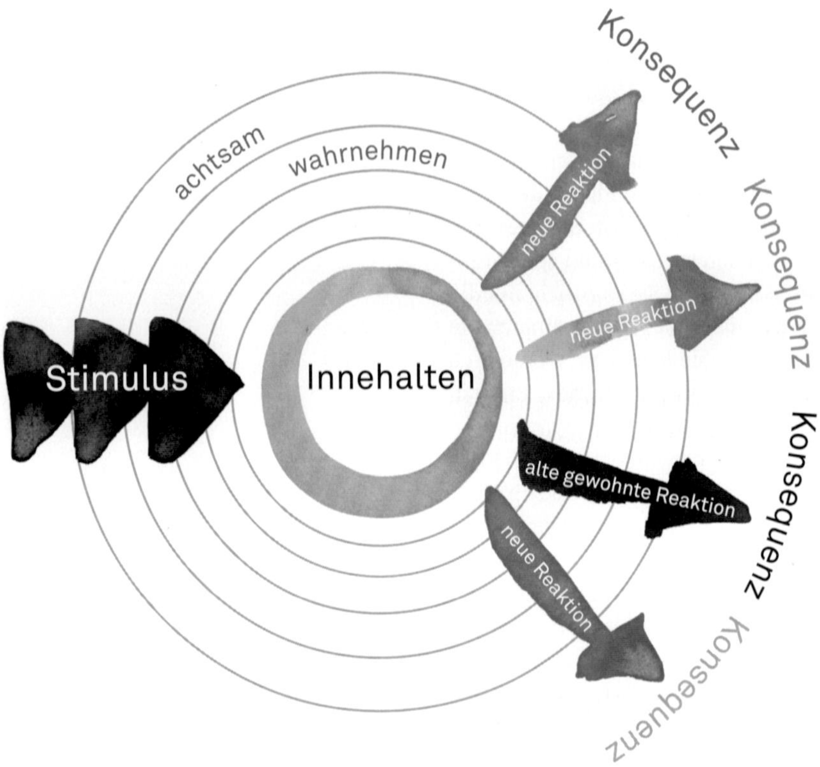

Abbildung 6: Innehalten vor dem Reagieren

angenehm) an, sondern auch das Innehalten. Die gewohnte Reaktion auszuführen, wäre im Moment entlastender, einerseits, weil sie uns vertraut ist und wir ihre Effekte kennen, andererseits auch, weil wir uns dann nicht in diesem diffusen Zwischenraum zwischen Stimulus und Reaktion befänden, in dem wir noch nicht wissen, wie wir uns verhalten wollen und welche Konsequenzen das haben wird. Doch genau in diesem zeitlichen Zwischenraum, sagte schon der Psychiater und Begründer der *Existenzanalyse* Viktor Frankl, kreieren wir einen neutralen Ort, an dem Flexibilität und Freiheit entstehen kann. In der achtsamen Körperwahrnehmung fördern wir in diesem Sinne Empfindungs- und Handlungsspielraum. Wohlbefinden hingegen wächst erst aufgrund der Zunahme von Freiheit und Toleranz dem Ungewohnten gegenüber.

Wie können wir uns solche Zwischenräume zwischen Stimulus (Reiz) und Reaktion vorstellen? Lassen Sie mich das an einem Beispiel verdeutlichen: Wir nehmen unsere schwere Tasche und hängen sie wie immer über die rechte Schulter – oder: Wir sehen unsere schwere Tasche und verlangsamen unser Verhalten. Es entsteht ein Zwi-

schenraum, eine neue Reaktion wird möglich: Wir realisieren, dass eines der beiden dicken Bücher gar nicht mit zur Arbeit muss, und nehmen es aus der Tasche. Wiederum halten wir einen Moment inne, vielleicht spüren wir eine Sekunde lang unsere Atmung oder den Kontakt zum Boden und nehmen die leichte Verspannung in der linken Schulter wahr. Wir fragen uns: Hängt das damit zusammen, dass wir die Tasche auf der rechten Seite tragen? Wir entscheiden uns, die Tasche dieses Mal über die linke Schulter zu hängen und zu beobachten, ob und wie das die Verspannung beeinflusst.
Zwischenräume zu kreieren, bedeutet im Prozess zwischen Wahrnehmen, Zuschreiben von Bedeutung und Handeln immer wieder – vielleicht auch nur für eine halbe Sekunde – innezuhalten, anstatt sofort zu reagieren. Zu realisieren, wie wir gewohnheitsmäßig reagieren, kann bereits eine Form von Innehalten sein und eine spätere Veränderung in der Reaktion vorbereiten.
Finden Stimulus und Reaktion auf der kognitiven Ebene statt, versuchen wir, den eigenen Interpretationen und Urteilen gegenüber offener und flexibler zu werden; wir lassen uns – so „wahr" und „richtig" uns diese Interpretationen auch manchmal erscheinen mögen – nicht ganz und gar von ihnen besetzen, sondern halten Deutungen etwas länger in der Schwebe und bleiben somit offener für Differenzierung, Präzisierung und Veränderung. Auf diese Weise entstehen mentale und psychische Flexibilität und Spielraum im Handeln (Bohm, 1998).

Ein Beispiel hierfür: Wir sind neu in einer Gruppe, fühlen uns unsicher, sogar unwohl. Wir denken: „Ich passe nicht in diese Gruppe." Wir nehmen wahr, dass wir das denken. Ein Teil von uns nimmt wahr, ein anderer denkt: „Ich passe nicht hierhin." Weil nicht unsere ganze Aufmerksamkeit in unsere eigene Erklärung verwickelt ist, haben wir die Flexibilität, uns daran zu erinnern, dass uns dieses Gefühl von Unwohlsein in einer ungewohnten Situation bekannt vorkommt, dass wir, sobald wir uns so fühlen, öfter einmal denken, fehl am Platz zu sein. Wir verzichten darauf, nach Gründen zu suchen, weshalb wir nicht in diese Gruppe passen, sondern lassen unsere Unsicherheit zu. Vielleicht haben wir Verständnis für unsere Reaktion oder verzichten zumindest darauf, uns abzuwerten. Wir bleiben präsent im

Erleben, auch wenn dieses nach wie vor unangenehm ist. Wir merken, dass unsere Unsicherheit nach und nach weicht, weil uns die anderen vertrauter werden, und fangen an, uns für sie zu interessieren. Jemand kommt auf uns zu, und wir beginnen ein Gespräch.

Unter Umständen realisieren wir in einer anderen Situation, dass wir uns nicht nur unsicher, sondern auch unwohl fühlen, weil uns das Verhalten einiger Menschen in dieser Gruppe nicht behagt. Wir ärgern uns und spüren einen leichten Druck im Brustraum. Wir verlassen die Gruppe, weil es uns dort nicht gefällt, und sind erleichtert über unseren Entschluss und die eigene Handlungsfähigkeit.

Wären wir in die eigenen Erklärungen der anfänglichen Unsicherheit verwickelt geblieben, so hätten wir vor allem nach Gründen gesucht, diese zu bestätigen: Ich passe nicht hierher, weil ich zu alt bin, eine andere Sprache spreche, nicht studiert habe, zu dick bin...

Praktizieren wir achtsames Hinwenden zum eigenen Erleben, halten wir inne und realisieren: Wir fühlen uns unsicher. Wir atmen einmal ein und aus, spüren den Kontakt zum Boden unter unseren Füßen und sagen uns: „Ich probiere jetzt einfach aus, hier anwesend zu sein, und beobachte, ob sich die Unsicherheit verändert. Ich nehme wahr, was mir hilft, dies zuzulassen.“ Wenn wir uns wie neugierig Forschende dem eigenen Erleben zuwenden, selbst wenn es sich um unangenehme Gefühle oder ein unerfreuliches Ereignis handelt, erfahren wir viel über uns, und der störende Effekt wird meist erträglicher. Sehr wahrscheinlich können wir so zwischen verschiedenen Reaktionen stimmiger abwägen. Doch schon im Alltag zeigen die wenigsten von uns diesen wachen forschenden Geist, geschweige denn in Stresssituationen. Das mag daran liegen, dass er keine rasche Entlastung bietet, und sicherlich auch daran, dass es uns an Ermunterung und Vorbildern mangelt.

5) Freundliche Disziplin

Achtsames Wahrnehmen ist eine Haltung, die wir durch regelmäßiges, oft tägliches Praktizieren in uns wachsen lassen und vertiefen. Obwohl Achtsamkeit eine menschliche Fähigkeit ist, die uns allen zugänglich ist, macht es einen Unterschied, ob wir achtsames Wahrnehmen bewusst kultivieren oder nicht; ein gewisses Maß an Absicht, Freiwilligkeit und Selbstverantwortung ist erforderlich. Das Praktizieren genügt dabei sich selbst und bleibt gleichzeitig dem eigenen Erleben gegenüber offen und neugierig. Auf den ersten Blick mag das paradox erscheinen: absichtlich etwas tun, das an sich keine weitere Absicht verfolgt, außer es eben zu tun? Wie ist das zu verstehen? Doch Praktizieren an sich ist das Ziel, das Interesse am bewussten Wahrnehmen, während wir unser Leben leben. Beginnen wir, an das achtsame Wahrnehmen Erwartungen zu knüpfen, bleiben wir nicht mehr offen für die unmittelbare Erfahrung, sondern richten uns auf ein Ziel aus. Leistungsfähiger zu werden vielleicht oder glücklicher, gelassener, weniger vergesslich oder schlanker. Das bedeutet, sich selbst optimieren zu wollen, und widerspricht der Haltung von Achtsamkeit. Kultivieren von Achtsamkeit sollte weder angestrengt noch nachlässig geschehen, sondern möglichst beweglich, lauschend, humorvoll und mit Freude und Offenheit. Auch Bescheidenheit und Nicht-Wissen begleiten das Praktizieren von Achtsamkeit. Wir sind selbst dafür verantwortlich, dass wir mit dem Üben von Achtsamkeit kein verstecktes Ziel verfolgen. Menschen mit einem entsprechenden Erfahrungsschatz können uns durch ihr Vorbild stärken und anleiten; wir lernen achtsame Körperwahrnehmung am besten, wenn wir wir sie in praktischem Unterricht oder Therapien direkt erleben. Dabei stärken wir unser Interesse am eigenen Erleben in seinem ganzen Spektrum. Da Interesse und Hinwendung eine Form von Liebe bedeuten, fördert Achtsamkeit auch Selbstachtung und Selbstfürsorge.

Im Folgenden erkläre ich, wie die geschilderten fünf Aspekte der achtsamen Wahrnehmung uns unterstützen, mit Stress und emotionalen Belastungen konstruktiver und heilsamer umzugehen.

Nicht-Spüren, Vermeidungsverhalten und destruktive Ablenkung

Leben ist nicht möglich ohne die ganze Palette von Gefühlen, schwierigen wie heiteren, doch wie wir uns auf belastende Gefühle, Gedanken und körperliche Empfindungen beziehen, wie sehr sie uns besetzen oder überfluten, ist zum Teil beeinflussbar.

Wenn wir Schwierigkeiten ausgesetzt sind oder die Resonanz früherer Belastungen in uns spüren, greifen wir manchmal zu folgenden Strategien: Wir nehmen die Belastung nicht wahr, verdrängen sie, leugnen sie, wenden uns von der Situation oder der Erinnerung ab und lenken unsere Aufmerksamkeit auf etwas anderes. Unter Umständen suchen wir auf gedanklicher, gefühlsmäßiger oder körperlicher Ebene nach einem stärkeren Reiz, um den unangenehmen Einfluss der Belastung zu überdecken. Wir lenken uns ab oder beruhigen uns – und daran ist erst einmal nichts verwerflich.

Wenn uns beim Umlenken unserer Aufmerksamkeit allerdings nur wenig Spielraum zur Verfügung steht und immer intensivere Reize nötig sind, um uns wirksam abzulenken und kurzfristig zu beruhigen, dann droht die Gefahr, ein süchtiges, selbstverletzendes, dissoziatives oder rigides Verhalten zu entwickeln. Die Art und Weise, wie wir uns von Belastungen abwenden, wird auf diese Weise mit der Zeit zum zusätzlichen ernsthaften Problem (Abb. 7).

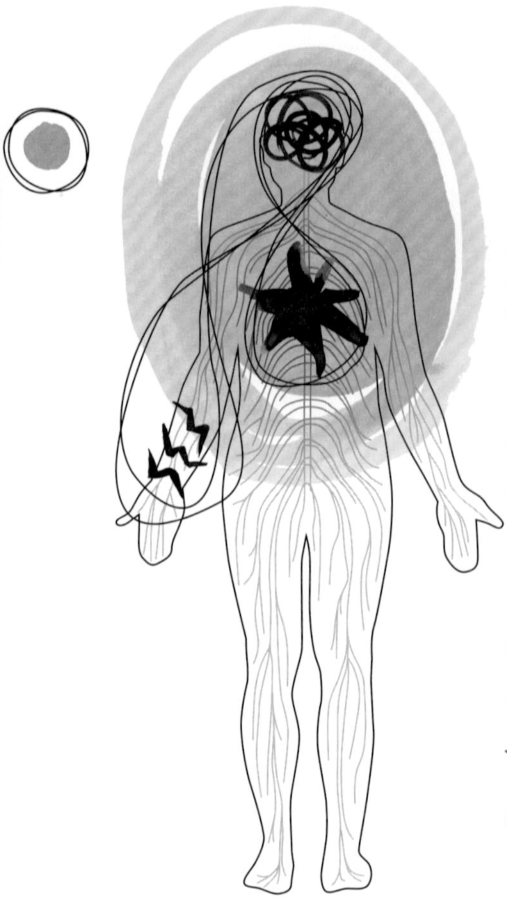

Dissoziation

Selbst zugefügte Schmerzen

Belastende Gefühle

Belastende Gedanken

Substanzen

Abbildung 7: Maladaptive Emotionsregulation

Stärkere körperliche Reize, selbst verursachte Schmerzen oder das Dämpfen bzw. Unterbrechen von Spüren durch Betäubungsmittel, Drogen oder durch Dissoziation sowie zwanghafte Gedanken lenken von den ursprünglich belastenden Emotionen und Empfindungen ab und entlasten auf diese Weise kurzfristig.

Gleichzeitig tilgen wir Gelegenheiten, in denen wir konstruktive Erfahrungen im Umgang mit Belastungen gewinnen könnten. Wir entwickeln weder Stärke und Widerstandskraft (Resilienz), noch lernen wir, um Hilfe zu bitten. Je länger und gewohnheitsmäßiger wir in dieser Art auf Belastungen reagieren, desto schwerer fällt es uns, achtsam wahrzunehmen, wie wir uns in einer solchen Situation fühlen und was wir denken. Wir lernen nicht, dass sich Frustration beispielsweise anders anfühlt als Wut, diffuse Angst anders als eine konkrete Sorge. Wir trauen uns nicht, konkret zu spüren, welche Empfindungen uns aus dem Innern unseres Körpers entgegenkommen und mit welchen Gedanken diese verbunden sind, weil wir befürchten, das zuvor Verdrängte, Geleugnete oder Überdeckte könnte uns überfordern. Wir wenden uns von der konkreten Körperwahrnehmung ab, um uns zu schützen, verlieren aber gleichzeitig den Bezug zur Gegenwart.

Auch essgestörtes Verhalten, die ständige Beschäftigung mit Gewicht und Figur, Hungern, exzessives Essen oder anderes süchtiges Verhalten sind in diesem Sinne Schutz- oder Bewältigungsstrategien im Umgang mit belastenden Emotionen. Sie lenken – so paradox es klingen mag – kurzfristig von negativen Gedanken, Gefühlen und körperlichen Empfindungen ab. Hunger oder ein Essanfall mit Erbrechen, Scham und Schuldgefühlen sind körperlich und emotional derart intensive Reize, dass dadurch leisere, diffusere Gefühle und die damit verbundenen körperlichen Empfindungen vorübergehend verschwinden. Auch auf gedanklicher Ebene sind die Betroffenen derart damit beschäftigt, was sie nicht essen dürfen, welche Nahrungsmittel wie viele Kalorien haben oder was sie wann kaufen und verschlingen werden, dass kein Raum für eine subtilere Selbstreflexion bleibt. Der negative Reiz (Hunger, Essanfall) überdeckt andere Gefühle und beruhigt, weil er selbst verursacht wurde und scheinbar kontrollierbar ist. Die Betroffenen sind zwar kurzfristig entlastet, können sich jedoch nicht mit ihrem Verhalten auseinandersetzen und daher auch nicht persönlich weiterentwickeln (Abb. 8).

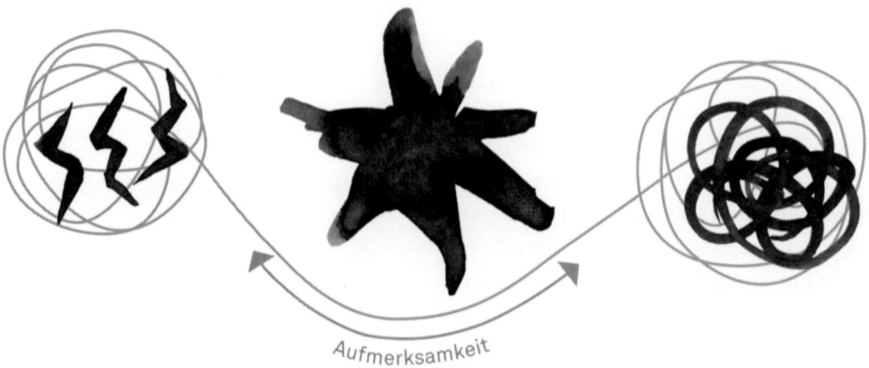

Aufmerksamkeit wird von den belastenden, diffus wahrgenommenen, schwierig zu benennenden Gefühlen weggezogen.

Abbildung 8: **Maladaptive Emotionsregulation bei Essstörungen:** Stärkere körperliche Reize, verursacht durch Hunger, Essanfälle, Erbrechen und selber verursachte Schmerzen einerseits und zwanghafte Gedanken und Selbstabwertung andererseits, lenken von den belastenden Emotionen und den damit verbundenen körperlichen Empfindungen ab und entlasten auf diese Weise kurzfristig.

Achtsames Hinwenden zum eigenen Erleben findet nicht statt. Die Aufmerksamkeit richtet sich vielmehr auf das süchtige Verhalten und die Angst vor Kontrollverlust. Niemand kann einen achtsamen Essanfall haben, achtsam hungern oder achtsam an der eigenen Figur rumnörgeln. Wir können uns nicht starken, destruktiven Reizen aussetzen und gleichzeitig achtsam sein. In solchen Momenten vermeiden wir ja gerade, uns in einer offenen und neugierigen Weise konkret körperlich wahrzunehmen: „Die meisten Süchtigen geben zu, dass sie ihren Körper hassen, ihm misstrauen oder wenig Verbindung zu ihm haben“, schreibt Christine Caldwell in ihrem Buch „Hol dir deinen Körper zurück“, in dem sie ihren körperpsychotherapeutischen Ansatz zur Suchtbehandlung vorstellt: „Sucht ist nicht so sehr der Gebrauch bestimmter Substanzen oder ein gewisses zwanghaftes Verhalten als vielmehr ein Sichabwenden von unserer direkten Körpererfahrung in der realen Welt. (...) Wenn wir uns von unserem Körper abwenden, entfernen wir uns damit gleichzeitig von allen Empfindungen, Gefühlen und Gemütslagen, die uns bedrohlich erscheinen mögen. Wir sind nicht mehr mit uns selbst in Berührung, weil wir vermeiden wollen, das Geschehen um uns herum direkt zu erfahren. Sucht ist demnach eine außerkörperliche Erfahrung – das Durchtrennen der Verbindung zwischen uns selbst und der Welt.“ (Caldwell, 1997, S. 37–38). Wir desensibilisieren uns durch Vermeidungsverhalten (Nicht-Wahrnehmen, Nicht-Fühlen, Nicht-Spüren) und bombardieren uns gleichzeitig mit starken physischen Reizen. Wir verlieren den Bezug zu uns selbst und unserer Umgebung. Das fühlt sich eng und chaotisch an, wir stehen unter starkem Druck und fühlen uns doch gleichzeitig leer, leblos und undefiniert.

Annäherungsverhalten und Selbstregulation

Dem Wunsch nach Selbstberuhigung und Kontrolle kann auch anders begegnet werden als durch süchtiges, zwanghaftes oder dissoziatives Verhalten. Schutz, Sicherheit, Orientierung, Gelassenheit und Kontinuität sind wichtige menschliche Bedürfnisse. Verständlicherweise lässt niemand, der fürchtet, von Gefühlen überflutet zu werden, oder sich von konkreten Belastungen überfordert fühlt, funktionierendes Kontroll- und Beruhigungsverhalten ohne eine vertrauenswürdige Alternative los. Vermeidungsverhalten im Umgang mit belastenden Gefühlen, Empfindungen und Gedanken kann wie eben erläutert kurzfristig schützen und entlasten; längerfristig hingegen wird es schaden. Öffnen wir uns jedoch für achtsames Wahrnehmen, unabhängig davon, ob das, was wir dann wahrnehmen, belastend ist oder nicht, wächst das Gefühl von Stabilität und Selbstvertrauen in uns. Dann erschreckt oder ärgert uns beispielsweise weniger, dass wir gestresst, ängstlich oder wütend sind. Wir können uns diesen Gefühlen und den damit verbundenen Gedanken und Empfindungen annähern, ihre Qualität kennenlernen und Erfahrungen im Umgang mit ihnen sammeln. Annäherungsverhalten in diesem Sinne unterstützt unsere Flexibilität und Belastbarkeit und führt zu passenderen Reaktionen. Gleichzeitig lernen wir uns besser kennen.

Konkret könnte das bedeuten, bei der nächsten schwierigen Situation, die auf uns zukommt, neugierig und doch ruhig daran interessiert zu sein, wie wir diese meistern – ohne die Hoffnung zu verfolgen, die Schwierigkeiten mögen möglichst rasch vorbei sein, damit wir Entlastung verspüren. Damit wären wir in der Lage zu realisieren, welche unserer Reaktionen hilfreich sind bzw. welche nicht, und könnten unser Handeln laufend entsprechend abstimmen.

Interesse am eigenen Erleben ist kein Charakterzug, der durch Gene oder frühere Erfahrungen zementiert ist. Es kann jederzeit durch eingestimmtes, achtsames Sein und Handeln erfahren, vertieft und von Neuem bewusst kultiviert und gefördert werden. Dabei stärken wir nicht etwa die Illusion, dass Belastungen zu vermeiden wären, sondern unsere Möglichkeiten, achtsam und konstruktiv mit diesen umzugehen.

In einer Studie wurden Probanden gebeten, negative und positive Ereignisse aus ihrem Leben aufzuschreiben, während gleichzeitig die Aktivität ihrer Hirnströme gemessen wurde. Bei den Probanden, die an einem achtwöchigen achtsamkeitsbasierten Stressreduktionstraining (*MBSR*) teilgenommen hatten, waren beim Erinnern von positiven wie negativen Erlebnissen dieselben Hirnregionen aktiv, und zwar jene, die nachweislich in gelassenen, nicht reaktiven mentalen Zuständen aktiv sind. Erhöhte Aktivität in diesen Hirnarealen führt zudem zu gesteigertem psychischem Wohlbefinden und besserer Immunabwehr. Probanden ohne Achtsamkeitstraining zeigten Hirnaktivitäten, die mit Vermeidungsverhalten, Rückzug, Schüchternheit, Angst und Stress in Verbindung gebracht wurden (Davidson, 2004; Davidson & Kabat-Zinn u. a., 2004). Studien über Achtsamkeit und die subjektive Erfahrung vieler Menschen, die achtsames Wahrnehmen kultivieren, zeigen, dass dadurch ein innerer Raum der Stabilität und Klarheit zugänglich wird, eine Haltung und ein Sein, das nicht mit Entspannung zu verwechseln ist: Es ist vielmehr ein Erfahrungsraum, von dem aus das elementare Kommen und Gehen unserer Gedanken, Gefühle, Empfindungen und Bilder beobachtet werden kann. Das schließt die Möglichkeit ein, dass wir in diesem Bewusstseinszustand auch intensiven Stress, Druck und Anspannung wahrnehmen, eine Option, die im Konzept von Entspannung nicht existiert. Oft ist das achtsame Wahrnehmen und Ernstnehmen von Stress und Druck der Situation durchaus angemessen und zudem nötig, damit Reaktionen längerfristig konstruktiv darauf abgestimmt werden können. Es geht also weder um verklärte Gelassenheit, die jedes negative Gefühl an sich abperlen lässt, noch um eine coole „Take it easy"-Haltung oder das Bagatellisieren von

Geschehnissen oder Erleben, sondern um Weite, Präsenz und In-Beziehung-Sein: „Die Neigung, die wir haben könnten, uns von quälenden Gefühlen wegzubewegen, wird durch eine offene Weite in unserem Geist ersetzt, sich auf Herausforderungen hinzubewegen, voranzugehen und sich in der inneren und der äußeren Welt zu engagieren." (Siegel, 2007, S. 281). Handlungsfähig in einer Welt, die so akzeptiert wird, wie sie sich unserer Wahrnehmung gerade zeigt.
Wir können erfahren, dass wir durch achtsames Wahrnehmen unsere Gefühle längerfristig wesentlich besser regulieren, aushalten und dosieren können als über die gewohnte Desensibilisierung und/oder Überreizung, weil uns mehr Raum im Fühlen, Denken, Spüren und Handeln zur Verfügung steht.

Oszillierende Aufmerksamkeit in (emotionalen) Stresssituationen

Unsere automatische Reaktion auf Stressmomente besteht allerdings meist nicht darin, uns mitfühlend und neugierig interessiert unserer konkreten Erfahrung zuzuwenden. Prüfen Sie selbst: Erinnern Sie sich an eine Situation, in der sie wirklich wütend, frustriert oder enttäuscht waren – oder ganz einfach unter enormem Zeitdruck standen. War ihr erstes spontanes Bedürfnis, sich Raum zum freien Atmen zu bewahren, die Füße am Boden zu spüren, einen langen freien Rücken zuzulassen, sich freundlich beizustehen und dann zu reagieren? Vermutlich nicht.
Die Anteile in uns, die nach Entlastung verlangen und kein Innehalten tolerieren, gewinnen in Stresssituationen oft die Oberhand und lassen zu, dass sich das übliche Angst-, Schutz-, Vermeidungs- und Kontrollverhalten durchsetzt. Wir denken: Ich kann mich entspannen, wenn der Stress vorbei ist. Die kognitive rationale Ebene dominiert den Prozess und verspricht dabei Sicherheit. Spüren und Fühlen erscheinen unheimlich, zügellos und nicht steuerbar. Sich in solchen Momenten achtsam den körperlichen Empfindungen zuzuwenden, gleicht eher einer Angstkonfrontation als einer Entspannungsübung. Stress wird kurzfristig sogar stärker empfunden, weil wir ihn bewusster wahrnehmen. Achtsames Wahrnehmen kann sich also anfühlen, als steuerten wir in die völlig falsche Richtung – manchmal auch, und das erlebe ich selbst nicht anders als PatientInnen, die ich begleite, als hielten wir auf die Intensität einer Belastung eine nicht adäquate, beinahe naive Antwort bereit,

als begegneten wir ihr mit „Schwachstrom". Doch das Gegenteil ist der Fall: Gelingt es uns, mittels oszillierender Aufmerksamkeit zwischen innen und außen und den drei Ebenen von Denken, Fühlen und Empfinden Stresssituationen achtsam durchzustehen und unsere Reaktionen besser abzustimmen, nehmen Sicherheit, Stabilität und die Fähigkeit zur Emotionsregulation zu (Brown & Ryan, 2003; Gratz & Roemer, 2004; Creswell u. a., 2007; Feldman u. a., 2007; Lammers, 2008; Jakob, 2012). In der Achtsamen Körperwahrnehmung oszillieren wir dabei zwischen unangenehmen und neutralen inneren und äußeren Reizen. Wir lenken die Aufmerksamkeit bewusst in Bereiche, deren körperliche Empfindungen nicht in das belastende Gefühl verwickelt sind, und spüren dann wieder den unangenehmen Druck in der Brust und sehen die Person, mit der wir gerade streiten. Wir hören ein Geräusch in der Umgebung, das nichts mit dem Streit zu tun hat. Manchmal gelingt es uns, unangenehme Gefühle und Empfindungen innerlich mit Offenheit willkommen zu heißen, manchmal ertragen wir sie einfach, bleiben anwesend und in Beziehung, während das Belastende existiert und gleichzeitig viele andere – neutrale oder auch positive – Signale wahrnehmbar sind. Durch dieses vielfältige Oszillieren lassen wir uns nicht von einer undifferenzierten und damit uferlosen Stressempfindung dominieren.

Auch wenn achtsames Wahrnehmen häufig die Selbstregulation und damit auch das Selbstvertrauen stärkt, sollten wir doch grundsätzlich davon ausgehen, dass es eine Herausforderung, für manche Menschen sogar ein Wagnis bedeuten kann, sich darauf einzulassen. Zweifel, Widerwillen und Ungeduld müssen weder geleugnet noch verdrängt werden. Wir können sie mit Freundlichkeit, Weite und, wenn möglich, Humor begrüßen. Achtsames Wahrnehmen führt nicht auf schnellem Weg zu mehr Genuss, Entspannung oder Wohlbefinden, auch wenn dies längerfristig eintreffen kann. Weltanschauungen und Gesundheitskonzepte, die harmonische Ganzheitlichkeit, Glück oder das Fließen von Energien versprechen, üben enormen Leistungsdruck aus. Wir alle sind voller innerer Widersprüche, Lebendigkeit und Abgründe, voller angenehmer und unangenehmer Gefühle, schöner und unschöner Gedanken. Wir können uns achtsamem Wahrnehmen nur dann offen zuwenden, wenn wir darauf vertrauen können, dass unser ganzes Erleben und Wahrnehmen willkommen ist und sich hinter der vermittelten offenen Haltung nicht doch noch ein anderes Ziel verbirgt.

Vielschichtig, beweglich bei sich und im kontinuierlichen Austausch

Vor Jahren fragte eine Freundin, ob es bei der von mir angebotenen Methode und Haltung eigentlich wichtig sei, körperorientiert zu arbeiten. Ihre Frage wies mich auf etwas hin, das ich seither in Worte zu fassen versuche. Es geht bei der achtsamen Körperwahrnehmung tatsächlich nicht um den Körper, sondern um Beziehung, Interaktion, Informationsverarbeitung und Prozesse, die wir unter anderem auch über körperliche Empfindungen in der Gegenwart wahrnehmen. Dabei bevorzuge ich Modelle, die Vielschichtigkeit, Beweglichkeit, Resonanz und Verbundenheit darstellen und weniger nach einem abgeschlossenen Ganzen oder Eindeutigkeit suchen; Letzteres scheint mir zu statisch. Ich spreche kaum je vom Körper an sich, sondern von körperlichen Empfindungen, Sinneswahrnehmungen, sensorischer Information und wie wir die eigene Aufmerksamkeit ressourcenorientiert auf diese Ebene lenken können: auf die innere Landschaft des Körpers und seine Verbundenheit mit seinem Umfeld. Der Körper ist kein abgeschlossenes Objekt, sondern ein sich stetig neu konstituierender lebendiger Organismus im engsten Austausch mit seiner Umgebung. Es mag ungewohnt sein, den Körper nicht als Objekt zu verstehen, das in Interaktion ist, sondern als Interaktion selbst, nicht existent ohne die enge Verknüpfung mit der Umgebung und sich ständig verändernd:

„Das Zusammen-Geschehen von dir und mir macht uns beide unmittelbar anders, als wir sonst sind. Genau wie mein Fuß im Wasser nicht den gleichen Fußabdruck wie im Gehen ausüben kann, geschehen wir unterschiedlich, wenn wir einander Umwelt sind. Wie du bist, wenn du auf mich wirkst, ist schon durch mich beeinflusst, aber nicht wie ich gewöhnlich bin, sondern durch mich, wie ich geschehe mit dir.“ (Gendlin, 2015, S. 95).

Was ich wahrnehme (das Objekt), ist also nie vom Prozess des Wahrnehmens trennbar. In der achtsamen Körperwahrnehmung fokussieren wir unter anderem genau auf diesen Prozess und gehen davon aus, dass Subjekte und Objekte in ständiger Wechselwirkung sind.

An dieser Stelle möchte ich den Ablauf emotionaler Prozesse etwas genauer beleuchten: Am Anfang emotionaler Prozesse stehen innere oder äußere Reize, die mithilfe des emotionalen Erfahrungsgedächtnisses (limbisches System) innerhalb von Millisekunden zuerst nach ihrer *Relevanz* (Wichtigkeit und Neuartigkeit) beurteilt werden. Nimmt unser Organismus einen Reiz als relevant wahr, steigt unsere Aufmerksamkeit (1). Nun wird ebenfalls innerhalb von Sekundenbruchteilen beurteilt, ob der Reiz als *angenehm* oder *unangenehm*, *stark* oder *schwach* wahrgenommen wird (2). Als dritte Bewertung erleben wir die Qualität der emotionalen Reaktion, die dem zuvor wahrgenommenen Reiz eine *Bedeutung* gibt (3), was wiederum darüber entscheidet, wie wir uns darauf beziehen (Geuter, 2015, S. 184–185).

Die in diesem Buch vorgestellte Art der achtsamen Körperwahrnehmung fördert differenzierte Wachheit und Flexibilität im Alltag und in Stresssituationen; dadurch werden innere und äußere Reize vielschichtiger wahrgenommen. Auch leisere Signale erreichen unser Bewusstsein. Wir erleben die Welt in und um uns mit der Zeit als reicher, farbiger, intensiver, lebendiger – manchmal vielleicht auch als bedrohlicher. Wir fühlen uns berührt und durchlässiger, im besten Fall auch kompetenter, sicherer und kreativer. Vor dem Hintergrund dieser Erfahrung nehme ich an, dass sich das Spektrum dessen, was von unserer Aufmerksamkeit als *relevant* beurteilt wird, durch das Kultivieren von Achtsamkeit erweitert. Das hätte zur Folge, dass unsere Aufmerksamkeit eine größere Vielfalt von Reizen wahrnimmt und nicht bereits unbewusst ausblendet.

Im Wahrnehmungsfeld, das durch die Pole *angenehm – unangenehm* und *stark – schwach* aufgespannt wird, können wir in einem zweiten Schritt mithilfe der oszillierenden Aufmerksamkeit sowohl die Stärke von Informationen sowie die damit verbundene Lust bzw. Unlust modulieren und dosieren. Ich nehme zum Beispiel einen Druck im Brustraum deutlicher wahr, weil ich gelernt habe, achtsam auf Körpersignale zu achten. Nehme ich die Dosierung und Qualität dieser Empfindung einfach zur Kenntnis, ohne mich darin zu verwickeln, stärkt das meine Toleranz oder gar meine Akzeptanz. Wir könnten auch sagen: Ich bin dadurch fähiger, dem Reiz zu begegnen, unabhängig davon, wie stark und unangenehm er ist. Natürlich gibt es dabei Grenzen für das Maß dessen, was wir ertragen können.

In einem dritten Schritt gebe ich der Empfindung eine Bedeutung und beziehe mich auf sie, indem ich sie mit Erfahrungen verknüpfe: Der Druck im Brustraum erinnert an eine Situation der Vergangenheit, die ich mit Angst verbinde – so lautet vielleicht meine erste spontane Deutung. Erfahrung in achtsamer Körperwahrnehmung hat nun unter Umständen zur Folge, dass ich von dieser automatischen Deutung (Druck auf der Brust = Angst) weniger besetzt bin. Ich kann die Deutung in der Schwebe halten, muss mich nicht festlegen; sobald ich merke, dass ein Teil in mir dieser Empfindung eine Bedeutung gibt, habe ich folglich auch die Freiheit, ihr eine andere Bedeutung zu verleihen. Ich stehe mit mir und meinen Erfahrungen in einem inneren Dialog, ertaste und erkunde mich selbst, indem ich körperliche Signale wahrnehme und mir selbst Bedeutungen vorschlage. „Bin ich wütend?" – „Nein, es fühlt sich nicht wie Wut an." – „Frustriert?" usw.
Ich kann noch einmal zum aktuellen Eindruck hinspüren und realisiere vielleicht, dass es sich um eine andere Empfindung handelt. Die Interpretation „Angst" scheint mir nicht ganz zutreffend, es fühlt sich eher wie Zweifel oder Skepsis an. Sobald ich das zu meiner Empfindung passende Wort gefunden habe, fühlt sich die Situation meist leichter an, selbst wenn es sich um ein belastendes Gefühl handelt. Wir können unserem inneren Dialog gewissermaßen zuhören und auch diesbezüglich üben, weniger reaktiv zu sein. Das heißt, Bedeutungen und Wertungen wahrzunehmen, ohne sie vollständig zu glauben. Auf diese Weise erleben wir, dass wir Reizen, ob sie nun stark oder schwach, angenehm oder unangenehm sind, nicht ausgeliefert sind, sondern die Fähigkeit besitzen, das Verarbeiten der Information mitzugestalten.

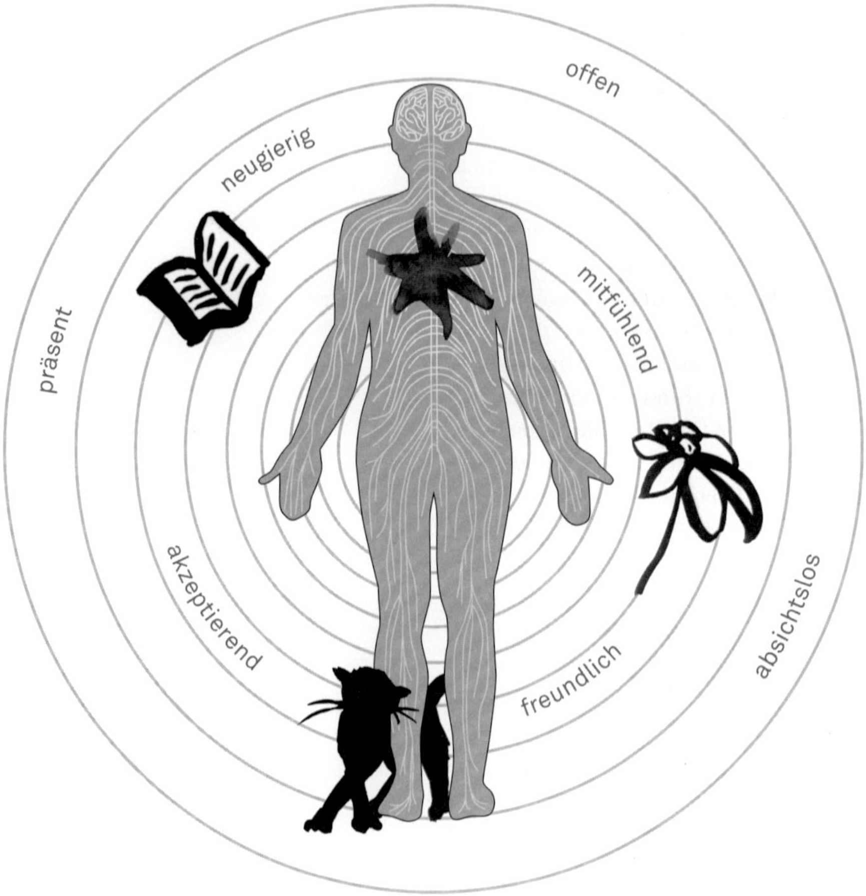

Auf allen drei Stufen – den Reiz wahrnehmen (1), ihn als angenehm/unangenehm, schwach/stark einstufen (2) und ihm Bedeutung geben (3) – können wir also lernen, achtsam präsent zu sein, diesen emotionalen Prozess geschehen zu lassen, ohne voll damit identifiziert zu sein. All diese Aspekte fördern ein Gefühl von Selbstwirksamkeit, Handlungsspielraum und Stabilität.

Gelingt es, uns achtsam der ganzen Spannbreite unseres Erlebens zuzuwenden, stärkt das unsere Fähigkeit, immer wieder so zu reagieren, wie es uns aktuell stimmig erscheint. Wir sind weniger automatischen Mustern unterworfen, seien dies persönliche Gewohnheiten, soziale Prägungen oder Angst- und Schutzmechanismen. Indem wir uns achtsam wahrnehmen, nehmen wir uns ernst. Wir sind anwesend im eigenen Erleben, betroffen und berührt.

Abbildung 9: Die Grafik zeigt zusammenfassend, wie wir in einem Raum der Achtsamkeit unsere eigene Aufmerksamkeit bewusst zwischen innen und außen, zwischen Gedanken und Gefühlen oszillieren lassen und uns über das Wahrnehmen von körperlichen Empfindungen und Sinneswahrnehmungen in der Gegenwart verankern.

Menschliche Resonanz, Verbundenheit und Mitgefühl

Ein tiefes Verständnis der verschiedenen Aspekte von achtsamem Wahrnehmen und die Motivation, sich dem eigenen Erleben achtsam zuzuwenden, kann nicht aus Büchern oder schriftlichen Anleitungen erworben werden. Hierzu ist die Begegnung mit Menschen vonnöten, die achtsames Wahrnehmen in ihrem eigenen Leben auf authentische Weise praktizieren und an Interessierte vermitteln. Sie verkörpern, was sie anleiten, und finden immer wieder neu stimmige Worte in Resonanz mit der Situation und den Menschen, die sie vor sich haben. Sie schaffen durch ihre eigene achtsame, authentische Präsenz einen offenen, akzeptierenden, respektvollen und freundlichen Kontext, in dem Verbundenheit erfahrbar ist. Ihre praktische Erfahrung basiert auf dem eigenen intensiven und kontinuierlichen Üben von Achtsamkeit, und diese Erfahrung ist die wesentlichste Voraussetzung dafür, anderen in der Entwicklung von achtsamer Selbstwahrnehmung beizustehen (Kabat-Zinn, 2003; Shapiro & Izett, 2008). Sie bieten sich selbst als Resonanzraum an und sind bereit, in der Begegnung mit anderen emotional, gedanklich und körperlich mitzuschwingen. In der Psychotherapie nach Carl Rogers wird dieser Kontext als „unconditional presence" bezeichnet

Als Therapeutin nutze ich alle fünf geschilderten Aspekte der achtsamen Wahrnehmung und öffne zugleich mein Herz für mitfühlende Liebe. Oft ist diese als warme, klare und schlichte Präsenz spürbar, ohne dass ihre freundliche Qualität ausdrücklich benannt wird. Ich interessiere mich für das Erleben der Menschen, die ich unterstütze, und bin sowohl authentisch wie zurückhaltend. Ich spüre die Resonanz ihrer Worte, Gesten, Bewegungen, Gefühle und lasse meine achtsame Wahrnehmung zwischen meinen Empfindungen und den Signalen meines Gegenübers hin- und herpendeln. Ich nutze die emotionsregulierende und stressreduzierende Wirkung achtsamer Wahrnehmung, indem ich alles bisher Geschilderte auch im Dialog und Kontakt mit anderen anwende. Mein Gegenüber kann sich so nicht nur über die eigenen Körperempfindungen in der Gegenwart verankern, um beispielsweise eine belastende Situation besser zu ertragen, sondern spürt die Präsenz eines mitfühlenden, möglichst in sich ruhenden Menschen.

Haben wir im Kontakt mit anderen Menschen Bedrohliches erlebt, wird uns der Kontakt zur Schwerkraft oder zum eigenen Atem zunächst eher beruhigen als die Präsenz einer anderen – noch so mitfühlend freundlichen – Person. Ist diesen Situationen ist es hilfreicher, zwar Mitgefühl zu verspüren, dieses aber sehr zurückhaltend auszudrücken und daher eher neutral zu wirken. Ist mir dies als TherapeutIn oder auch als hilfesuchende Person bewusst, kann ich das Mitgefühl, das ich anbiete bzw. spüre, genauso als Phänomen wahrnehmen wie den Kontakt zum Boden, ein Geräusch oder die eigene Atembewegung. Ich kann Mitgefühl (oder ein für mich möglicherweise nicht definierbares Gefühl) wahrnehmen, mich davon berühren lassen und dann einer anderen Information zuwenden. Auf diese Weise bleibe ich in beiden Rollen unabhängiger und kann mich vermutlich gerade deshalb tiefer berühren lassen, weil ich meine innere Flexibilität und Eigenständigkeit bewahre. Als Therapeutin bin ich nicht darauf angewiesen, dass mein Mitgefühl angenommen wird und Wirkung zeigt, als Hilfesuchende kann ich das angebotene Gefühl über längere Zeit erkunden und testen, wie es sich anfühlt, mich davon berühren zu lassen.

Die Musik- und Psychotherapeutin Barbara Gindl erörtert in ihrer Dissertation die heilende Kraft von Resonanzbereitschaft und liebendem Mitgefühl: „Compassion als eine Ausdrucksform emotionaler Resonanz in der Therapie basiert wesentlich auf dem Zulassen und der Bewusstheit der eigenen Verwundung und Verwundbarkeit und der Erfahrung deren ‹Heilung›. Compassion geht über den Begriff der Empathie noch hinaus. Dieses Wort setzt sich zusammen aus com (alt-lat.: zusammen, gleichzeitig mit) und pati (bzw. passus sum; lat.: ertragen, erdulden, aushalten, zulassen, gestatten, lassen, sein lassen). In dieser ursprünglichen Bedeutung bezeichnet Compassion eine Haltung, in der ein Mensch gleichzeitig mit dem anderen in dessen Leiden ergriffen und berührt wird, dieses mit ihm gemeinsam aushält, den Ausdruck dieses Leidens zulässt und gestattet (ihm also Raum gibt), es sein lässt, ohne vorschnell etwas damit zu ‹machen›, es zu verändern oder ‹wegzutherapieren›.“ (Gindl, 2002, S. 163).

Als Therapeutin, die achtsames Körperwahrnehmen kultiviert, lasse ich gleichzeitig meine Aufmerksamkeit oszillieren und bin der Person, die ich begleite, ein nonverbales Vorbild: Ich spüre den emotionalen Schmerz meines Gegenübers und dessen Resonanz in meinem eigenen Körper. Ich spüre auch meine Fußsohlen auf dem Boden, ich atme und spüre eine Verbindung zu meinen eigenen, vielleicht schmerzvollen Erfahrungen und zu deren Resonanz in meinem Körper. Ich wende mich all diesen Informationen zu, ohne darin verloren zu gehen. Ich bleibe offen für viele Eindrücken, Verknüpfungen und Informationen. Bildlich gesprochen behalte ich so den Bezug zum „Rest der Welt", ohne mich dabei von der anderen Person zu distanzieren.

Achtsames Wahrnehmen kreiert auch hier einen weiten Raum, eine Landschaft der lauschenden, annehmenden Präsenz. Achtsamkeit unterstützt uns, im Kontakt mit anderen Menschen auch in belastenden Situationen innerlich Spielraum zu behalten, uns selbst auch hier freundlich zu beobachten und unser Verhalten respekt- und verantwortungsvoll zu lenken.

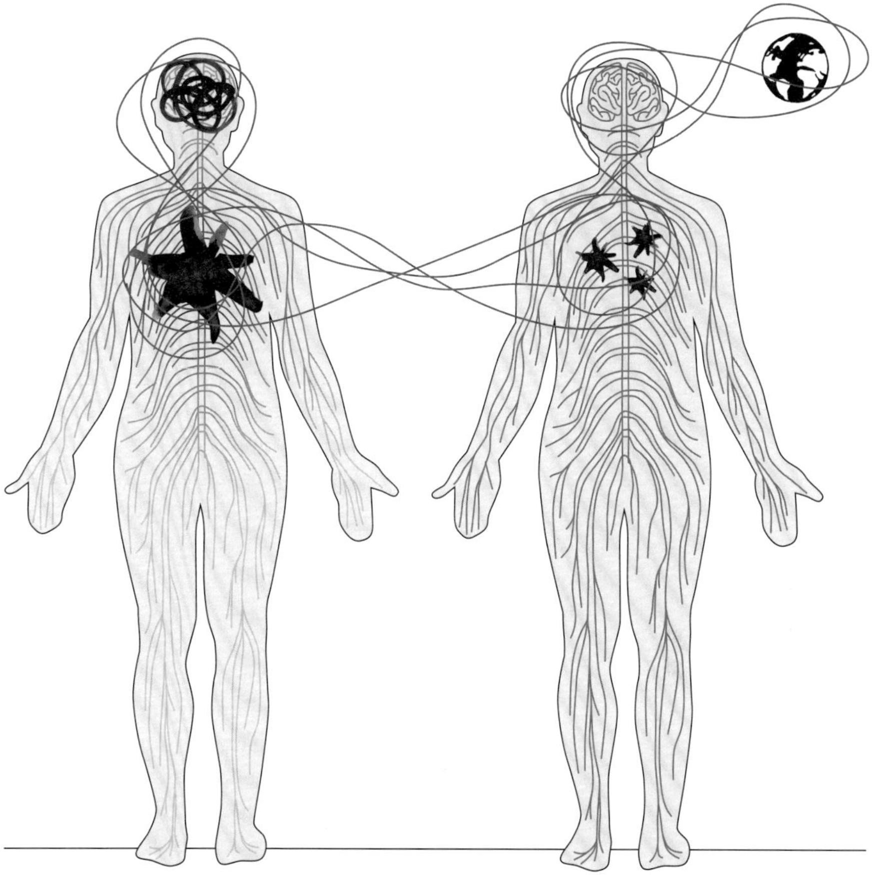

Abbildung 10: **Koregulation und Empathie:** Die Grafik zeigt, wie die Person rechts (z. B. TherapeutIn) mit den intensive Gefühlen der Person links in Resonanz ist. Die mitfühlende Person rechts kann die Intensität etwas abschwächen, indem sie ihre Erfahrung in Emotionsregulation der Person links direkt vorlebt, Mitgefühl und Verständnis anbietet und gleichzeitig den „Rest der Welt" nicht ausblendet.

Zusammenfassung

Über die Körpereigenwahrnehmung und unsere Sinne verbinden wir uns mit dem Augenblick. Dadurch können wir Gefühle und Gedanken trotz ihrer flüchtigen und wuchernden Qualität im Konkreten verankern. Was spontan manchmal uferlos erscheint – intensive Gefühle wie Traurigkeit oder Wut beispielsweise – wird so, umfangen vom Augenblick, gehalten und begrenzt und ist leichter zu (er)tragen. Ein durch Körpereigenwahrnehmung und die Sinne vertiefter Bezug zur Gegenwart entlastet, weil wir so neben manchmal stark belastenden Gefühlen und drängenden Gedanken den Zugang zu einer relativ schlichten, konkreten Wahrnehmungsebene offenhalten. Diese Ebene steht immer zur Verfügung. Sie hilft uns, in jeder Situation innezuhalten, wahrzunehmen und Veränderungen zu beobachten. Sobald unsere Aufmerksamkeit zu sehr von (belastenden) Gefühlen und Gedanken und den damit verbundenen körperlichen Empfindungen besetzt ist, achten wir wieder auf schlichte körperliche Empfindungen und Sinneswahrnehmungen. Das heißt auch: Sobald wir beginnen, uns mit Gefühlen und Gedanken zu sehr zu identifizieren, nehmen wir durch den Kontakt zu neutralen Körpersignalen und neutralen Sinneswahrnehmungen innerlich etwas Abstand und lassen die Aufmerksamkeit wieder stärker oszillieren.

Den Fokus vermehrt auf sinnlich konkret erfahrbare Verbindungen zum Raum, der uns umgibt, zu richten, wirkt stabilisierend. Es ist daher hilfreich, Sinnes- und Körpereigenwahrnehmung regelmäßig in unaufgeregten Alltagssituationen zu kultivieren. Dadurch ist uns unser Erleben zugänglicher, und wir lernen, auch dann anwesend zu bleiben, wenn wir von intensiven Gefühlen erschüttert werden. Weil wir mithilfe der oszillierenden Aufmerksamkeit lernen, auch innerhalb des Körpers auf belastende wie auf neutrale Empfindungen zu achten, müssen wir uns weniger vor den Signalen einer starken Emotion oder eines Schmerzes fürchten.

Im Fluss der Achtsamkeit erfahren wir uns als selbstbewusster, kompetenter und freier, selbst wenn wir auf Hilfe und Unterstützung angewiesen sind. Wer Achtsamkeit kultiviert, ist weniger von eigenen Gedanken gefangen, wird weniger von Gefühlen überschwemmt und von Empfindungen überwältigt. Das bedeutet nicht, distanziert zu sein, im Gegenteil: Wir sind empfänglich, verbunden und anwesend.

Noch ein wenig mehr so sein, wie ich bin

Ende der 1990er-Jahre habe ich im Rahmen einer Evaluation zwanzig Patientinnen nach ihrer subjektiven Einschätzung der achtsamen Körperwahrnehmungstherapie befragen lassen. Ich habe damals alle Gespräche transkribiert und vom schweizerdeutschen Dialekt ins Hochdeutsche übertragen. In diesem Kapitel stelle ich anhand von Zitaten aus den ausführlichen Gesprächsprotokollen die Sicht und Erfahrungen von Patientinnen vor, die sich über sechs Monate hinweg in einer Therapiegruppe zwei Stunden pro Woche mit Körperwahrnehmung auseinandergesetzt haben. Alle Interviewten litten an einer Essstörung, zum Teil bereits seit Jahren, zum Teil erst seit kurzer Zeit. Die jüngste Frau war achtzehn, die älteste knapp fünfzig Jahre alt.

Zu sich kommen

Fast alle Frauen betonen, wie wichtig es für sie sei, einen „Schonraum" zu erleben, wo sie „für einen Moment fern von der Arbeit und der Familie einfach nur sie selbst sein" können. Es sei eine „Ruhephase in der ganzen Woche, da kann ich abschalten, egal wie viel ich eigentlich zu tun hätte". Der immer wiederkehrende, zeitlich festgelegte Rahmen, der durch die Therapie geschaffen wird, ermöglicht, „irgendwie ein bisschen Abstand" zu bekommen, so dass das Belastende „ein wenig ruhen konnte und ich dann etwas gelöster war. Ja, und wenn es einem ums Weinen zu Mute ist, hat das auch Platz und man muss sich nicht einfach zusammennehmen."

„Ich hatte ganz am Anfang nicht das Gefühl, ein Problem zu haben. Ich merkte nicht, dass ich einen Körper hatte. Mein Kopf überlegte, ich merkte nicht, was ich berührte. Ich habe gelernt zu fühlen, wo ICH bin. Ich habe mich nicht respektiert. Indem ich gelernt habe, mich zu spüren, habe ich die Grundlage geschaffen, immer wieder zu versuchen, mich zu respektieren, körperlich und seelisch. Wenn ich heute manchmal nervös bin, dann lege ich meine Hände auf den Bauch, das hilft mir sehr, ich merke dann: Da bin ich."

Für viele Betroffene war es eine neue Erfahrung, nicht Konkurrenz, sondern Verbundenheit, Vertrauen, Respekt und Mitgefühl zu erleben: „Das Wort gleichwertig hat eine völlig neue Bedeutung bekommen. Ich bin früher immer besser oder schlechter gewesen als andere, aber nie gleich. Also am Anfang habe ich schon eingeteilt: magersüchtig, dieses Stadium und... aber jetzt nicht mehr, wir arbeiten irgendwie alle an uns selbst und unterstützen uns gegenseitig, gönnen es einer, wenn es ihr besser geht, das war mir völlig neu." „Vor allem das Gefühl haben, es ist richtig so, wie ich bin, ich muss nicht anders sein, damit man mich gerne hat. Ich darf Frau sein, ich darf verletzlich sein. Und zu wissen, es verletzt mich hier niemand." „Die Nähe zu den Leuten. Ich habe mich geborgen gefühlt. Ja die Wärme einfach. Ich fand das schön, es war so warm, mit den Leuten zusammen etwas zu machen, zusammen zu sein, das habe ich vorher nicht gekannt. Gefühlsmäßig hat sich eigentlich sonst nicht viel geändert. Vielleicht habe ich ein bisschen mehr Gefühle gegenüber den Tieren, ich finde, dass ich den Hund etwas mehr streichle."

Im Körper anwesend sein

„Es war für mich gut zu spüren, dass ich überhaupt noch einen Fuß und ein Bein habe und nicht nur einen Kopf. Dass ich mich spüre, die Knochen fühle und merke, ich bin überhaupt noch da." Die Patientinnen berichten, dass die sensorische Wahrnehmung sie in Beziehung mit der konkreten Materie des Körpers bringt und dass sie dadurch ihren physischen und psychischen Zustand besser einschätzen können: „Auch einfach wieder den Körper anzunehmen, hat mir ein anderes Normalgefühl zu spüren gegeben. Ich hatte einerseits das Gefühl, normal zu sein, andererseits aber auch nicht. Diese Spannung fühlte ich wirklich, das war anders, als wenn mir jemand sagte, ich sei mager, die Knochen so zu fühlen, war eine eigene Erfahrung, und ich fragte mich, ob ich vielleicht doch etwas ändern muss." Magere Frauen spüren, dass sie mager sind, auch wenn sie gefühlsmäßig oft noch lange meinen, sie seien dick. Übergewichtige Frauen beginnen auch, ihr reales Gewicht wahrzunehmen: „Ich hatte nicht unbedingt von mir das Gefühl, ich sei dick. Das Bild deckt sich nun langsam mit dem, was ich bin und was ich auch fühle. Das hatte ich vorher nicht. Ich habe einfach mehr das Gespür für die Körpermasse. Früher hatte ich das Gefühl, ich schwebte, ich sei gar nicht am Boden. In der Körperwahrnehmungstherapie lernen wir, das Gewicht am Boden abzugeben, dann finde ich wieder Boden, dann geht es wieder besser."

Andere berichten, dass ein besseres Körperempfinden ihnen helfe, der Selbstkritik Schranken zu setzen: „Was ich anders wahrnehme als vor ein paar Monaten, sind meine Oberschenkel. Ich finde sie zwar immer noch dick, aber ich kann immerhin fühlen, dass es nicht nur Fett ist, sondern dass ein Teil davon Muskeln sind. Früher dachte ich, es sei alles nur schwabbelig und fett." Eine andere Patientin fühlt sich in ihrer Vitalität gestärkt: „Dinge, die ich in der Körpertherapie einfach gehört habe, aber nicht an mich heranlassen konnte, habe ich dann an einem Wochenende, wenn es mir gut gegangen ist, verstanden. Dann habe ich plötzlich gemerkt, was mit diesem Gefühl gemeint war. Wir sollten zum Beispiel einmal unsere Mitte spüren. Ich wollte aber damals meine Mitte absolut nicht spüren. Und einmal später bin ich von mir zu Hause an den Bahnhof gegangen, und plötzlich begann ich die Schritte da drinnen zu fühlen und merkte: Ich komme ja nicht einfach als lose Persönlichkeit oder als Kopf daher, sondern ich habe einen Körper, eine richtige Mitte, die mich begleitet sozusagen. Da hatte ich wirklich einen Moment das Gefühl: So, da komme ich! Fast ein wenig herausfordernd, so ein bisschen aggressiv sogar. He, da komme ich und da kann mir jetzt über den Weg laufen, wer will! Es passiert mir nun ab und zu in entspannten Phasen, dass ich den Körper viel mehr als Teil von mir wahrnehme, mit dem ich verwoben bin, und nicht etwas Getrenntes, das ich einmal fühle und ein anders Mal lieber nicht." „Ich weiß, wer ich bin und nicht nur im Kopf, sondern auch im Gefühl, im körperlichen Gefühl."

Bedürfnisse wahrnehmen

„Ich habe erkannt, dass mein Körper Bedürfnisse hat, ich fühle zum Beispiel bestimmte Kopfschmerzen und deute sie als Stresssignal. Früher habe ich dies nicht gefühlt, ich erkläre mir dies damit, dass ich nun sensibler bin auf Körpersignale und -bedürfnisse, ich schaue ja besser zu mir als früher, daher denke ich nicht, dass ich früher keine Kopfschmerzen hatte – ich hab's einfach nicht gespürt." Das Vertrauen in die sensiblere Wahrnehmung der eigenen Bedürfnisse festigt sich mit der Zeit, berichten Patientinnen, und eröffnet Spielraum, die eigenen Gewohnheiten zu hinterfragen und neue Verhaltensweisen auszuprobieren: „Ich habe dann plötzlich viel schneller zu merken begonnen, in welchen Situationen ich mich wohlfühle.

In Bezug auf das Essen kommt es am stärksten zum Vorschein, dass ich nicht mehr voraus plane, weil ich weiß, ich kann mich aus dem Moment heraus fragen, worauf ich Lust hätte, was könnte ich brauchen, ist es überhaupt Essen oder ist es vielleicht Entspannung, mit jemandem ausgehen. Danach habe ich vorher überhaupt nicht gefragt." – „Ich frage mich, ob ich meinem Freund gegenüber einfach Nein sage, um Nein zu sagen oder weil ich es nicht will. Und dann denke ich nicht nur, sondern frage mich im Körper oder im Herz oder wo auch immer, was ich fühle und worauf ich Lust habe, gerade jetzt, nicht rückblickend, was vor zwei Jahren war oder was in einem Jahr sein wird. Ja, und versuchen den Kopf abzuschalten, aber das ist sehr schwierig, also versuchen den Körper ein bisschen zu beruhigen und den Atem zu spüren und dann wieder vielleicht den Kopf ein bisschen einzuschalten."
Die befragten Patientinnen erzählen auch von belastenden Gefühlen, mit denen sie durch das achtsame Wahrnehmen verstärkt in Kontakt kommen und was ihnen hilft, diese besser zu ertragen: „Also, es gab Abende, da bin ich gekommen und hatte null Lust, mich zu fühlen. Nach einer halben Stunde habe ich dann doch Sachen gefühlt, die ich nicht fühlen wollte, aber es war irgendwie in diesem Rahmen viel einfacher, als wenn ich alleine mit dem zu Hause war. Es war normaler in diesem Rahmen, dass ich mich nicht fühlen wollte, mir es nicht wohl war." „Also das Bedürfnis nach Nähe, nach Zärtlichkeit kommt wieder zum Vorschein, das kann ich sonst so cool wegtun. Ich merke dann, dieses Bedürfnis wäre eigentlich schon vorhanden, das ist dann manchmal ein bisschen schwierig. Ich bekomme es einfach nicht, ich habe niemanden, wo ich diese Streicheleinheiten abholen gehen kann, vielleicht wage ich es auch nicht oder es kommt mir gar nicht in den Sinn. Die Sehnsucht nach Nähe ist zum Vorschein gekommen, die hatte ich ja ganz ad acta gelegt."

Nähe und Distanz dosieren

Die Patientinnen erwähnen, dass es ihnen hilft, die räumliche Distanz zu anderen Menschen konkret wahrzunehmen und auf die eigenen Bedürfnisse abzustimmen: „Also, eine Übung ist mit einer Kugel, die wir uns vorstellen, die um uns herum ist. Ich habe dann gemerkt, wenn ich mit Leuten zusammen bin, die ich nicht gut kenne, oder wenn ich irgendwie unsicher bin, dann bekomme ich immer gerade so eine übertrieben arrogante Haltung. Wenn ich mir überlegt habe, dass ich meine Kugel um mich habe, dann musste ich diese krasse Maske vor fremden Leuten nicht mehr auflegen. Auch meinen Freunden gegenüber konnte ich viel mehr Gefühle zeigen und sagen, warum ich mich so fühle, einfach viel ehrlicher sein. Ja, ich habe wirklich die ganze Zeit gelogen, bevor ich hierher gekommen bin, auch wenn es überhaupt nicht nötig gewesen wäre, es war ein Zwang." „Ich merke nun, wenn jemand zu nahe kommt. Im Alltag kann ich deswegen auch anders handeln, ich muss zum Beispiel nicht immer bei der Begrüßung küssen, nur weil man das so macht. Das Wesentliche ist, dass ich mir die Nähe oder die Distanz bewusst wählen kann. Wenn ich die körperliche Distanz einhalte, so kann ich auch die emotionale Distanz wahren. Ich habe immer vieles auf mich bezogen, was mich eigentlich nicht betroffen hat. Ich kann nun besser unterscheiden, wann ich mir etwas aufhalse, was nicht meine Sache ist, und ich kann mich abgrenzen, wenn jemand versucht, mir etwas unterzuschieben. Durch die Körperwahrnehmungstherapie habe ich überhaupt erfahren, dass es Grenzen gibt. Wenn ich etwas nicht an mich heranlassen will, kann und darf ich mich abgrenzen." „In meinem Beruf als Krankenschwester habe ich gemerkt, ich kann jemandem etwas geben und kann auch schauen, dass es mir gut geht. Ich muss mich nicht verausgaben für die andere Person. Oder wenn ich etwas bekomme, weiß ich, dass ich nicht nur nehmen muss, was ich bekomme, sondern dass ich auch wünschen kann, was ich möchte oder nicht möchte."

Sich aus der Enge der zwanghaften Kontrolle befreien

„Vor der Therapie ist Handball im Zentrum der körperlichen Aktivität gestanden. Dort ging es um Leistung, es war messbar. Ein strenges Training oder eine bestimmte Strecke beim Joggen war befriedigend, nicht die Aktion an sich, sondern das Resultat, Spaß und Freude war dadurch entstanden, dass man es gemacht hat. Für mich war zum Beispiel der Gedanke, dass Spazieren auch Bewegung ist und gesund ist, fremd. So ein bisschen spazieren, das war etwas für Großmütter." – „In der Körperwahrnehmungstherapie habe ich die Angst überwunden, mich nach ‚Nicht-Leistungsbewegungen' zu spüren. Ich habe gelernt, dass ich mich zu jeder Zeit bewegen kann und dass ich mich dabei wohl fühlen darf." – „Ich merke, dass ich, wenn ich mich entspanne, nicht nichts mache, sondern dass ich dann geradeso etwas Wertvolles mache." – „Ich habe auch gemerkt, dass ich gar nicht so sportfanatisch bin, wie ich das immer gedacht habe. Ich liege eigentlich lieber auf einer Wiese und lese etwas oder tue auch gar nichts. Am Anfang bin ich mir dumm vorgekommen, dass ich eine Genießerin bin, als ob ich nicht das Recht hätte zu genießen. Ich habe gemerkt, dass sehr viele Leute nicht genießen können. Es gibt natürlich auch andere Momente, in denen ich das nicht kann, ich einen großen Stress habe."
„Ich habe gemerkt, dass ich das Leben immer auf später verschiebe. Viele Leute denken, ja dann später, dann später. Ich habe immer gedacht, später kannst du ja dann schon wieder essen, aber jetzt nicht, und das Später ist einfach nie gekommen. Und dann habe ich gemerkt, wenn ich so weiterlebe, dann ist mein Leben fertig und ich habe es nicht gelebt. Und darum habe ich so kleine Dinge gesucht, die ich schön finde, die mir im Alltag guttun. Damit ich das Gefühl habe, ich lebe nicht erst mit sechzig, sondern jetzt. Und wenn ich's jetzt nicht kann oder übe, dann kann ich es auch mit sechzig nicht. Das hat mir erst klar werden müssen, was ich immer gemacht habe, immer alles hinaus verschoben, was mich gefreut hätte. Und manchmal muss ich heute noch aufpassen, dass ich zum Beispiel für die Schule nicht alles zu perfekt machen will. Das hat mir dann sehr geholfen, dass jemand mich darauf aufmerksam gemacht hat, wie ich mir etwas Gutes tun kann. Das hat es wirklich gebraucht, weil mir etwas Gutes tun war nicht erlaubt. Das war manchmal sehr schwierig. Irgendwie, dass ich etwas wollte oder genau gewusst habe, was

ich möchte, es aber gerade nicht ‚erlaubt' war. Ich wollte zum Beispiel lesen, und nach einer halben Stunde hatte ich eigentlich genug davon, aber dann hatte ich das Gefühl, nein, ich muss jetzt noch weiterlesen. Das habe ich aber dann gemerkt, du musst ja nicht, wenn du jetzt liest, nur lesen, du kannst ja nach einer halben Stunde aufhören und wieder etwas Neues anfangen, etwas anderes. Mit solchen Sachen habe ich begonnen, mich selbst zu spüren, und dann sind auch alle anderen Fragen gekommen: Was will ich? Wer bin ich? Diese Fragen beschäftigen mich jetzt sehr."
Die Patientinnen berichten, dass sie sich eigenständiger fühlen, ihren Bedürfnissen mehr vertrauen und dass sie sich dadurch den Raum schaffen, sich mit sich selbst zu befassen: „Als ich so gefangen gewesen bin in mir: Ich sollte abnehmen, ich sollte turnen, ich sollte, ich sollte, ich sollte... Da habe ich gerade in meinem Bekanntenkreis von vielen gehört, ich solle dies machen, das ausprobieren und das noch machen gehen. Und eigentlich die wenigsten – es kommt mir jetzt niemand in den Sinn – haben gefragt: ‚Worauf hättest du denn überhaupt Lust?' Man sollte und nicht, ‚was würde dir denn gefallen?' – Ich habe neulich eine Frau joggen sehen und hatte so ein befreiendes Gefühle dabei, ihr von weitem zuzuschauen und das Gefühl zu haben, ich muss nie mehr joggen, wenn ich nicht will. Einfach zu wissen, ich muss nicht mehr. Ich muss weder in eine Achtunddreißig passen, noch muss ich gesund und schlau und gescheit kochen, sondern es ist alles in einem Satz zu fassen: Ich will mehr zu mir schauen, dann ergibt sich der Rest. Ich habe so vieles müssen, damit ich nicht auffalle: schlank sein müssen, lustig sein müssen, leistungsfähig sein müssen, nicht beleidigt sein müssen, eine gute Mutter sein müssen, gute Ehefrau, Schwiegertochter... ja, und manchmal nicht mehr gespürt, wer ich eigentlich bin. Ich möchte noch ein wenig mehr so sein, wie ich bin."

Anleitungen

Achtsames Wahrnehmen

Wie praktiziere ich selbstständig?

Der Anleitungsteil dieses Buches besteht aus 32 Kapiteln. In jedem Kapitel finden Sie vier Anregungen. Die beiden ersten fördern achtsames Wahrnehmen in einer Übungssituation, die dritte regt achtsames Wahrnehmen im Alltag an, und die vierte betrifft achtsames Wahrnehmen in einer emotional intensiven Situation oder bei Stress. Jedes der Kapitel ist dabei einem bestimmten Begriff zugeordnet. Auf Seite 119 können Sie sich mithilfe der Illustration „Wahrnehmungsreise durch den Körper" einen inhaltlichen Überblick verschaffen. In der Beilage zum Buch finden Sie Fotokarten, die Ihnen ein visuelles Assoziationsfeld zu den jeweiligen Kapiteln eröffnet. Im Folgenden erläutere ich, wie Sie die Fotokarten und die Anregungen nutzen können.

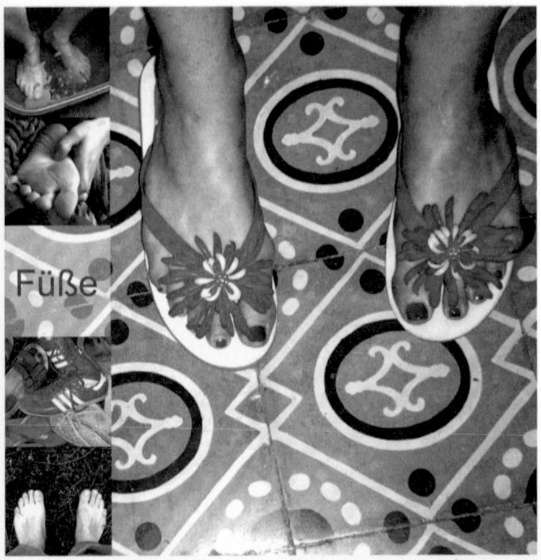

Fotokarten als Assoziationshilfen

Jede Fotokarte besteht aus einem großen und vier kleinen Fotos und dem zugeordneten Begriff. Die Karten ermöglichen einen spielerischen Einstieg in die Anleitungsvorschläge und regen eigene Ideen und Bedürfnisse bezogen auf das Thema der Karte an. Breiten Sie die Karten vor sich aus und betrachten Sie sie eine Weile. Wählen Sie eine aus, die Sie anspricht. Im Anleitungsteil finden Sie zu jeder Karte vier Übungsvorschläge. Sie können die Karten auch verdeckt hinlegen und es dem Zufall überlassen, welchem Thema Sie sich zuwenden. Ziehen Sie zum Beispiel eine Woche lang jeden Morgen eine Karte und erleben Sie so eine Wahrnehmungswoche. Die Karten können auch als Erinnerungshilfen dienen. Legen Sie die Karte, mit deren Thema Sie sich gerade beschäftigen, in die Agenda oder auf den Schreibtisch oder kleben Sie sie an den Badezimmerspiegel. Möglicherweise entstehen bereits durch die visuellen Anregungen der Fotos eigene Ideen, wie Sie sich dem Thema der Karte zuwenden möchten.

Nehmen wir beispielsweise an, Sie haben die Fotokarte „Füße" ausgewählt. Sie können sich nun von den Anregungen im entsprechenden Kapitel im Buch inspirieren lassen oder Ihren eigenen Ideen folgen. Vielleicht achten Sie durch das Betrachten der Karte spontan etwas mehr auf Ihre Füße und merken, dass diese kalt sind. Sie ziehen sich warme Socken an. Oder Ihnen fällt wieder ein, dass Sie schon lange vorhatten, Ihre Nägel zu lackieren. Sie stellen die Karte im Badezimmer auf, was Sie daran erinnert, sich abends einige Minuten Ihren Füßen zu widmen, sie zu baden und einzucremen. Oder Sie legen die Karte in Ihre Tasche. Am Arbeitsplatz erinnern Sie sich daran, dass dort noch ein Paar bequeme Hausschuhe stehen, die Sie gleich anziehen, um nicht den ganzen Tag in geschlossenen Straßenschuhen verbringen zu müssen. Vielleicht stößt das Thema Füße bei Ihnen auf eine emotionale Resonanz. Sie beginnen sich dafür zu interessieren und überlegen, wie Sie sich über Ihre Füße auf Ihre unmittelbare Umgebung beziehen – oder welche Bedeutung der Bezug zu Ihren Füßen z. B. in Stresssituationen für Sie hat.

Das Spiel mit den Karten soll Ihnen Freude bereiten, Sie anregen und beim achtsamen Wahrnehmen unterstützen. Wenn es das nicht (mehr) tut, dann pausieren Sie eine Weile. Wenden Sie sich erst dann wieder den Karten zu, wenn Sie wirklich Interesse daran haben.

Anleitungen

Ich habe 128 Anregungen zusammengestellt, die ich seit Mitte der 1990er-Jahren mit SchülerInnen, KollegInnen und PatientInnen und in meinem persönlichen Alltag immer wieder ausprobiert habe. Sie basieren auf Methoden, die ich im Einführungsteil vorgestellt habe (vgl. S. 41–59). Auf die Herkunft von Anregungen, die ich zusätzlich herangezogen habe, verweise ich jeweils spezifisch. Am eigenen Körper orientiert reisen Sie mithilfe der Anleitungen durch Ihre Wahrnehmung. Sie lernen, sich selbst – Ihre Empfindungen, Ihre Gedanken und Ihre Gefühle – immer wieder aus unterschiedlichen Blickwinkeln differenziert und achtsam wahrzunehmen. Jede Anleitung ermöglicht Ihnen, die hin- und herpendelnde oszillierende Aufmerksamkeit auf allen drei Ebenen konkret zu vertiefen und zu erforschen. Prüfen Sie, welche Vorschläge oder Ideen für Sie nützlich sind. Sie sind die Expertin bzw. der Experte.

Wählen Sie aus und lassen Sie die Anleitungen, die Ihnen nicht hilfreich erscheinen, beiseite. Vielleicht möchten Sie zu einem späteren Zeitpunkt auf sie zurückkommen. Es ist durchaus möglich, dass einige Anregungen nicht auf Sie zugeschnitten sind. Befassen Sie sich nur mit denen, die Ihnen leicht fallen, von denen Sie sich gestärkt, inspiriert oder entlastet fühlen. Sorgen Sie dafür, dass Sie die Vorschläge nicht wie Aufgaben pflichtbewusst abhaken. Nehmen Sie sich Zeit, auch subtile Beobachtungen wahrzunehmen. Versuchen Sie, Interpretationen zurückzuhalten und gewohnte Deutungen konstruktiv zu hinterfragen.

Sie sollten den Anleitungsteil auf keinen Fall von vorne nach hinten durchlesen oder gar durcharbeiten. Steigen Sie, wie oben geschildert, über die Fotokarten ein oder blättern Sie durch die Seiten des Buches und verweilen dann bei den Vorschlägen, für die Sie sich spontan interessieren. Vielleicht wollen Sie sich auch eine meiner Audio-Anleitung anhören, die Ihnen in dieser Auflage neu zur Verfügung stehen. Mit dem QR-Code, den sie auf der jeweiligen Seite finden, können Sie sich mit einem Smartphone direkt mit der Audio-Anleitung verlinken und diese hören. Ich habe sie in zwei Varianten aufgenommen: in Deutsch und in berndeutschem Dialekt. Audio-Anleitungen haben Vor- und Nachteile: Meine Stimme und Wortwahl kann Sie im konkreten achtsamen Wahrnehmen unterstützen und Sie immer wieder einladen, sich dem eigenen Erleben zuzuwenden. Zudem müssen Sie sich nicht um den zeitlichen Rahmen kümmern. Eine Audio-Anleitung ist aber immer gleich und bezieht den aktuellen Kontext nicht mit ein, das kann mit der Zeit störend wirken.

Auch wenn viele Menschen es hilfreich finden, ihre Wahrnehmung zunächst mithilfe von Übungsanleitungen in einem geschützten Rahmen zu verfeinern und erst dann im Alltag und in Stresssituationen bewusster darauf zu fokussieren, schlage ich hier keine zeitliche Abfolge vor. Es ist mir wichtig, dass Sie die Anregungen nicht als Programm verstehen. Sie können sich gerne gleich von den letzten Anleitungen der jeweiligen Kapitel inspirieren lassen und erst später anhand der ersten beiden Anleitungen eigentliche Übungen kennen lernen. Sie können sich auch für achtsame Wahrnehmung im Alltag interessieren und gar keine Übungen im geschützten Rahmen machen. Je nach Lebenssituation und Stimmung können diese Vorlieben selbstverständlich wechseln. Improvisieren Sie mit den Anleitungen – es gibt nichts zu erfüllen, Sie können es weder „falsch“ noch „richtig“ machen.

In Übungssituationen

Die zwei ersten Anregungen in jedem Kapitel beziehen sich auf das achtsame Wahrnehmen in einer Übungssituation. Sie richten Ihren Fokus auf sich selbst, meist vor allem auf die Körpereigenwahrnehmung im Zusammenhang mit dem Thema des Kapitels. Sie versuchen, äußere Einflüsse gering zu halten, es sei denn, das Thema der Anregung bezieht sich explizit auf den Bezug zur Außenwelt, beispielsweise über die fünf Sinne Tasten, Hören, Riechen, Schmecken und Sehen.

Sie benötigen Zeit und einen klaren Ort für diese Anregungen, denn Sie „machen“ eine Übung, und die findet nur statt, wenn Sie sich absichtlich Raum dafür schaffen. Innerhalb der Übung – und das ist zu Beginn etwas verwirrend – geht es dann darum, nicht zielorientiert etwas zu „machen“ oder „bewirken“ zu wollen, sondern sich für achtsame Wahrnehmung zu öffnen. Der quadratische Rahmen des Piktogramms zu diesen Anleitungen symbolisiert den zeitlichen und örtlichen Rahmen, den Sie sich selbst schaffen. Manchmal ist es nötig, diesen Rahmen detailliert zu planen (vgl. S. 160), manchmal ergibt sich spontan eine Möglichkeit zu üben.

Der grau ausgefüllte, mit gestrichelter Linie gezeichnete Kreis, der in allen Piktogrammen zu den Anleitungen zu finden ist, stellt den Menschen in seiner Substanz dar, abgeschlossen und doch durchlässig. Der Punkt im Zentrum des Kreises symbolisiert Ihre Bereitschaft (Intention), sich auf Ihre Wahrnehmung zu konzentrieren. Sie haben sich nicht nur vorgenommen, eine Übung zu machen, sondern tun das tatsächlich auch mit der körperlichen und mentalen Präsenz, die dafür erforderlich ist, und richten Ihre Aufmerksamkeit auf den gegenwärtigen Augenblick. Dass dies wirklich geschieht, ist alles andere als selbstverständlich. Wenn Sie merken, dass Sie sich bei allem Interesse letztendlich doch nicht real in diesen Übungsrahmen begeben, dass Sie Ihre Vereinbarungen mit sich selbst nicht einhalten, dann halten Sie inne. Nichts daran muss schlecht sein. Seien Sie neugierig, fragen Sie sich freundlich: Wie kann ich den Rahmen gestalten, damit ich motiviert bin zu üben? Ist der Zeitpunkt günstig gewählt? Habe ich mir überlegt, wie ich auf störende Einflüsse reagieren will? Ist mir klar, wo ich üben möchte? Interessiert mich das Thema der Anleitung im Moment wirk-

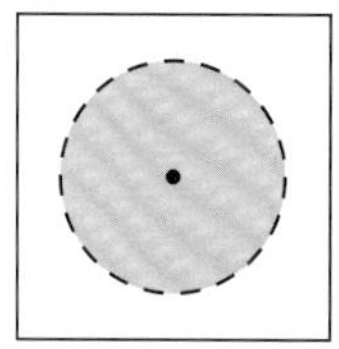

lich? Möchte ich überhaupt üben, oder möchte ich eher im Alltag oder in Stresssituationen auf meine Wahrnehmung achten? Widerstrebt es mir vielleicht, vorformulierte Übungen zu machen, weil ich mich schon mehr als genug in vorgegebenen Strukturen bewege? Nehmen Sie sich Zeit für solche Fragen und für die Auseinandersetzung damit, wie Sie sich selbst eine geeignete Übungssituation schaffen. Wenn Ihnen das nicht möglich sein sollte, Sie aber weiterhin an der Vertiefung von achtsamer Wahrnehmung interessiert sind, dann suchen Sie sich einen geeigneten Kurs oder eine Therapie. Rahmen, Raum, Zeit und Fokus werden dann von außen vorgegeben und angeleitet, was oft sehr unterstützend ist. Die Tatsache, dass andere TeilnehmerInnen sich gleichzeitig auf das Gleiche konzentrieren, ist zudem in Kursen und Gruppentherapien sehr hilfreich.

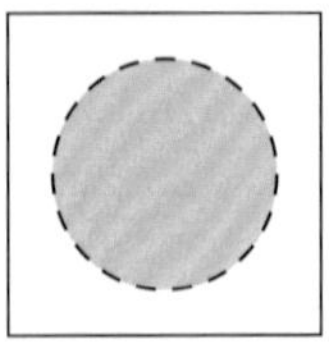

Immer wieder besteht die Herausforderung beim Üben im geschützten Rahmen auch darin, nicht nur körperlich anwesend, sondern wirklich bei der Sache zu sein. Ohne diese innere Sammlung bringen wir die Übung einfach hinter uns, sind befriedigt, dass wir sie gemacht haben. Eine graue Kreisfläche mit gestrichelter Begrenzung, ohne Punkt in der Mitte, stellt diesen Zustand dar. Der Punkt im Piktogramm symbolisiert Ihre innere Haltung, sich absichtlich und zugleich flexibel und offen auf den gegenwärtigen Moment zu konzentrieren. Manche KollegInnen verwenden den Begriff Konzentration nicht, weil er eine zu starre, zu angestrengte Haltung vermitteln könnte; ich meine mit Konzentration eine sanfte, flexible Sammlung, die freundliche Absicht, anwesend zu sein und die hin- und herpendelnde Aufmerksamkeit zu beobachten, immer mit so viel innerem Raum wie möglich. Dabei ist Ablenkung nicht störend, sondern normal und eine willkommene Einladung, sich wieder auf den Wahrnehmungsfokus zu konzentrieren.

Die dritte und vierte Anregung in jedem Kapitel laden dazu ein, achtsame Wahrnehmung in der Interaktion im Alltag, bzw. in Stresssituationen zu vertiefen und zu differenzieren. Da bei beiden Anregungen der Bezug zur Umgebung in der konkreten Situation Fokus der Anleitung ist, zeigen die Piktogramme keinen abschirmenden Übungsrahmen, sondern verbinden die graue Kreisfläche durch einen Pfeil mit dem Außenraum. Ihre Wahrnehmung pendelt in beiden Übungen zwischen innen und außen. Sie versuchen, achtsam bei sich und in Kontakt zu sein. Die beiden Anregungen unterscheiden sich allerdings in ihrer Qualität: Die erste bezieht sich auf Alltagssituationen, die zweite auf emotional intensive Situationen oder auf Stress.

Im Alltag

Der Übungsrahmen fällt weg, Sie befinden sich mitten im Alltag und praktizieren achtsames Wahrnehmen. Impulse von außen werden hier nicht möglichst gering gehalten. Im Gegenteil, der ständige Bezug zur Umgebung mit all ihren Anforderungen wird als reiches Übungsfeld gesehen. Bei diesen Anregungen achten Sie beispielsweise darauf, wie Sie Ihre Atembewegung im Innern des Körpers wahrnehmen, während Sie telefonieren. Oder Sie richten Ihre Aufmerksamkeit auf die Empfindung in Ihren Händen und auf Ihren Tastsinn, während Sie Geschirr spülen oder eine Mail schreiben. Sie brauchen dafür weder zusätzliche Zeit noch Material, auch keinen speziellen Ort, lediglich das Interesse und die Absicht, auf die eigene Wahrnehmung zu achten, und zwar immer auf den drei Ebenen Empfinden, Fühlen, Denken.

In meiner Erfahrung wird das achtsame Wahrnehmen der eigenen Empfindungen, Gefühle und Gedanken in alltäglichen Situationen oft vernachlässigt. Viele befassen sich zu bestimmten Zeiten in Übungssituationen mit Eigenwahrnehmung und hoffen dann, dass ihnen die neuen Erfahrungen und Erkenntnisse in emotional schwierigen Situationen zur Verfügung stehen. Ein stetiges, relativ unspektakuläres Praktizieren in sehr schlichten Situationen macht es aber einfacher und wahrscheinlicher, dass Ihnen wertfreie, oszillierende Aufmerksamkeit auch in emotional intensiven Momenten zugänglich bleibt und ihre emotionsregulierende und stressreduzierende Wirkung entfalten kann. Sind Sie andererseits vor allem damit vertraut, Eigenwahrnehmung in Stresssituationen zu nutzen, um handlungsfähig zu bleiben, dann kann es bereichernd und regenerierend sein, differenziertes Wahrnehmen in weniger angespannten Situationen zu erfahren.

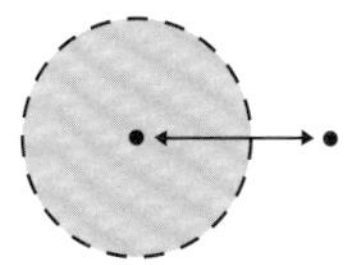

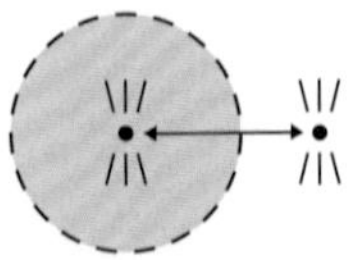

In (emotionalen) Stresssituationen

Auch hier fehlt ein schützender Rahmen, denn in solchen Situationen finden Sie sich oft ohne jede Ankündigung wieder. Sie können meist weder vorhersagen, wo Sie damit konfrontiert sein werden, noch wie lange die Situation andauern wird. In emotional intensiven Situationen fühlen wir uns oft angespannt, bedrängt und im inneren Gleichgewicht gestört. Die sechs Striche innerhalb und außerhalb des Kreises stellen die Erschütterung dar, die Sie in sich und in Ihrer Umgebung wahrnehmen. Viele meinen, es gehe bei achtsamer Wahrnehmung darum, Stress nicht mehr als Stress wahrzunehmen, sondern ihn völlig frei und gelassen an sich vorbeiziehen zu lassen. Dies ist ein Irrtum. Stress fühlt sich an wie Stress, Müdigkeit wie Müdigkeit und Trauer wie Trauer – bei jedem Menschen wohl etwas unterschiedlich und dennoch vergleichbar. Um sich vor unangenehmen Gefühlen zu schützen, vermeiden die meisten Menschen, solche Situationen differenziert wahrzunehmen. Es geht hier jedoch darum, sich in stressvollen oder emotional intensiven – positiven wie negativen – Situationen der Qualität der eigenen Empfindungen, Gefühle und Gedanken offen zuzuwenden: Wie fühlt sich dieser Moment genau jetzt an, was denke ich und wie fühle ich mich dabei? Es geht darum, auf den verständlichen Wunsch, die stressvolle Situation oder Phase möge möglichst rasch vorbei sein, nicht aktiv zu reagieren, sondern sich für alle darin auftretenden Phänomene zu interessieren. Genau diese Haltung wirkt stressreduzierend und emotionsregulierend – sie kann jedoch vorübergehend auch zu einem intensiveren Empfinden von Stress führen, weil viele damit einhergehende Aspekte bewusster werden.

Zurückblicken, Bezüge herstellen

Die Wahrnehmungsreise, die Ihnen dieses Buch vorschlägt, kann neue Welten eröffnen. Suchen Sie nach Möglichkeiten, Ihre persönlichen Erfahrungen damit wertzuschätzen. Kaufen Sie sich beispielsweise ein spezielles Heft oder Buch, in dem Sie Beobachtungen notieren, Zeichnungen oder Skizzen machen. Sie können auch Überlegungen aus Ihrem Alltag, die in Zusammenhang mit dem Erlebten stehen, sammeln und aufschreiben. Das hilft Ihnen dabei, das Erfahrene in Bezug zu Ihrem persönlichen Leben zu bringen, auf Veränderungen zurückzublicken und Neues nach und nach zu integrieren. Eine weitere Möglichkeit, das Erlebte zu reflektieren, bieten Gespräche mit FreundInnen und PartnerInnen. Manchmal ist es schwer, für subjektive Erfahrungen die stimmigen Worte zu finden – gerade in einer Welt, die diese Fähigkeit wenig fördert. Vielleicht finden Sie in Musikstücken, Gemälden, Fotografien, Romanen, Tanzstücken oder Filmen einen Ausdruck, der in Bezug zu Ihren Erfahrungen steht. Kunst kann eine Sprache für das schwierig Fassbare anbieten. Lassen Sie sich durch Ihre Erfahrungen inspirieren und erlauben Sie sich Wünsche und Visionen für Ihre Zukunft.

Achtsames Wahrnehmen anleiten

Die Haltung ist wesentlich – nicht die „Übungen"

Seit 1994 leite ich Gruppentherapien und unterrichte Laien, seit 2010 biete ich Weiterbildungen für Fachpersonen an. Ich habe lange gezögert, Anleitungen für achtsames Wahrnehmen aufzuschreiben. PatientInnen baten mich immer wieder, meine mündlichen Anleitungen, die sie „Übungen" nannten, aufzuschreiben, damit sie diese zu Hause „machen" könnten. Ihnen war nicht bewusst, dass sich mein Anleiten immer auf die konkrete Therapiesituation, die nonverbalen und verbalen Reaktionen der konkret anwesenden Menschen und auf das, was ich in mir selbst im jeweiligen Moment spürte, dachte und fühlte, bezogen. Ich improvisierte und war überzeugt, dass die Improvisation auf der Grundlage meiner eigenen achtsamen Präsenz das Wesentliche war. Wie und nicht so sehr was ich anleitete, wirkte aus meiner Sicht therapeutisch. Ich kam zum Schluss: Wenn es überhaupt etwas zu „üben" gäbe, dann diese Haltung. Geprägt durch die Arbeit von Schülerinnen von Elsa Gindler und weiteren Ansätzen und Haltungen, wie ich sie im Kapitel zu den Methoden vorgestellt habe, erklärte ich jahrelang: Es geht nicht um die „Übungen", Ihr müsst nicht „üben". Lasst Euch überraschen, lasst Fragen auftauchen. Seid wach dafür, wie das Erfahrene in Eurem Alltag nachklingt, wie es den Bezug zu Menschen und Dingen beeinflusst. Erlaubt Euch auch ein wenig Nachlässigkeit, vergesst die „Übungen" und seid offen dafür, dass sie in einer vielleicht ganz unerwarteten, aber persönlich motivierten Art wieder auftauchen. Wenn Ihr etwas „machen" wollt, dann nährt den Mut, geduldig zu sein, nicht zu wissen, wie es sich zeigen wird. Die „Übungen", wie ich sie in Therapien und Weiterbildungen anleite, bieten eine Möglichkeit und einen Rahmen, die Qualität von achtsamer Wahrnehmung deutlicher zu erfahren, damit sie uns vertrauter und im Alltag einfacher zugänglich wird. Wir können uns dafür interessieren und dieses Interesse nähren. Achtsamkeit lässt sich dadurch aber nicht produzieren, sie wächst oder auch nicht, je nachdem, mit welcher Qualität wir wahrnehmen. Diese offene Suche ist mir wichtig, und die Gruppen sowie die therapeutischen Beziehungen waren tragfähig genug, so dass Vertrauen in solche Prozesse wachsen, dass die TeilnehmerInnen ihr (Noch-)Nicht-Wissen aushalten konnten. Die prozessorientierte, improvisierende Haltung, die meinen therapeutischen Ansatz auch heute noch wesentlich prägt, war Grund für die Skepsis gegenüber vorgegebenen, sich nicht mehr verändernden Anleitungen.

Ein weiterer Vorbehalt lag darin begründet, dass die PatientInnen in meinen Gruppen an Essstörungen erkrankt waren und ich ihnen deshalb absichtlich keine Strukturen und keine Anleitungen für die Übertragung der Therapieinhalte in ihren Alltag geben wollte. Menschen mit Essstörungen kontrollieren sich meistens zu stark. Sie versuchen, es nicht nur „richtig" zu machen, sondern beinahe perfekt. Dies entlastet sie kurzfristig, ähnlich wie „richtig" zu essen, „richtig" zu trainieren und „richtig" gute Leistungen zu erbringen. Ich fürchtete, sie könnten Wahrnehmungsanleitungen zum Programm machen, „perfekte PatientInnen" sein. Dies wäre dann nur ein anderer Ausdruck ihres Symptoms. Sie würden eine Weile lang fleissig, wahrscheinlich aber ohne wirklich offene innere Anwesenheit üben und schließlich ihr selbst auferlegtes Programm frustriert wieder fallen lassen – bestätigt darin, dass alles keinen Sinn hat. Oder sie würden die „Übungen" in einen zwanghaften Tagesablauf als weiteres sinnentleertes Ritual einbauen. Beide Verhaltensweisen sind in weniger extremer Form vielen Menschen auch ohne Essstörungen vertraut.

Die offene Frage bezüglich der Auswahl von Anleitungen war der dritte Grund, weshalb ich lange nichts schriftlich Formuliertes und auch keine CDs mit gesprochenen Anleitungen herausgab.

Eine Struktur kann den Fokus auf Achtsamkeit unterstützen

Der Wunsch von PatientInnen und Studierenden, die „Übungen" zu Hause zu machen, war auch Ausdruck davon, dass sie das, was sie in der Therapie oder Weiterbildung als berührend, regenerierend und unterstützend erlebt hatten, selbstständig in ihrem Leben verankern wollten. Die Befragung von zwanzig ehemaligen TeilnehmerInnen (vgl. S. 97–103) zeigte zudem, dass sich zwar ihre Symptomatik während der sechs Monate andauernden Therapie wesentlich verbesserte, dass viele sich aber sorgten, die Haltung der achtsamen Wahrnehmung könnte ohne regelmäßige Anleitung wieder verloren gehen.

Also suchte ich schließlich nach einer Möglichkeit, die schlichten Wahrnehmungsanleitungen mit einer offenen flexiblen Haltung, wie ich sie auf den Seiten 61–96 vorgestellt habe, methodisch klar zu verknüpfen. Indem ich den Körper und seinen Bezug zum Raum als Landkarte für eine Wahrnehmungsreise wählte, Stationen auf dieser Reise begrifflich um den Körper gruppierte, konkrete und kurze Wahrnehmungsanlässe dazu zusammenstellte, über die Fotokarten das Assoziationsfeld für subjektive Erfahrung damit verknüpfte und die Anleitungen auf die drei verschiedenen Situationen – achtsame Wahrnehmung im geschützten Rahmen, im Alltag, in Stressmomenten – bezog, war die methodenübergreifende Struktur des Buches geboren. Eine Struktur, die nach vielen Seiten hin bewusst offen ist, damit sie ohne Schwierigkeiten mit anderen Methoden, die auf einer ähnlichen Grundhaltung basieren, kombiniert werden kann. Dieses Buch entstand in der Überzeugung, dass es wichtig und nötig ist, achtsames Wahrnehmen bewusst und regelmäßig zu nähren, damit diese stille unterstützende Qualität eine Chance hat, sich mehr und mehr in unserem Leben zu verankern. Damit achtsames Wahrnehmen nicht von all den anderen Anforderungen und Prägungen verdrängt wird, die sich mit wesentlich größerer Vehemenz und Lärm in unserem Leben breitmachen. Dazu benötigen wir stetige, vielfältige Erfahrung, die Erinnerung an positive Effekte und Beziehungen zu Menschen, die sich für unsere Entwicklung interessieren. Als Fachpersonen fördern wir alle drei Aspekte. Die schriftlichen und die von mir gesprochenen Anleitungen und die Bildkarten können dabei eine Hilfestellung sein.

Achtsames Wahrnehmen genügt – keine versteckten Absichten

In der Anleitung zu achtsamem Wahrnehmen soll nicht davon ausgegangen werden, dass diese mit Genuss oder Entspannung verbunden ist. Menschen mit Schwierigkeiten bei der Emotionsregulation entspannen sich eher, wenn sie sich dem Körper nicht zuwenden. Für viele ist Desensibilisierung, Nicht-Spüren, sich Ablenken zumindest kurzfristig eine hilfreiche Beruhigungsstrategie und wird erst mit der Zeit zur destruktiven Gewohnheit. Körperwahrnehmung kann eine große Herausforderung sein. Der dazu erforderliche Mut und die innere Kraft sollten gesehen und gewürdigt werden. Anleitungen, die nur posi-

tive Erfahrungen suggerieren, können stark einengen, verunsichern oder auch Schuld- und Schamgefühle hervorrufen. Betroffene fragen sich dann, was sie falsch machen oder ob sie grundsätzlich nicht dazu fähig sind, zu genießen oder sich zu entspannen. Manche werden wütend und werten die Auseinandersetzung mit achtsamer Wahrnehmung ab, um sich zu schützen.
Auch Konzepte, die idealisierend harmonische Ganzheitlichkeit und Zufriedenheit versprechen, können enormen Druck ausüben. Körperakzeptanz und -zufriedenheit sind abstrakte Begriffe. Konkret erlebt werden sie meist in kurzen Momenten. Man kann die Fähigkeit stärken, leichter und häufiger Zugang zu solchen Momenten zu finden, es bleiben aber doch Momente.
Widerwillen oder Schwierigkeiten, sich auf differenzierte Wahrnehmung einzulassen, sind aus meiner Sicht nicht Widerstände, die sofort thematisiert werden sollten; viel hilfreicher und angemessener ist hier die explizit wiederholte, wertfreie Erlaubnis, sich von konkreten Wahrnehmungsinhalten (Gedanken, Gefühlen, Empfindungen) auch abzuwenden, sofern dies nicht auf destruktive Weise geschieht. Innere Dissonanzen, Brüche und Widersprüche sind – wenn auch manchmal schmerzhaft – Teil des Lebens, die sich nicht auflösen müssen.
Zentral in der Anleitung von achtsamer Wahrnehmung ist die empathische therapeutische Grundhaltung. Sie kreiert den Erfahrungsraum, in welchem das Training stattfindet. Die therapeutische oder pädagogische Fachperson schafft durch ihre eigene achtsame Präsenz und die authentische Verkörperung der Therapieinhalte einen offenen, akzeptierenden, respektvollen und freundlichen Kontext. Für die Therapeutin selbst hat dabei die eigene tiefe Erfahrung und kontinuierliche Kultivierung von Achtsamkeit zentrale Bedeutung.

Wahrnehmungsreise durch den Körper

Je vier Übungen zu 32 Begriffen, seitlich der Reihe nach aufgelistet:

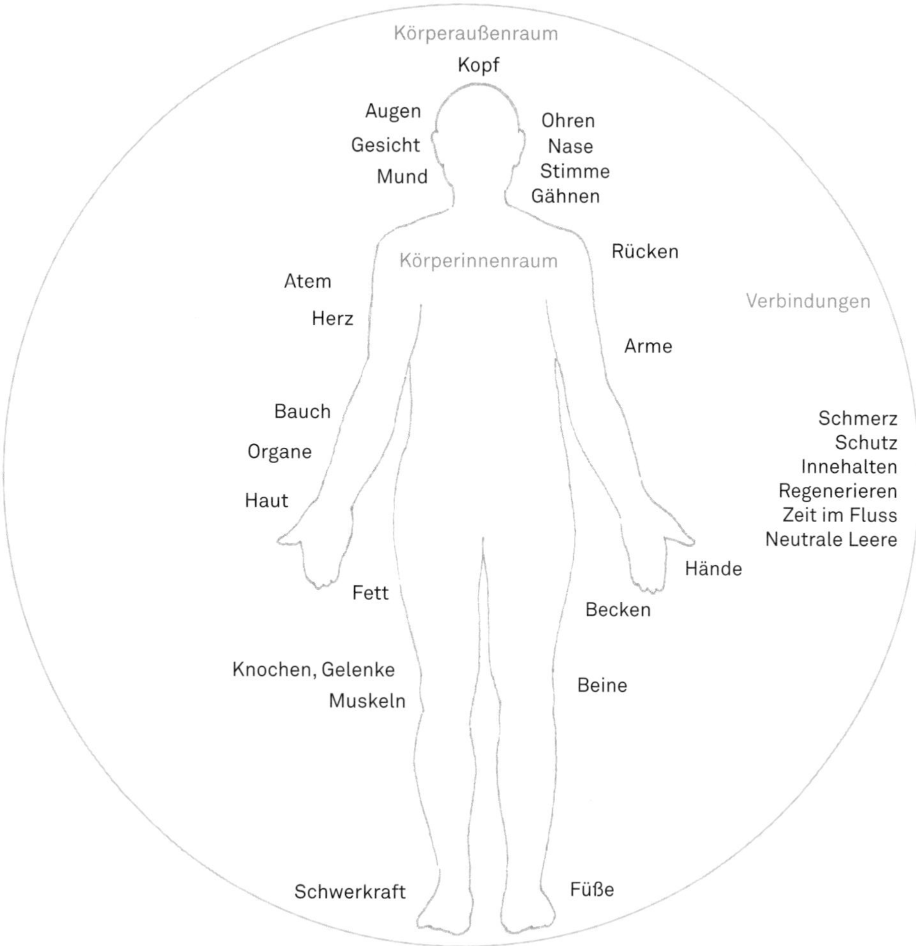

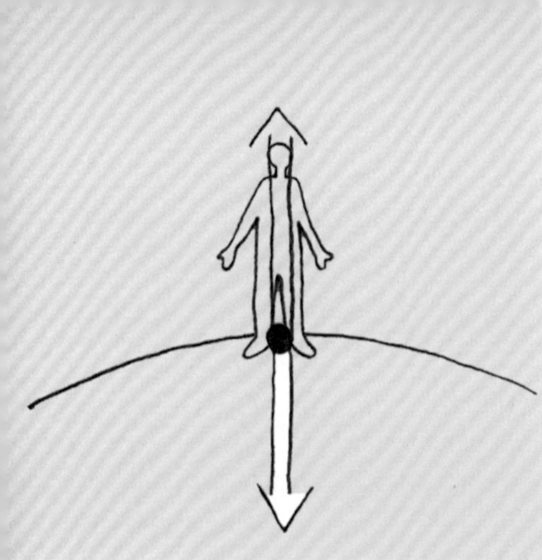

Schwerkraft

Stehen und Kontakt zum Boden

Es ist einfacher, wenn Sie bei dieser Übung die Schuhe ausziehen, damit Sie den Boden direkt spüren. Wenn Sie Schuhe tragen, dann sollten diese möglichst flach sein. Sie können Ihre Augen schließen oder offen lassen. Probieren Sie aus, was Sie bevorzugen. Nehmen Sie den Kontakt Ihrer Fußsohlen mit dem Boden wahr. Manchmal spüren Sie etwas mehr Druck im Fußballen, dann in der Ferse, mal im linken Fuß, dann im rechten Fuß. Der Boden ist stabil und trägt Sie. Entspannen Sie die Muskulatur, Ihre Knochen stützen Sie. Nehmen Sie wahr, wie Ihre Muskeln reflexartig kleinste Bewegungen machen, um Ihr Skelett im Stehen auszubalancieren.

Der Mittelpunkt der Erde befindet sich genau unter Ihnen. Ihre Körpermasse und die Masse der Erde ziehen sich gegenseitig an. Da die Erde aber sehr viel größer ist, spüren Sie nur, wie Sie von der Erde angezogen werden. Die Erdanziehung bewirkt das Gefühl für Ihr Gewicht. Weil die Erde beinahe kugelförmig ist, ist die Anziehung gegen den Erdmittelpunkt gerichtet. Versuchen Sie, die Wirkung der Erdanziehung in sich zu spüren. Können Sie Ihr Gewicht noch etwas mehr an den Boden abgeben, sich der Wirkung der Schwerkraft überlassen?

Nach den Gesetzen der Physik wird jede Kraft von einer genau gleich großen Gegenkraft in der Balance gehalten. Kräfte treten immer paarweise auf. Die der Erdanziehung entgegengesetzte Kraft erfahren wir als Unterstützung durch den Boden. Sie wirkt mit der gleichen Kraft und entlang der gleichen Kraftlinien wie die Schwerkraft durch Ihren Fuß und durch Ihren ganzen Körper – nur eben in die entgegengesetzte Richtung, also nicht hin zum Erdmittelpunkt, sondern von diesem weg durch Ihren Körper und in der Verlängerung der Kraftlinien in den Raum.

Achten Sie auf die Wechselwirkung von Erdanziehung und Unterstützung und auf den Kontakt Ihrer Füße mit dem Boden. Nehmen Sie die minimalen, reflexartigen Bewegungen Ihrer Muskulatur wahr, die Sie im Gleichgewicht halten.

Strecken Sie sich und gehen Sie einige Schritte.

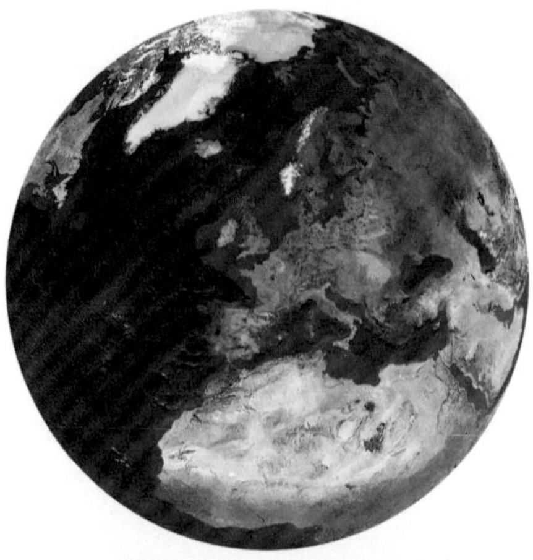

Schwerkraft

Gewicht im Fluss

Deutsch

Dialekt

Stehen Sie und nehmen Sie den Kontakt Ihrer Füße mit dem Boden wahr. Der Boden trägt Sie. Stellen Sie sich vor, Ihre Beine wären zwei Gefäße, die zur Hälfte mit Sand oder Wasser gefüllt sind. Nun verlagern Sie Ihren Schwerpunkt über das eine Bein. Stellen Sie sich dabei vor, Sie gießen das Wasser oder den Sand über das Becken vom einen Bein ins andere. Das eine Bein fühlt sich nun eher voll und schwer an, das andere leicht und leer.

Vergleichen Sie Ihre Empfindung in beiden Körperseiten – in beiden Füßen, Knien, Hüften, Schultern, Armen, Händen und Kopfhälften. Nehmen Sie Unterschiede wahr?
Verlagern Sie dann Ihren Schwerpunkt über die Mitte hin zum anderen Bein. Konzentrieren Sie sich auf die Gewichtsverlagerung und stellen Sie sich wieder vor, Sie gießen Sand oder Wasser vom einen in das andere Bein. Wiederholen Sie diese Gewichtsverlagerung einige Male.
Dann heben Sie das „leere, leichte" Bein vom Boden ab und machen einen Schritt nach vorne. Setzen Sie den Fuß auf und lassen Sie das Gewicht in dieses Bein fließen. Das andere Bein wird „leer", und Sie können einen weiteren Schritt machen. Mit jedem Schritt verlagern Sie das Gewicht vom einen Bein ins andere. Achten Sie eine Weile genau auf den Gewichtsfluss in Ihren Beinen beim Gehen.

Dann gehen Sie einfach, ohne auf etwas Bestimmtes zu achten. Spielen Sie mit der Geschwindigkeit. Gehen Sie mal schnell, mal langsam, bleiben Sie auch mal stehen und gehen dann wieder einige Schritte.

Wenn möglich, legen Sie sich kurz auf den Boden. Überall dort, wo Ihr Körper den Boden berührt, können Sie sich vom Boden tragen lassen. Ruhen Sie sich aus, der Boden ist stabil. Ihr Gewicht wird von der Masse der Erde angezogen. Können Sie sich noch etwas mehr der Erdanziehungskraft überlassen? Der Boden ist ein verlässlicher Partner. Sie finden ihn überall und zu jeder Zeit.

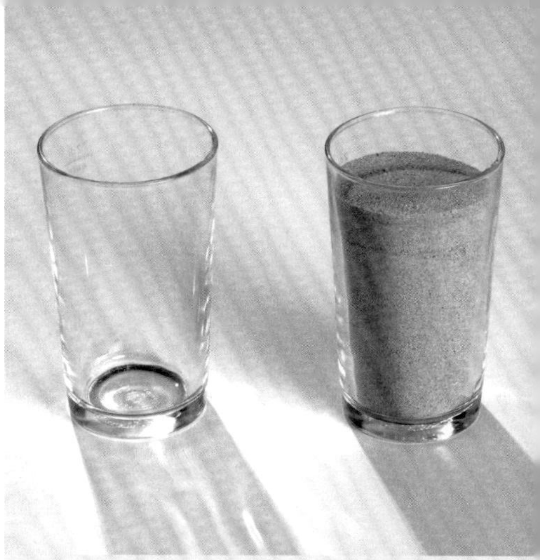

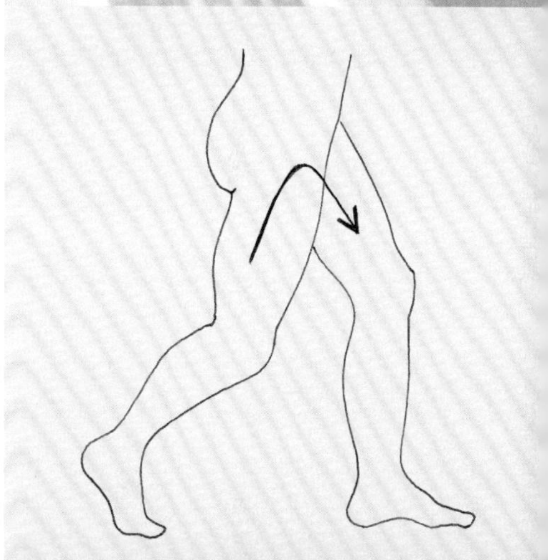

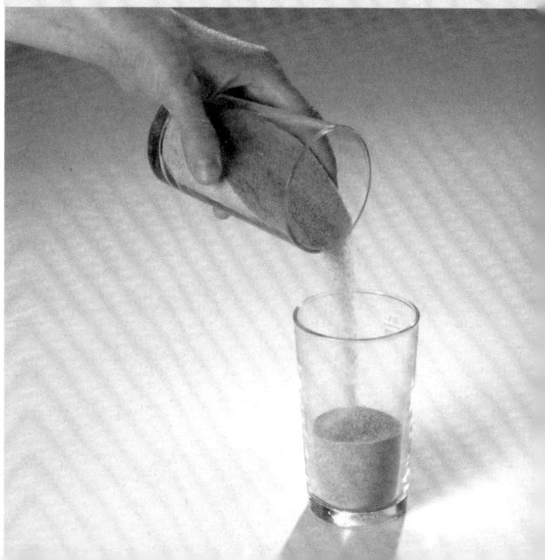

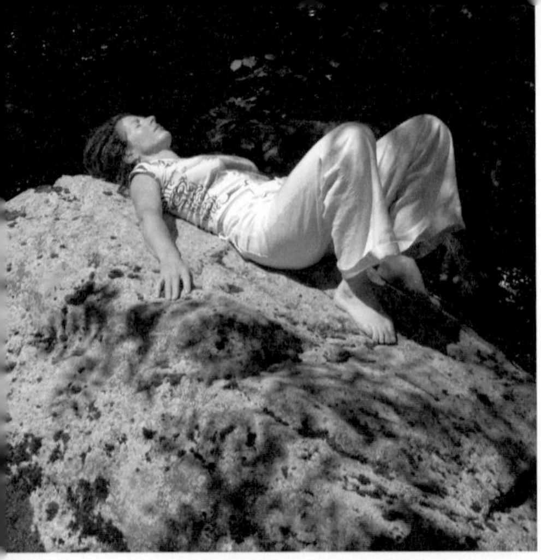

Schwerkraft

Vom Boden getragen, zentriert und unterstützt

Achten Sie beim Verrichten alltäglicher Tätigkeiten darauf, dass Sie sich vom Boden tragen lassen könnten. Achten Sie im Stehen, im Sitzen und im Liegen immer mal wieder auf die Empfindung der Schwerkraft.

Nehmen Sie zum Beispiel beim Zähneputzen oder während Sie Ihre Wohnungstür aufschließen den Kontakt Ihrer Füße zum Boden wahr. Nutzen Sie die Unterstützung des Bodens, wenn Sie ein Paket oder ein Kind hochheben oder die Einkäufe nach Hause tragen.

Achten Sie im Sitzen auf den Kontakt des Beckens mit dem Stuhl und der Füße mit dem Boden. Können Sie telefonieren und gleichzeitig die Empfindung der Schwerkraft in Ihnen wahrnehmen?

Nehmen Sie auch beim Gehen wahr, wie Sie bei jedem Schritt das Gewicht von einem ins andere Bein verlagern und über die Füße an den Boden abgeben. Vielleicht müssen Sie Ihr gewohntes Schritttempo verändern, damit Sie bewusst auf die Empfindung der Schwerkraft achten können. Praktizieren Sie dieses bewusste Gehen, während Sie alltägliche Strecken zurücklegen, z.B. auf Ihrem Arbeitsweg oder wenn Sie zu Hause vom einen Zimmer ins andere gehen.

Stellen Sie sich abends im Bett vor, dass die Matratze Ihr Gewicht trägt, dass der Boden das Bett trägt, die Mauern des Hauses den Boden tragen und die Erde das Haus trägt. Überlassen Sie sich der Wirkung der Schwerkraft.

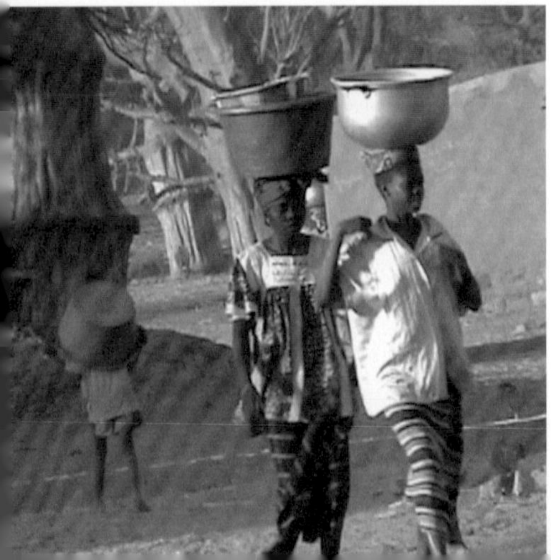

Schwerkraft

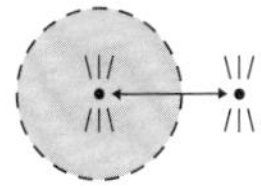

Den Boden unter den Füßen nicht verlieren

Nehmen Sie sich nach einer emotional belastenden Situation fünf Minuten Zeit. Vielleicht sind Sie wütend, traurig oder nervös. Gehen Sie dann – wenn möglich draußen – spazieren und achten Sie dabei auf Ihre Schritte und den Kontakt der Fußsohlen mit dem Boden. Nehmen Sie wahr, wie sich das Gewicht in Ihnen beim Gehen verlagert.

Nehmen Sie wahr, dass Sie sich gedanklich mit Ihren Gefühlen befassen möchten. Vermutlich suchen Sie nach Möglichkeiten, diese Gefühle zu erklären oder zu verändern. Möglicherweise kreisen Ihre Gedanken immer wieder um die gleichen Themen. Sie sind dann nicht nur durch die Situation belastet, sondern zusätzlich durch das eigene Gedankenkreisen.

Versuchen Sie, stetig und schlicht auf Ihre Schritte zu achten. Lenken Sie Ihre Aufmerksamkeit auf die Empfindung der Schwerkraft und den Kontakt zum Boden. Nehmen Sie wahr, wann Sie wieder beginnen, sich mit den Belastungen auseinanderzusetzen. Entschliessen Sie sich, diese gedankliche Auseinandersetzung zwischendurch einen Moment ruhen zu lassen, und lenken Sie Ihren Fokus zurück zu den eigenen Schritten. Indem Sie immer wieder auf den Kontakt zum Boden achten, fügen Sie kleine Gedankenpausen ein, in denen Sie sich etwas erholen.

Nehmen Sie Veränderungen in Ihren Empfindungen, Gefühlen und Gedanken wahr.

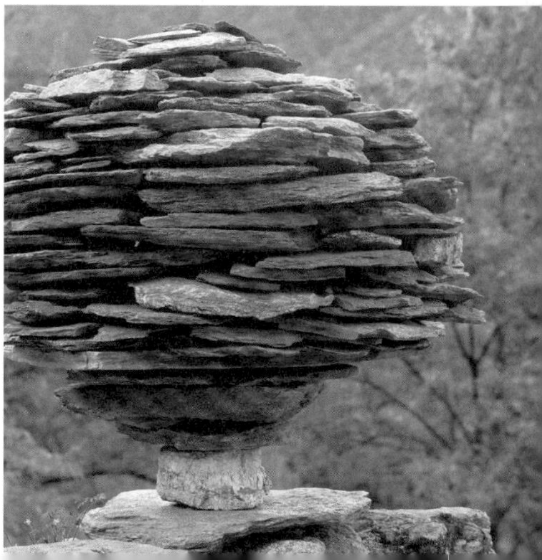

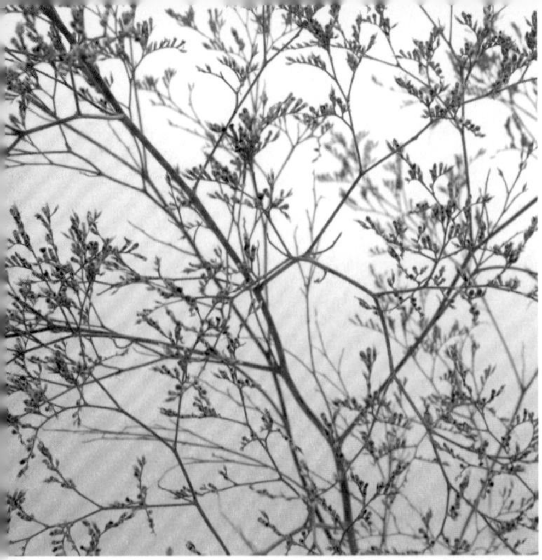

Atem

Atmen und Atembewegung

Beim Einatmen strömt die Luft durch die Luftröhre und die Bronchien in die Lungenflügel. Dort verzweigen sich die Atemwege wie Äste eines Baumes immer weiter und münden in Millionen winziger Lungenbläschen. Diese nehmen die frische Luft auf, leiten den Sauerstoff in einem feinen Kapillarnetz ans Blut weiter und geben die verbrauchte Luft beim Ausatmen wieder ab. Über die Blutbahnen strömt der Sauerstoff in die Zellen des Körpers. Stellen Sie sich vor, dass Sie sich mit jedem Atemzug mit Sauerstoff erfrischen und dadurch Ihre Lebendigkeit erhalten.

Legen Sie nun im Sitzen eine Hand auf Ihr Brustbein, also auf die Knochenplatte zwischen Ihren Rippen und den Schlüsselbeinen. In Ihrem Innern befinden sich etwa hier die Bronchien. Nehmen Sie zuerst den Kontakt Ihrer Handfläche mit Ihrem Brustraum wahr, mit Ihrer Kleidung, Ihrer Haut oder vielleicht mit einer Kette, die Sie tragen. Achten Sie darauf, dass Ihr Schultergürtel auf den Rippen ruht und dass die Oberarme hängen können.

Nehmen Sie die Bewegung unter Ihrer Hand wahr. Wenn Sie einatmen, könnte sich der Raum unter Ihrer Hand ausdehnen. Das Brustbein und die Rippen könnten sich leicht heben und die Schultern sich zur Seite dehnen. Wenn Sie ausatmen, könnten das Brustbein und die Rippen sinken und die Schultern zurück schwingen. Achten Sie während einiger Atemzüge auf Ihre persönliche, sanfte Atembewegung.

Deutsch

Dann lassen Sie den Fokus wieder frei wandern. Erproben Sie, wie Sie auf einfache Weise und ohne Anstrengung immer wieder für kurze Momente in Kontakt mit der eigenen Atembewegung kommen.

Dialekt

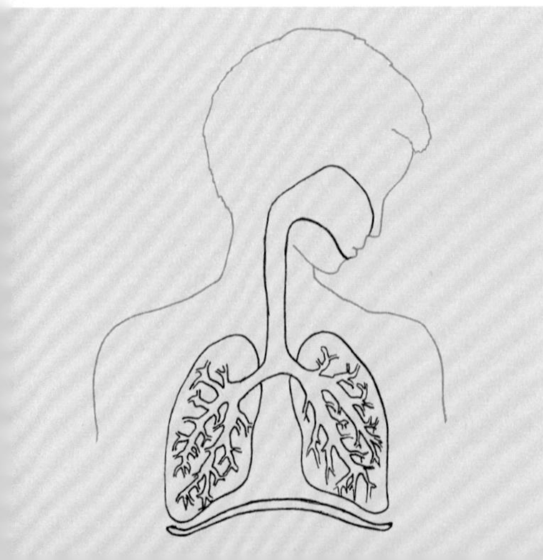

Drei Atemräume

Deutsch

Legen Sie sich bequem hin. Legen Sie Ihre offenen Hände unterhalb des Bauchnabels auf Ihr Becken. Sie berühren auf diese Weise den unteren Atemraum. Die Ellenbogen können sich am Boden ablegen, die Schultern ruhen. Falls die Ellenbogen den Boden nicht berühren, so schieben Sie Kissen oder Decken unter die Arme, so dass diese entspannt liegen.

Dialekt

Nehmen Sie den Kontakt Ihrer Hände mit Ihrer Kleidung oder Haut wahr. Achten Sie auf die Atembewegung unter Ihren Händen. Wenn Sie einatmen, kann sich der Raum unter Ihren Händen dehnen, wenn Sie ausatmen, kann er wieder zusammensinken. Beim Einatmen zieht sich das Zwerchfell zusammen und bewegt sich nach unten, die Lungen dehnen sich aus und ziehen Luft in sich ein. Die Bauchorgane werden vom Zwerchfell leicht zusammengedrückt, der Bauch dehnt sich nach vorne. Beim Ausatmen strömt die Luft aus der Lunge, das Zwerchfell schwingt zurück. Die Bauchdecke zieht sich zusammen und sinkt zurück.

Sie können sich vorstellen, dass sich Ihre Hände wie Blütenblätter auf Wasser ablegen. Wenn eine Welle kommt, heben sich die Blätter, wenn sie geht, sinken sie.
Verschieben Sie dann die Hände zum mittleren Atemraum hin. Die Hände liegen hier seitlich an den Rippen unterhalb der Brust. Finden Sie einen neuen Platz für die Ellenbogen, damit die Arme und Schultern bequem liegen. Nehmen Sie die Atembewegung wahr.

Verschieben Sie Ihre Hände zum oberen Atemraum hin. Sie liegen nun auf den Schlüsselbeinen oberhalb der Brust. Finden Sie wieder einen guten Platz für die Ellenbogen, so dass diese gestützt sind. Achten Sie auf die Atembewegung.

Bei welchem Atemraum war die Berührung der Hände und das bewusste Wahrnehmen der Bewegung für Sie am angenehmsten? Im Beckenraum, im mittleren Bauchraum oder im oberen Brustraum? Legen Sie Ihre Hände nochmals dorthin. Nehmen Sie wahr, was Sie jetzt empfinden. Falls keiner der drei Atemräume für Sie im Moment angenehm war, strecken Sie sich und beenden Sie die Übung.

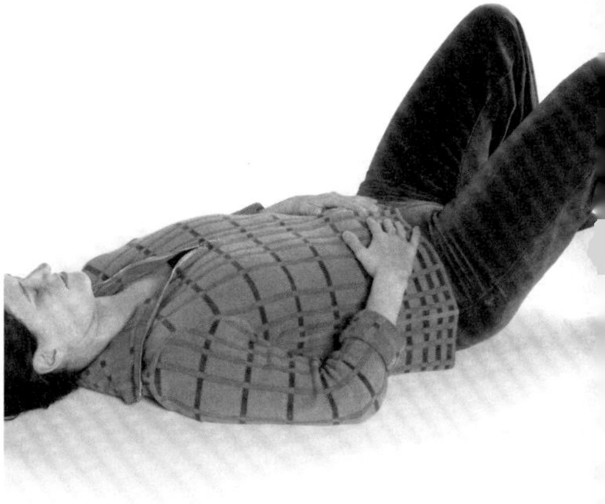

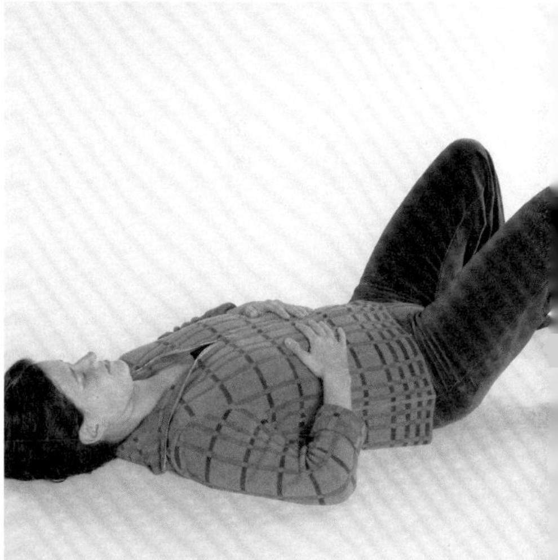

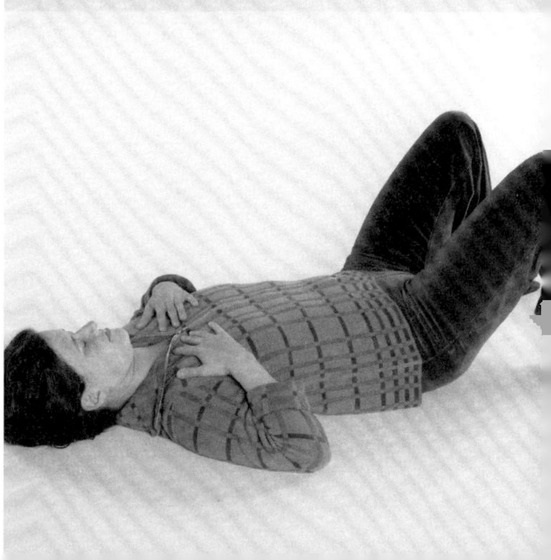

Atembewegung als Landeplatz in der Gegenwart

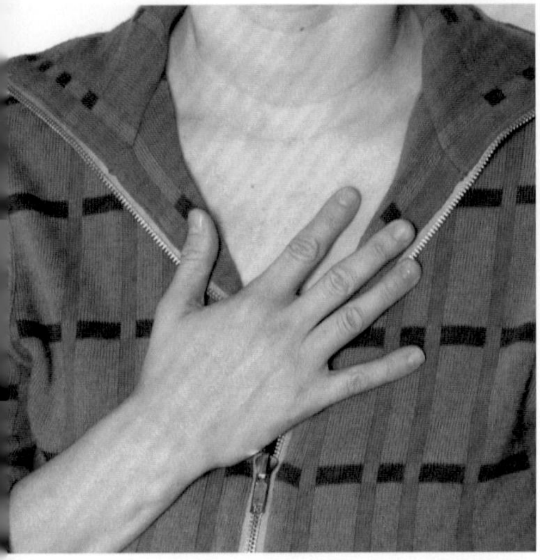

Achten Sie ab und zu in Ihrem Alltag auf Ihre Atembewegung. Können Sie diese einfach geschehen lassen, ohne sich einzumischen? Beim Treppensteigen, wenn Sie auf den Bus warten, während Sie kochen oder mit jemandem plaudern?

Wenn Sie Ihre Atembewegung manchmal etwas deutlicher spüren wollen, legen Sie auch im Alltag Ihre Hand ab und zu auf Ihr Brustbein. Spüren Sie die Bewegung unter Ihrer Hand im Innern Ihres Brustraumes. Lenken Sie Ihre Aufmerksamkeit auf die Atembewegung und nutzen diese als Landeplatz in der Gegenwart.
Wir atmen, ohne dass wir bewusst darauf achten müssen. Weil es einfacher ist, etwas wahrzunehmen, das sich bewegt, lenken wir unsere Wahrnehmung manchmal auf die Atembewegung und können so in der Gegenwart etwas mehr ankommen.

Können Sie die Atembewegung vielleicht auch bei einer vertrauten Person beobachten? Auch deren Brustraum dehnt sich, wenn sie einatmet, und sinkt, wenn sie ausatmet. Können Sie die Atembewegung zugleich bei Ihnen selbst wahrnehmen und bei einer anderen Person sehen? Der Atemrhythmus darf bei jeder Person verschieden sein. Es kann also sein, dass Sie selbst langsamer atmen und jemanden sehen, der schneller atmet, ohne dass sich Ihr Atem einander angleicht.

Vielleicht haben Sie ein Haustier. Dann achten Sie auf die Atembewegung des Tieres und nehmen gleichzeitig Ihre eigene wahr.

Atem

Verbindung von Denken, Fühlen und Atmen

Achten Sie darauf, wie Ihre Gefühle und Ihre Gedanken unmittelbar mit Ihrem Atem zusammenhängen.

Wie atmen Sie, wenn Sie sich freuen oder über etwas herzhaft lachen? Wie atmen Sie, wenn Sie traurig sind? Wenn Sie gekränkt sind oder zornig, Ihre Wut aber nicht ausdrücken?

Stellen Sie sich vor, Sie würden eine schüchterne Person auf der Bühne darstellen. Was denkt eine schüchterne Person von sich? Wie atmet eine schüchterne Person? Erforschen Sie den Zusammenhang von Atmen, Denken und Fühlen.

Erinnern Sie sich an eine für Sie emotional intensive Erfahrung und erzählen Sie einer vertrauten Person davon. Achten Sie dabei auf Ihren Atem. Sobald Sie merken, dass Sie Ihren Atem anhalten, versuchen Sie den Atem wieder freier kommen und gehen zu lassen. Wenn es Ihnen hilft, so legen Sie dazu Ihre Hand aufs Brustbein.

Gibt es Themen und Fragen, die Sie im Moment belasten? Achten Sie darauf, wie Sie atmen, wenn Sie an Derartiges denken. Wann stockt Ihr Atem? Welchen Einfluss hat es auf Ihr Denken und Fühlen, wenn Sie sich immer dann wieder Raum zum Atmen geben?

Achten Sie auch einmal in einer emotional angespannten Situation auf den Atem anderer Personen. Manchmal stockt Ihnen der Atem, weil auch alle anderen nur noch oberflächlich atmen. Wenn Sie in einem solchen Moment selbst wieder etwas freier atmen, vielleicht sogar seufzen, hat das meistens auch einen positiven Einfluss auf Ihre Umgebung.

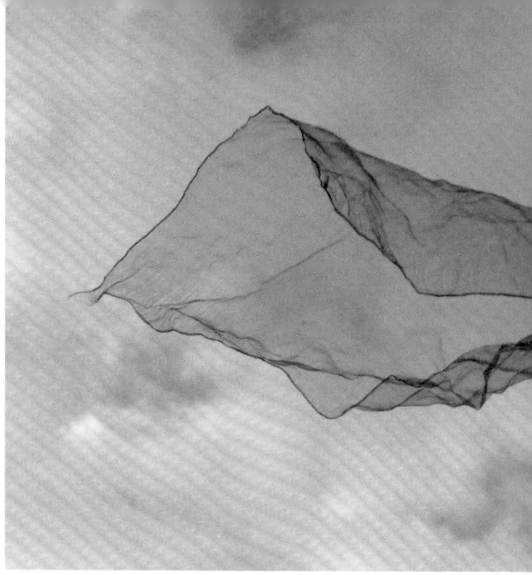

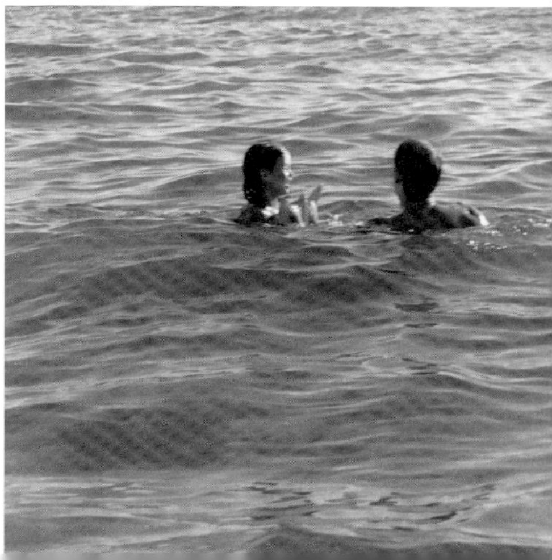

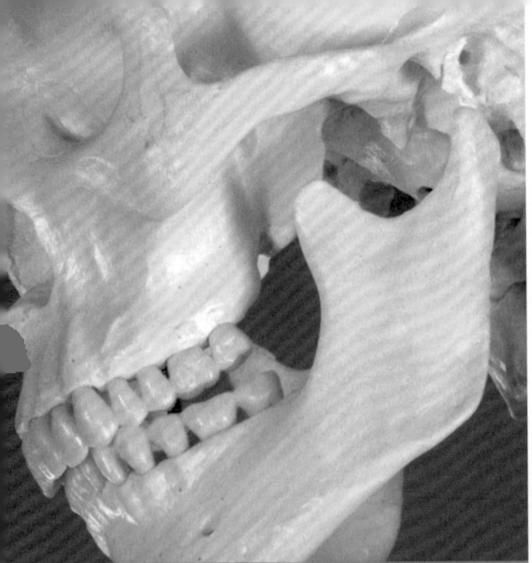

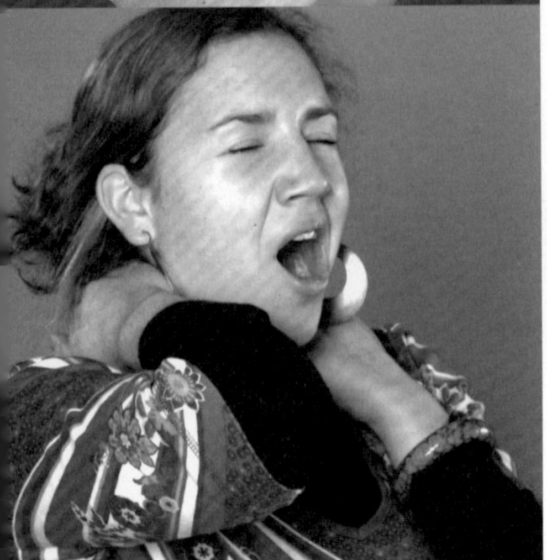

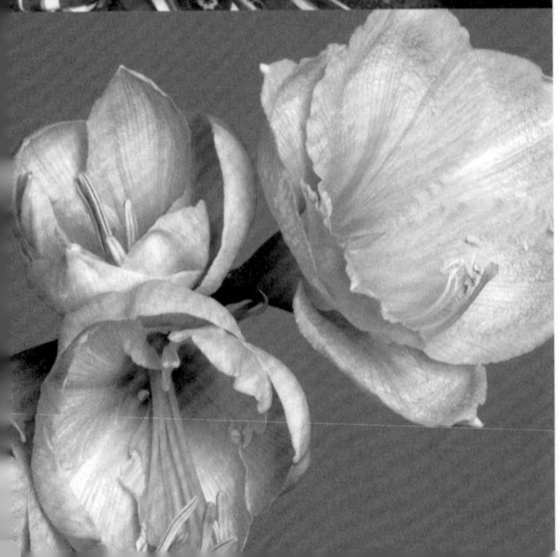

Gähnen

Kiefergelenke und Nacken

Legen Sie Ihre Fingerkuppen seitlich etwa auf Ohrenhöhe auf Ihre beiden Kiefergelenke. Die Gelenke verbinden Wangenknochen und Unterkiefer. Wenn Sie den Unterkiefer seitlich hin- und herbewegen oder den Mund öffnen und schließen, finden Sie mit den Fingerkuppen die Kiefergelenke einfacher. Horizontal zur Nase hin spüren Sie die Wangenknochen.

Oft stellt sich bei dieser Berührung und Bewegung ein Gähnen ein. Erlauben Sie Ihrem Mund, sich beim Gähnen in alle Richtungen zu öffnen: nach unten und oben, aber auch seitlich in ein Lächeln hinein. Die seitliche Ausdehnung kann sich zu Beginn etwas ungewohnt anfühlen, führt aber zu einer volleren Entspannung der gesamten Gesichts-, Mund- und Rachenmuskulatur. Strecken Sie auch Ihre Arme, räkeln Sie sich bis in den Rücken.

Wenn Sie möchten, stellen Sie sich vor, dass sich bei jedem Gähnen im Inneren Ihres Brustraumes eine Blüte entfaltet. Jedes Blütenblatt kann sich einzeln ausdehnen. Erspüren Sie die neuen Knospen und erlauben Sie ihnen, sich zu öffnen.

Massieren Sie Ihre Nackenmuskulatur, indem Sie mit Ihren Händen die Muskelstränge rechts und links der Halswirbelsäule kneten. Wenn Sie den Kopf gegen hinten neigen, können Sie leichter in die Halsmuskulatur greifen. Kneten Sie vor allem auch die Muskelansätze beim Schädelrand am Übergang vom Hals zum Kopf.

Folgen Sie beim Massieren Ihren Bedürfnissen: beispielsweise ein Strecken länger als gewohnt auszudehnen oder die Augen zu schließen, innezuhalten und einen neuen Bewegungsimpuls entstehen zu lassen. Erlauben Sie sich, zu seufzen und den Atem kommen und gehen zu lassen. Auch jammern und lachen ist erlaubt.

Kommen Sie dann zur Ruhe und spüren Sie nach, wie sich jetzt Ihre Schultern, Ihr Nacken, Ihr Gesicht und Ihr Mund anfühlen. Erspüren Sie die Resonanz der Berührung und der Bewegung im Körper.

Gähnen

Sich wie eine Katze räkeln und strecken

Erspüren Sie in sich den Impuls, sich zu strecken, zu räkeln, zu dehnen. Sie können Bewegung bewusst initiieren oder diese entstehen lassen. Erproben Sie beides und finden Sie ein für Sie stimmiges Wechselspiel.

Der ganze Körper kann sich zusammenfalten, -rollen und strecken. Sie können aber auch nur ein Gelenk einfalten und wieder öffnen. Halten Sie immer mal wieder inne, und nehmen Sie die sensorischen Empfindungen im Nachklingen der Dehnungen wahr.

Erlauben Sie sich, auch Bewegungen auszuprobieren, die Ihnen vielleicht etwas seltsam erscheinen, verdreht und ohne ersichtliche Funktion. Muskelanspannung zu spüren, kann ähnlich angenehm sein wie Entspannung.

Wenn Sie möchten, stellen Sie sich eine Katze oder einen Löwen vor, die oder der sich streckt und räkelt, geschmeidig und kraftvoll, genießerisch auf sich konzentriert und doch sehr wach für die Impulse aus der Umgebung.

Erforschen Sie dann die Bewegungen, die Sie alleine mit Ihren Händen machen können. Ballen Sie die Finger zu einer Faust, dann spreizen Sie sie wieder. Wenn Sie eine Faust ballen, winkeln Sie gleichzeitig Ihren Arm an. Beim Spreizen der Finger, dehnen Sie die Hand in den Raum, der Arm streckt sich. Lassen Sie den Atem kommen und gehen.

Auch Ihre Gesichtsmuskulatur kann sich räkeln: Legen Sie Ihre Hände sanft auf Ihr Gesicht. Bewegen Sie Ihre Gesichtsmuskulatur unter Ihren Händen. Pressen Sie die Lippen zusammen. Dann öffnen Sie den Mund, so dass sich die Lippen spannen. Rümpfen Sie die Nase, runzeln Sie die Stirn, drücken Sie die Augen zu. Dann lassen Sie Ihre Gesichtsmuskeln ruhen. Lassen Sie Ihrem Atem, dem Seufzen und dem Gähnen freien Lauf. Nehmen Sie wahr, was Sie empfinden.

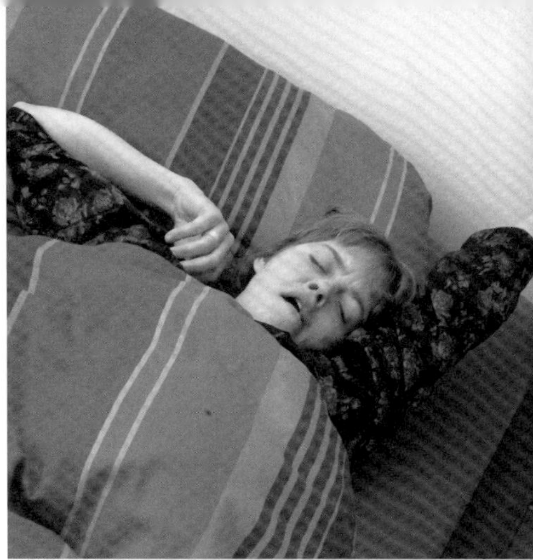

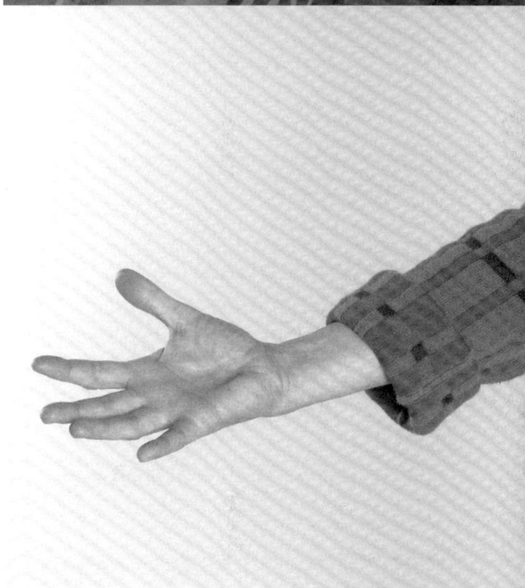

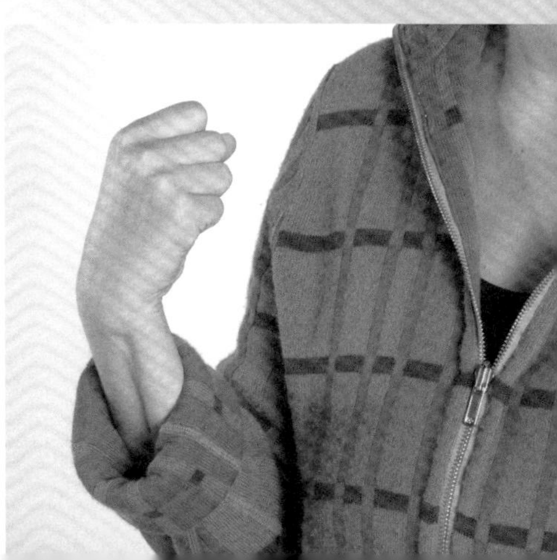

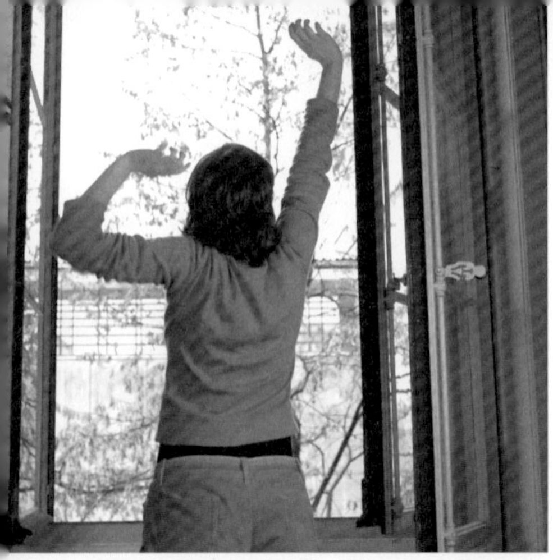

Gähnen

Spannung ausgleichen und sich erfrischen

Räkeln und strecken können Sie sich eigentlich oft und immer wieder im Alltag. Sie brauchen sich dazu nicht hinzulegen. Sie können beispielsweise ab und zu Ihre Schultern hin zu den Ohren ziehen, beide Fäuste ballen und auf Ihre Impulse, sich zu strecken, achten.

Folgende Ideen können Ihnen helfen, sich ans Strecken und Räkeln zu erinnern:
Kleben Sie sich zum Beispiel einen Zettel an den Computer, der Sie daran erinnert, dass Sie sich strecken und räkeln dürfen. Auch ein Tonsignal, das in regelmäßigen Abständen vom Computer abgegeben wird, könnte Sie ans Räkeln und Strecken erinnern. Arbeiten oder leben Sie mit Kindern zusammen, so können Sie sich mit ihnen räkeln und strecken, Löwen und Tiger nachahmen und dazu knurren und fauchen. Müssen Sie oft und lange Stehen, so setzen Sie sich ab und zu kurz hin und räkeln Sie sich ausgiebig aus dem Rücken heraus.

Ein Strecken und Räkeln abends im Bett kann Ihnen helfen, Muskelspannung zu lösen und so besser einzuschlafen. Morgens vor dem Aufstehen hilft Ihnen das Räkeln, einen sanfteren Übergang vom Schlafen zum Wachsein zu finden. Gähnen Sie ruhig während des Frühstückens und auch noch später tagsüber. Es erfrischt Sie mit Sauerstoff und fühlt sich oft befreiend an. Seufzen Sie ab und zu absichtlich ohne Grund.

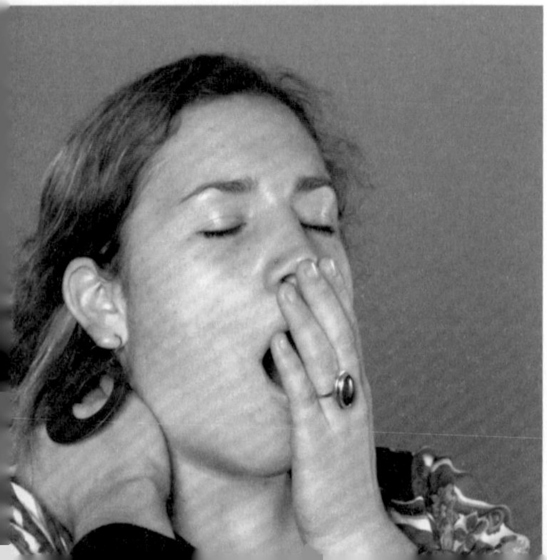

Durchbeißen

Achten Sie auf Situationen, in denen Sie meinen, Sie müssten sich mit viel Anstrengung durch Unangenehmes durchbeißen. Wäre es möglich, sich auch in solchen Momenten um Ihre Kiefergelenke zu kümmern, Ihre Hände ab und zu sanft an Ihre Kiefergelenke zu legen und die Muskulatur zu massieren?

Halten Sie abends im Bett Ihren Kopf zwischen den Händen oder legen Sie sich eine Hand auf die Stirn. Nehmen Sie wahr, was Sie empfinden, denken und fühlen. Kümmern Sie sich darum, dass Ihr Kiefer sich entspannen kann. Auch wenn der nächste Tag wiederum Anstrengung mit sich bringt, sorgen Sie für etwas Entlastung und Entspannung.

Gibt es Situationen, in denen Sie die Zähne zusammenbeißen? Beispielsweise, wenn Sie starken körperlichen Schmerz empfinden oder enttäuscht und den Tränen nahe sind? Achten Sie nach einer solchen Situation, wenn Sie nicht mehr exponiert sind, darauf, dass sich Ihre innere Anspannung wieder lösen kann. Das Zurückhalten von Gefühlen ist körperlich immer mit Muskelspannung verbunden. Bewegen Sie sich, entlocken Sie sich ein Gähnen, strecken Sie sich, trösten Sie sich oder lassen Sie sich trösten.

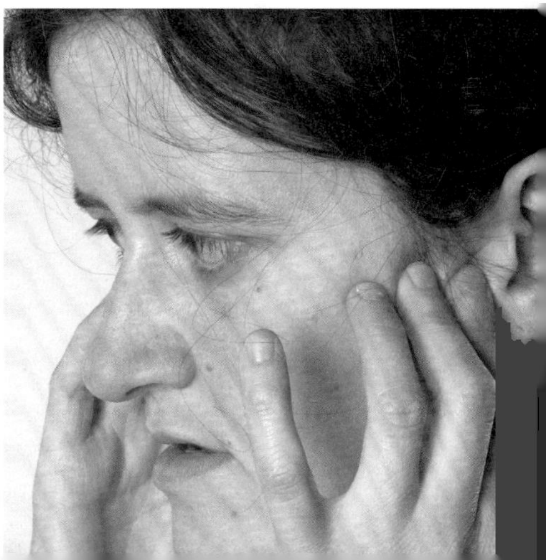

Arme

Beweglichkeit und Verbindung

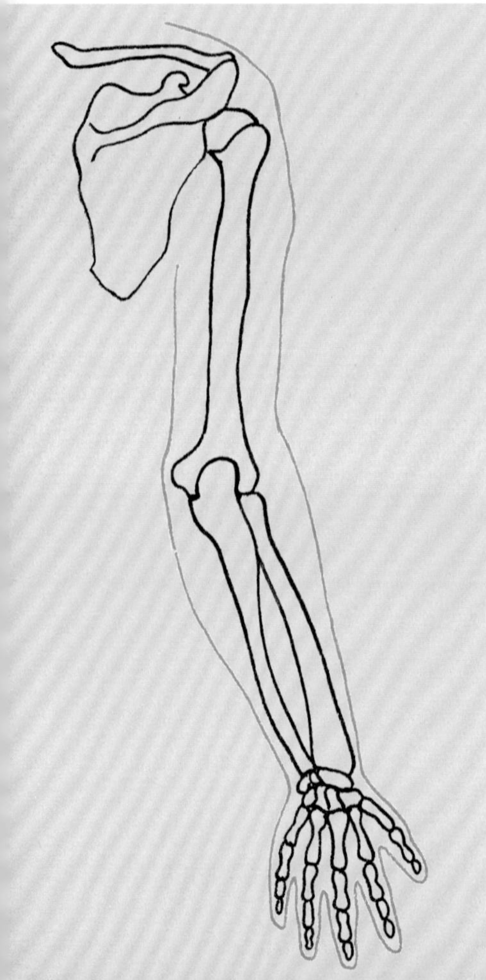

Schütteln Sie Ihre Handgelenke im Stehen. Dabei sind die Finger und Daumen locker. Lassen Sie dann die Schüttelbewegung zu den Ellenbogen wandern. Die Unterarme können wie ein Pendel aus den Ellenbogengelenken schwingen. Dann bewegen sich die Schultergelenke. Die Arme und Hände schlenkern locker mit.

Legen Sie danach eine Hand auf das Gelenk zwischen Schlüsselbein und Brustbein. Bewegen Sie den anderen Arm und spüren Sie die Bewegung der Knochen unter Ihrer Hand. Erforschen Sie den Bewegungsspielraum des Armes. Folgen Sie Ihrer Neugierde und nehmen Sie gleichzeitig wahr, was Sie empfinden.
Wechseln Sie zum anderen Arm und wiederholen Sie die Bewegung.

Schlenkern Sie danach mit beiden Armen, wie es Ihnen gerade gefällt. Wenn Sie wollen, können Sie sich dazu auch Musik auflegen.

Lassen Sie dann Schultern, Arme und Hände ruhen. Spüren Sie das Nachklingen der Bewegung.

Arme

Arme schwingen

Stellen Sie sich schulterbreit hin, die Füße sind parallel ausgerichtet, die Arme können frei schwingen.

Initiieren Sie eine kleine Drehbewegung im Becken. Mal kommt die rechte Hüfte etwas nach vorne, dann die linke, im stetigen Wechsel hin und her. Die Wirbelsäule ist aufgerichtet, die einzelnen Wirbel drehen sich spiralförmig nach oben wie Stufen einer Wendeltreppe. Dadurch bewegen sich Rumpf und Schultergürtel mit, und die Arme kommen ins Schwingen. Sie schwingen beide in die eine Richtung, berühren dann den Rumpf, bevor sie wieder in die andere Richtung zurück schwingen.

Der Kopf dreht sich mit, der Blick bleibt horizontal, ohne etwas Bestimmtes zu fokussieren. Wird die Bewegung kräftiger im Becken initiiert, so schwingen die Arme seitlich höher, bis sie die Horizontale erreichen. Wird die Bewegung sanfter, so schwingen auch die Arme weniger hoch.
Die Fußsohlen bleiben die ganze Zeit in Kontakt zum Boden.

Lassen Sie nach einer Weile die Bewegung ganz ausschwingen. Nehmen Sie sich dafür reichlich Zeit. Ruhen Sie, bleiben Sie mit Ihrer Aufmerksamkeit beim Nachklingen der Bewegung in der Empfindung.

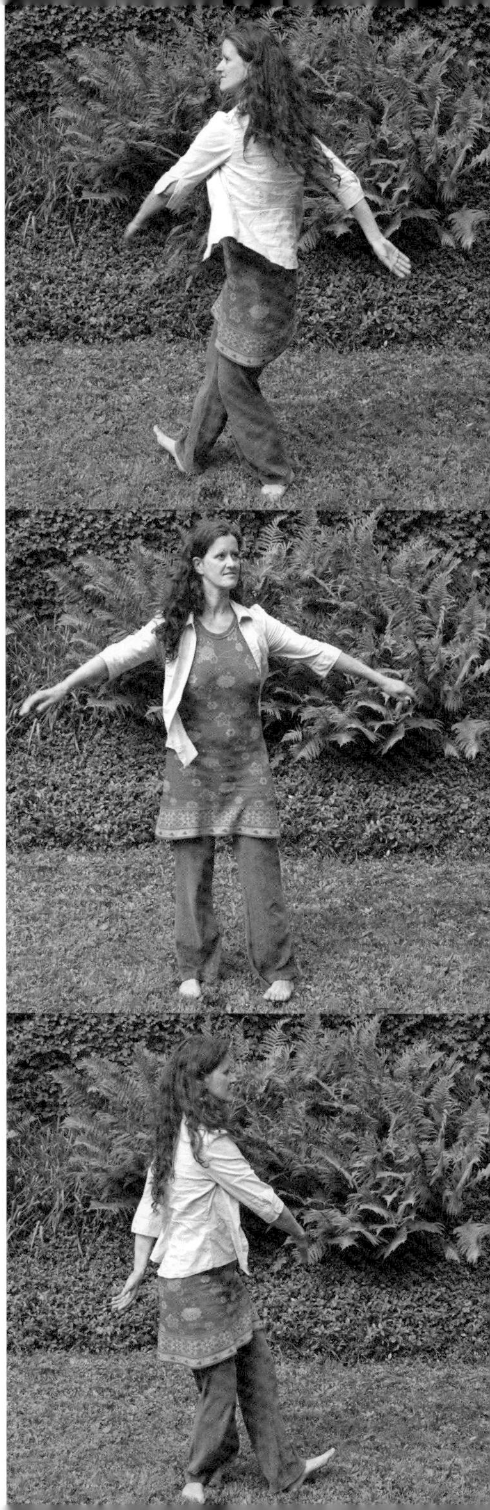

Tragen und kommunizieren

Wie fühlen sich Ihre Arme an, wenn Sie schwere Taschen tragen? Die Muskeln in den Armen könnten sich etwas entspannen. Die Schultern könnten sich vom Brustraum stützen lassen. Experimentieren Sie und beugen Sie beim Tragen die Ellenbogen so, dass sich die Oberarmmuskeln etwas anspannen. Was ändert sich in Ihrer Empfindung? Wählen Sie, was Ihnen angenehmer ist.

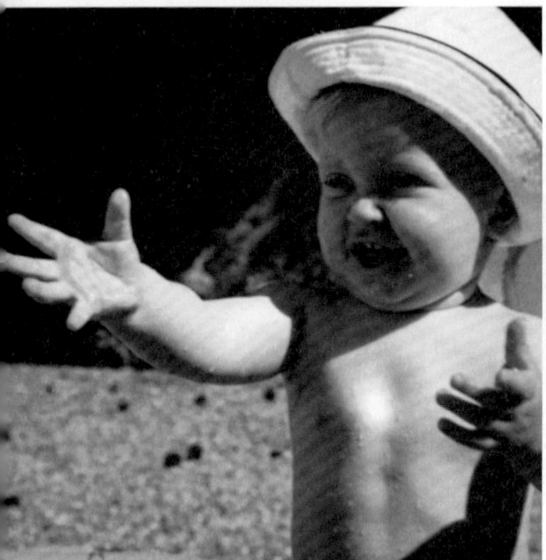

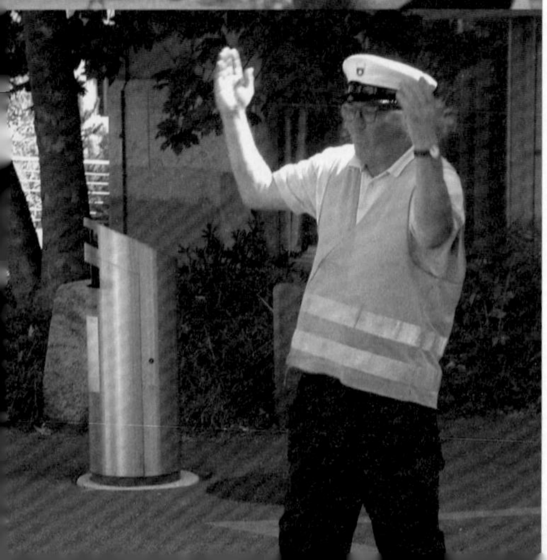

Achten Sie in Ihrem Alltag darauf, wie Sie und andere mit den Armen kommunizieren und wozu Sie Ihre Arme gebrauchen:
Nehmen Sie Ihre Arme wahr, wenn Sie jemandem den Weg weisen oder wenn Sie Ihr Fahrrad oder Auto lenken.
Nehmen Sie Ihre Arme wahr, wenn Sie diese vor der Brust verschränken oder sich aufstützen.
Ihre Arme können Sie auch schützen. Mit ihnen können Sie einen heranfliegenden Ball abwehren oder sich den Weg durch eine Menschenmenge bahnen.

Arme

Sich Raum schaffen oder Nähe erleben

Jeder Mensch hat einen kugelförmigen Körperaußenraum, der so groß ist, wie seine Arme und Beine reichen. Schauen Sie sich das mittlere Bild auf dieser Seite an und streichen Sie dann mit Ihren Armen durch diesen Raum. Er begleitet Sie immer.

Achten Sie auf diesen Körperaußenraum. Wann kommt Ihnen jemand näher als eine Armlänge? Wer ist in Ihrem Körperaußenraum willkommen? Wer nicht? Wie hängt dies mit Ihrer momentanen Stimmung zusammen? Wie können Sie Ihre Bedürfnisse mit und ohne Worte ausdrücken, so dass andere Sie verstehen und respektieren? Mit den Armen können Sie Dinge und Menschen mindestens eine Armlänge von sich fernhalten. Deutliche Gesten signalisieren Ihren Wunsch nach Distanz. Mit den Armen können Sie aber auch Menschen, die Sie lieben, umarmen, halten und ans Herz drücken.

Erinnern Sie sich an eine Situation, in der Sie sich mehr Raum gewünscht oder in der Sie gerne mehr Nähe erlebt hätten. Können Sie sich daran erinnern, wie sich Ihre Arme angefühlt haben oder was Sie mit Ihren Armen taten? Achten Sie bei einer nächsten derartigen Situation auf die Empfindung in Ihren Armen, auf Ihre Gedanken und Gefühle.

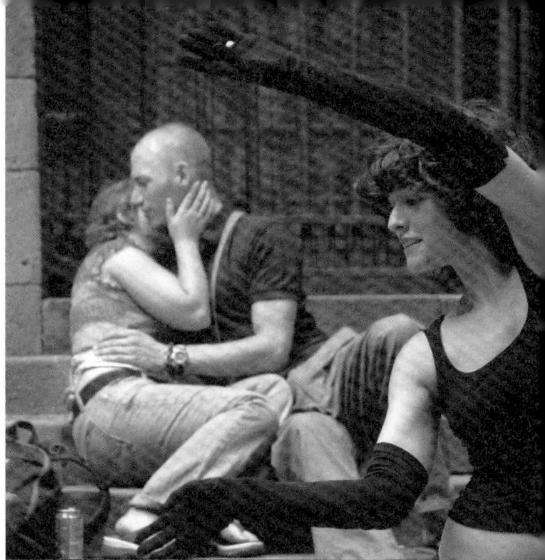

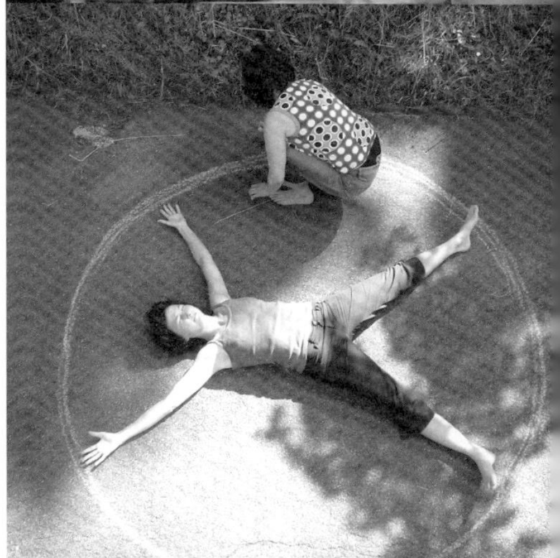

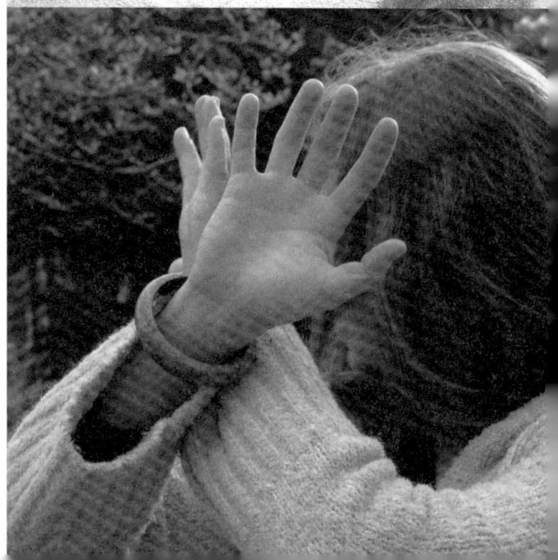

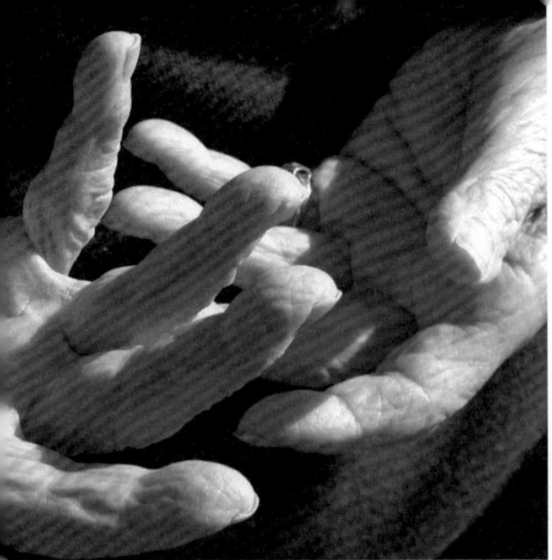

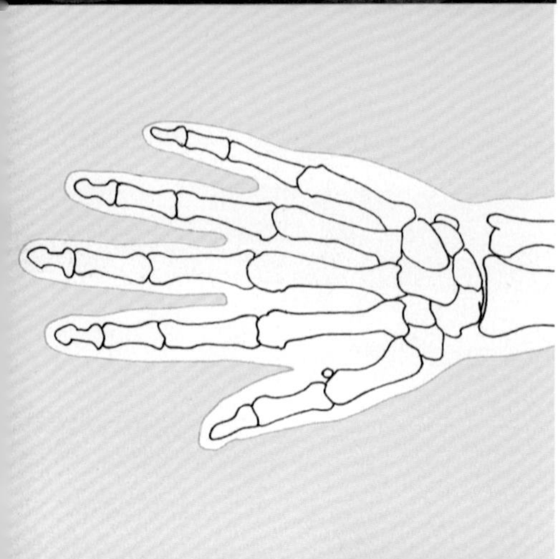

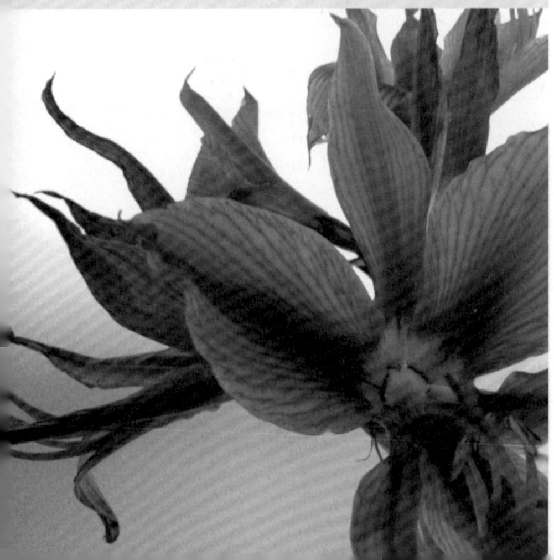

Hände

Handinnenfläche und Atem

Streichen Sie mit dem Daumen der einen Hand die Innenfläche der anderen Hand. Streichen Sie von der Handwurzel aus entlang der Mittelhandknochen und entlang der Täler zwischen den Knochen zu den Fingern hin. Kneten Sie auch das Gewebe zwischen Daumen und Zeigefinger. Achten Sie darauf, dass Ihr Atem reagieren kann. Erlauben Sie sich, zu gähnen und zu seufzen, ohne die Hand vor den Mund zu halten.

Streichen Sie dann jeden Finger einzeln bis zu der Fingerbeere aus. Drücken Sie zum Abschluss jede Fingerbeere sanft. Legen Sie nun beide Hände auf Ihre Oberschenkel und vergleichen Sie die Empfindung. Nehmen Sie Unterschiede zwischen den beiden Händen wahr? Wiederholen Sie die Übung mit der anderen Hand.

Legen Sie danach beide Hände mit der Handfläche nach oben auf Ihre Oberschenkel. Dehnen Sie eine Hand in den Raum vor Ihnen. Dadurch bewegen sich Ellenbogen und Schultern mit, das Becken bleibt in der Mitte ruhen. Die Dehnung entsteht aus der Handmitte und setzt sich bis in die Fingerkuppen fort. Erlauben Sie Ihrem Atem zu reagieren.

Möglicherweise beginnen Sie wiederum zu gähnen und zu seufzen.

Wiederholen Sie diese Dehnbewegung einige Male. Wechseln Sie zur anderen Hand. Lassen Sie danach beide Arme und Hände ruhen. Nehmen Sie wahr, was Sie empfinden.

Stehen Sie auf und greifen Sie nach beliebigen Gegenständen. Strecken Sie Ihre Hand aus, greifen Sie beispielsweise nach einem Schlüsselbund, nehmen Sie ihn zu sich hin und legen Sie ihn wieder zurück. Achten Sie darauf, wie Sie atmen.

Hände

Fingerkuppen und Atemräume

Deutsch

Dialekt

Wecken Sie die Sensibilität in Ihren Händen wie in der vorangegangenen Übung.

Legen Sie danach die Fingerkuppen beider Hände ohne Druck aufeinander: Daumen berührt Daumen, Zeigefinger berührt Zeigefinger usw.
Achten Sie darauf, dass sich Ihr Schultergürtel auf den Rippen ablegen kann. Möglicherweise legen Sie die Kante der kleinen Finger in Ihren Schoss. Sie können die Hände aber auch vor der Brust halten, wie Sie es auf dem Foto sehen.

Beim Einatmen drücken Sie beide Hände so gegeneinander, dass Sie einen leichten Druck in den Fingerkuppen wahrnehmen. Bei Ausatmen lassen Sie den Druck nach, ohne die Berührung der Finger zu lösen. Wo spüren Sie die Atembewegung?

Varianten:
Zuerst berühren sich nur die Fingerkuppen von Daumen und Zeigefinger. Sanfter Druck beim Einatmen, Druck lösen beim Ausatmen. Danach berühren sich nur die Mittelfinger. Dann Ring- und kleine Finger gleichzeitig.

Nehmen Sie jeweils die Atembewegung wahr. Spüren Sie Unterschiede, je nachdem, welche Finger sich berühren?

Ilse Middendorf, die Begründerin der atempädagogischen und -therapeutischen Methode *Der erfahrbare Atem* hat unter anderem diese Fingerkuppenarbeit entwickelt. Sie ordnet den Fingerkuppen drei Atemräume zu. Dem Daumen und dem Zeigefinger den oberen, dem Mittelfinger den mittleren, dem Ring- und dem kleinen Finger den unteren Atemraum.
Regen Sie den oberen Atemraum an, macht dies laut Middendorf wach und hilft dabei, sich zu konzentrieren und den Geist zu schärfen. Regen Sie den unteren Atemraum an, so wirkt dies beruhigend, beispielsweise abends im Bett vor dem Einschlafen oder tagsüber bei Nervosität. Wird der mittlere Atemraum angeregt, so unterstützt dieser nach Middendorf die Aufmerksamkeit im sozialen Kontakt, die Begegnung mit dem Gegenüber.

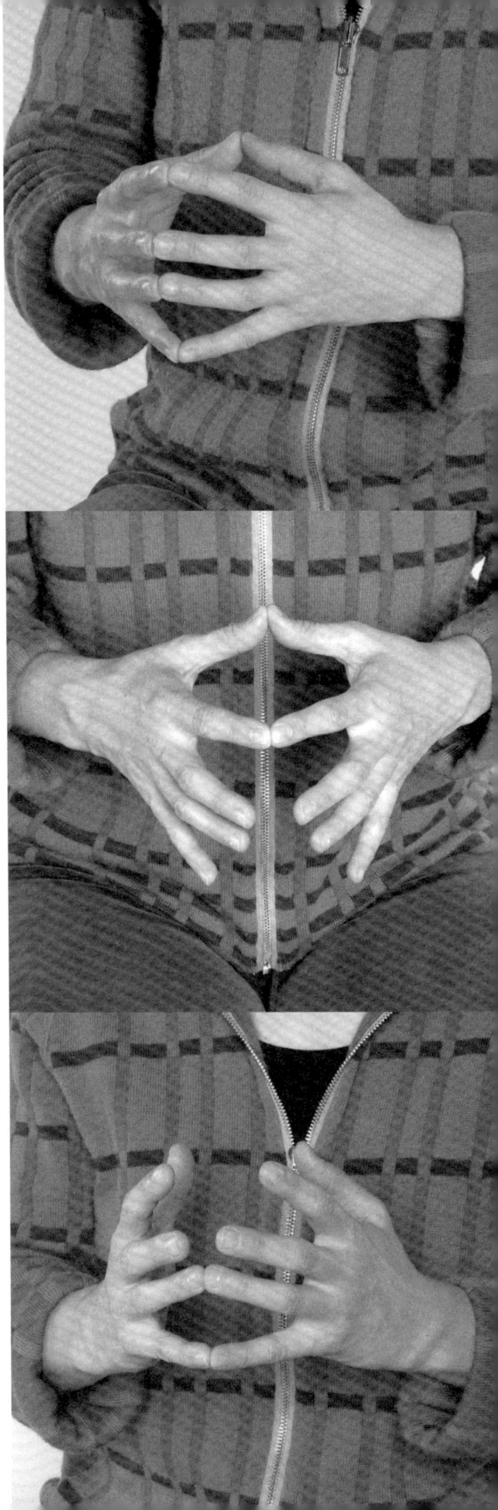

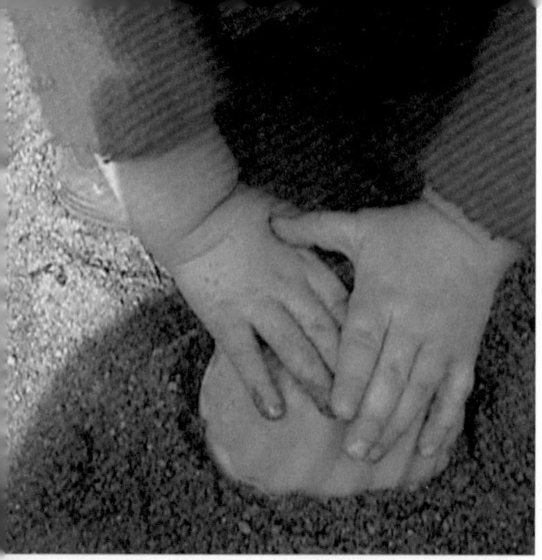

Hände

Viele Handgriffe jeden Tag

Sie verrichten mit Ihren Händen jeden Tag Tausende von gezielten Tätigkeiten. Dabei müssen Sie sich nicht anstrengen, es sind Ihre Gewohnheiten. Erst wenn Sie einmal Ihre Hände verletzt haben, merken Sie, dass Sie diese ständig gebrauchen.

Nehmen Sie nun bei einer alltäglichen Handlung Ihre Hände bewusst wahr: Achten Sie zum Beispiel beim Geschirrspülen auf die Oberflächen von Tellern, Tassen und Gläsern und die Temperatur des Wassers. Nehmen Sie wahr, wie artikuliert und genau Sie Ihre Hände auch bei einer derart alltäglichen Tätigkeit bewegen.

Achten Sie auf Ihre Hände, während Sie schreiben, mit einem Stift auf Papier oder auf der Tastatur des Computers. Achten Sie auf Ihre Hände, wenn Sie Teig kneten, Früchte schälen oder die Zeitung umblättern. Nehmen Sie die Kraft in Ihren Händen wahr, wenn Sie einen Hammer oder eine Bohrmaschine halten.

Nehmen Sie Ihre Hände wahr, während Sie andere Menschen berühren. Nehmen Sie wahr, was Sie empfinden. Woran merken Sie, dass Ihre Aufmerksamkeit sowohl bei Ihnen selbst ist wie beim Kontakt mit den anderen? Erforschen Sie diese Verbindungen.

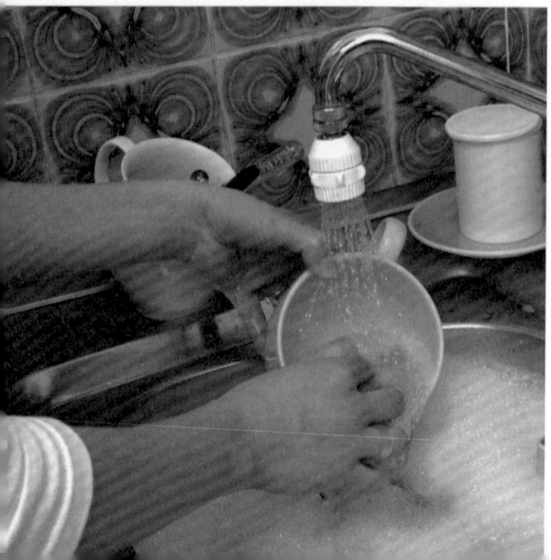

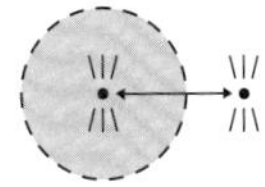

Händedruck

Der Händedruck ist in unserer Kultur oft der erste und manchmal einzige körperliche Kontakt, den wir mit anderen Menschen haben.

Erinnern Sie sich an den Händedruck mit verschiedenen Menschen in unterschiedlichen Situationen. Ein Händedruck vor einem Bewerbungsgespräch fühlt sich anders an als einer nach einer bestandenen Prüfung. Ein Händedruck unter Freundinnen und Freunden anders als unter Fremden. Wir können uns herzlich die Hände drücken und damit eine Vertrautheit unterstützen oder während großer Konflikte uns die Hände nicht mehr reichen und damit die Distanz und Zerstrittenheit bewusst unterstreichen.

Achten Sie beim und nach dem nächsten Händedruck auf Ihre Empfindungen, Gefühle und Gedanken. Nehmen Sie Ihre eigene Hand wahr und gleichzeitig die der anderen Person. Atmen Sie, nehmen Sie den Boden unter Ihren Füssen wahr und den Raum zwischen Ihnen und der anderen Person. Wie gelingt es Ihnen, sowohl bei sich als auch in Kontakt zu sein, wenn Sie einem Freund die Hand schütteln? Was empfinden Sie beim Händedrücken, wenn Sie Ihr Gegenüber nicht gut kennen? Was nehmen Sie wahr, wenn Sie jemanden nicht mögen und ihr oder ihm, aus welchem Grund auch immer, die Hand reichen?

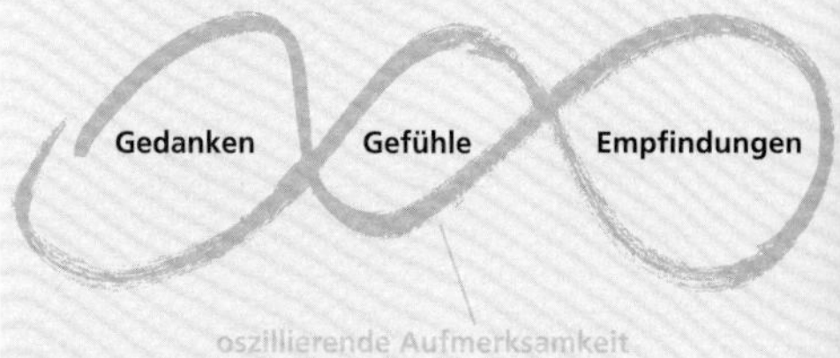

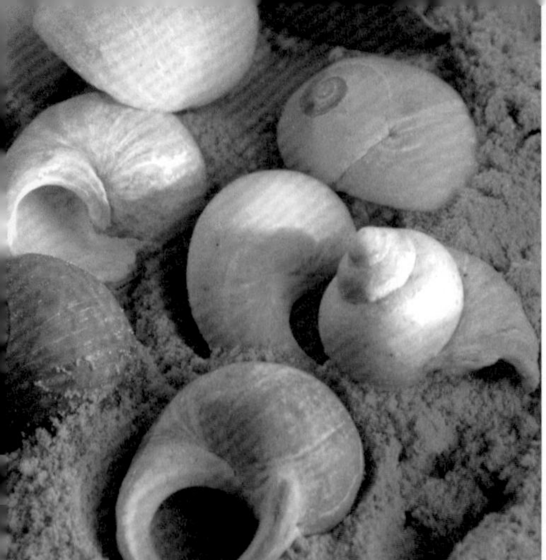

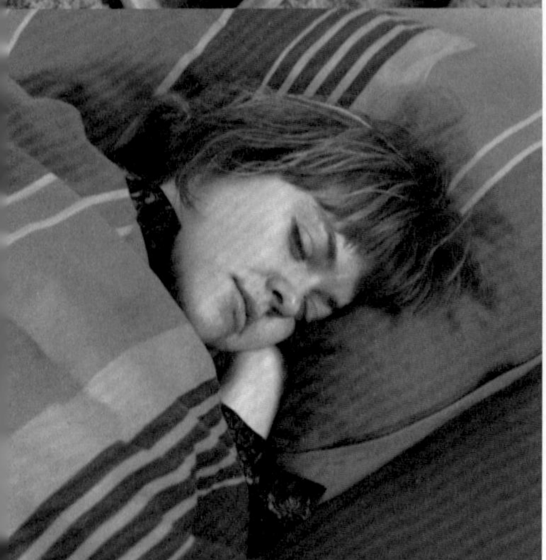

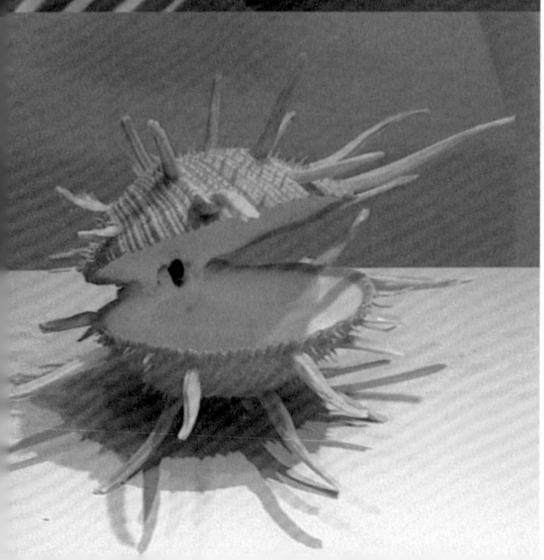

Schutz

Sich sichere Orte voller Geborgenheit schaffen

Was brauchen Sie, damit Sie sich wohl fühlen? Erinnern Sie sich an Momente, in denen Sie sich wohl gefühlt haben. Was war daran besonders? Waren Sie alleine, waren andere Menschen anwesend? Waren Sie in Ihrem Zimmer oder in anderen Räumen Ihrer Wohnung? Oder fühlen Sie sich auswärts wohler? Einige Menschen machen sich gerne im eigenen Bett ein warmes Nest, ziehen sich ein wenig zurück, indem sie vielleicht die Tür zu ihrem Zimmer schließen oder den Mitbewohnern mitteilen, dass sie eine Weile nicht gestört werden möchten. Andere fühlen sich vor allem durch die Anwesenheit von Menschen oder Tieren geborgen und sicher. Finden Sie heraus, was Ihre Vorlieben sind.

Kreieren Sie sich mehrere Orte, an denen Sie sich wohl und sicher fühlen. Halten Sie sich bewusst immer wieder dort auf und nehmen Sie wahr, was Sie empfinden, fühlen und denken.

Manchmal werden wir von alten Ängsten und schmerzvollen Erinnerungen gequält, die ein Gefühl der Bedrohung und Schutzlosigkeit in uns wachrufen, obwohl aktuell keine Gefahr besteht. Falls Sie solche Gefühle kennen und diese Ihnen immer wieder Ihr aktuelles Leben erschweren, suchen Sie Unterstützung durch eine Psychotherapie. Dabei lernen Sie alte im Körper gespeicherte Gefühle und Empfindungen von aktuellen zu unterscheiden. So gewinnen Sie Spielraum zurück, der Ihnen neue respekt- und freudvolle Begegnungen ermöglicht.

Schutz

Grenzen setzen

Achten Sie darauf, wie Sie sich von Meinungen und Forderungen beeinflussen lassen. Was ist Ihnen dienlich? Wann wäre es nützlicher, Ihre Position beizubehalten? Kann Ihnen das achtsame Wahrnehmen der eigenen Gefühle, Gedanken und Empfindungen dabei helfen, sich abzugrenzen?

Wie beschützen Sie Ihre Bedürfnisse und Werte, Ihre Zeit, Ihr Zuhause und Ihre Beziehungen? Fällt es Ihnen leicht, Nein zu sagen? Dinge nicht zu tun, zu verzichten oder sich von Menschen abzuwenden, mit denen Sie eigentlich nicht in Beziehung sein möchten? Falls Ihnen dies nicht leicht fällt, horchen Sie in sich hinein. Was befürchten Sie, geschähe, wenn Sie dies täten? Indem Sie klar, umsichtig und respektvoll Grenzen setzen, kümmern Sie sich aufrichtig um sich und Ihre Bedürfnisse, was letztlich nicht nur Ihnen, sondern auch den anderen dient, weil Sie sich so selbstverantwortlich verhalten.

Erinnern Sie sich an Ihren Körperaußenraum, der so groß ist, wie Ihre Arme und Beine reichen. Diese unsichtbare Kugel begleitet Sie überall hin. Sie entscheiden, wer sich in dieser Kugel aufhalten darf. Zeigen Sie anderen, wer Sie sind und wo Sie stehen. Falls Ihnen manchmal die Kraft dazu fehlt, so holen Sie sich bei Freunden oder Fachpersonen Unterstützung.

Nehmen Sie sich immer mal wieder Zeit dafür, sich all das Wesentliche, Wertvolle und Schützenswerte in Ihrem Leben zu vergegenwärtigen.

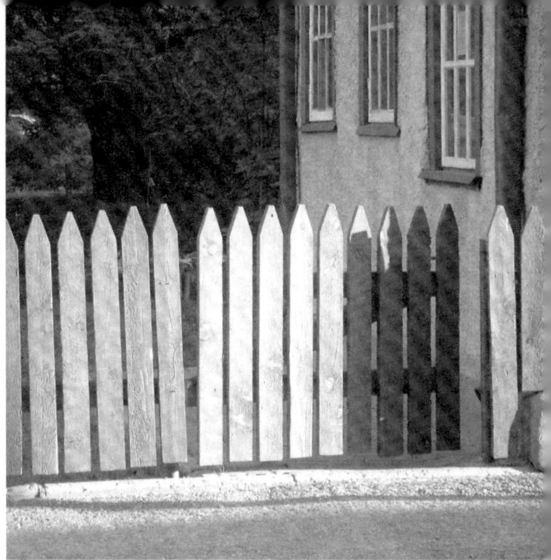

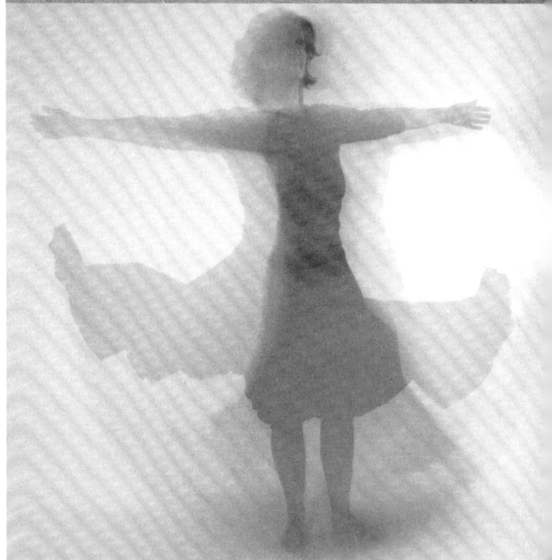

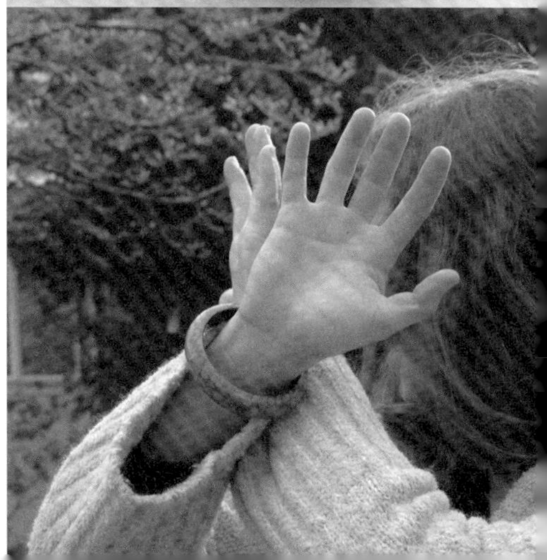

Warnsignale beachten – achtgeben

Ein Aspekt von Achtsamkeit ist wachsam sein. Wachsam sind wir, wenn wir die Aufmerksamkeit bewust bündeln und ganz den Moment der Gegenwart fokussieren: die unmittelbare Umgebung und unsere Empfindungen, Gefühle und Gedanken in Resonanz dazu.

Wachsamkeit schützt uns, weil wir umsichtiger sind und eventuelle Gefahren früher wahrnehmen. Es ist beispielsweise sinnvoll, wenn Sie innerlich hellwach sind, während Sie mit kleinen Kindern eine stark befahrene Strasse überqueren. Danach ist es aber auch stimmig, wenn Sie sich etwas zurücklehnen und Ihrem Fokus freien Lauf lassen, während Ihre Kinder auf dem eingezäunten Spielplatz spielen.

Erforschen Sie, welche Situation welche Wachsamkeit von Ihnen erfordert. Finden Sie die jeweils stimmige Aufmerksamkeit, um so reaktionsfähig zu sein, wie Sie gerne möchten. Nehmen Sie wahr, wo Sie die Wachheit im Körper empfinden und wie sich diese je nach Situation verändert. Können Sie hellwach und gelassen zugleich sein? Können Sie die körperliche Empfindung beeinflussen? Wie lösen Sie die mentale oder körperliche Anspannung, die Sie vielleicht in diesem Zusammenhang empfinden? Und umgekehrt: Wenn Sie merken, dass mehr innere Präsenz, ein direkterer Bezug zur unmittelbaren Gegenwart angebracht und hilfreich wäre, wie können Sie dies erzeugen?

Finden Sie in sich immer wieder je nach Situation eine stimmige Balance zwischen Wachsamkeit und Entspannung.

Die Seele beruhigen

Manchmal sind wir innerlich alarmiert, obwohl kein äußerer Anlass dafür besteht. Manche Menschen beginnen, wenn dies oft geschieht, an ihrer Wahrnehmung zu zweifeln. Andere kreieren unbewusst bedrohliche Situationen, die dann zu dem inneren Gefühl passen. Warum aber sind Körper und Seele scheinbar grundlos angespannt? Der Schrecken aus einer früheren Erfahrung sitzt bildlich gesprochen noch in den Knochen (oder physiologisch gesprochen: im Nervensystem) und meldet sich immer wieder, auch wenn es aktuell keinen Anlass zum Schrecken gibt. Nehmen Sie die körperliche Empfindung wahr, wenn Sie sich alarmiert fühlen. Lenken Sie Ihren Fokus gleichzeitig auf eine emotional neutrale Sinneswahrnehmung: den Kontakt zum Boden oder das Sehen von Farben in Ihrer Umgebung beispielsweise. Vielleicht hilft es Ihnen, wenn die Sinneswahrnehmung körperlich intensiver ist: Kauen Sie ein Pfefferkorn, lutschen Sie einen Eiswürfel oder stampfen Sie auf den Boden. Lassen Sie dabei Ihre Aufmerksamkeit hin- und herpendeln: Mal spüren Sie die innere Anspannung, mal den Kontakt zum Boden. Verstärken Sie gedanklich Ihren Bezug zur unmittelbaren Gegenwart, indem Sie alle konkreten Aspekte wahrnehmen, die Ihnen Sicherheit und Wohlbefinden vermitteln. Realisieren Sie bewusst, wo Sie sich befinden und wie es dort aussieht. Orientieren Sie sich in der Zeit, sagen Sie sich zum Beispiel: Heute ist Montagvormittag, der 17. Januar.

Zudem kann Ihnen der Beistand von Fantasiewesen, wie wir sie aus vielen Märchen kennen, helfen. Stellen Sie sich zum Beispiel vor, ein Tier oder ein Fabelwesen würde Sie ständig begleiten und beschützen. Stellen Sie sich dieses Wesen konkret vor: Hat es ein Fell oder Flügel, ist es groß oder klein, alt oder jung, ein Engel oder ein Tiger? Wo im Körper fühlen Sie den Beistand durch dieses vorgestellte Wesen? Seelenwesen können Ihnen auf einfache Art Freude und Entlastung bringen.

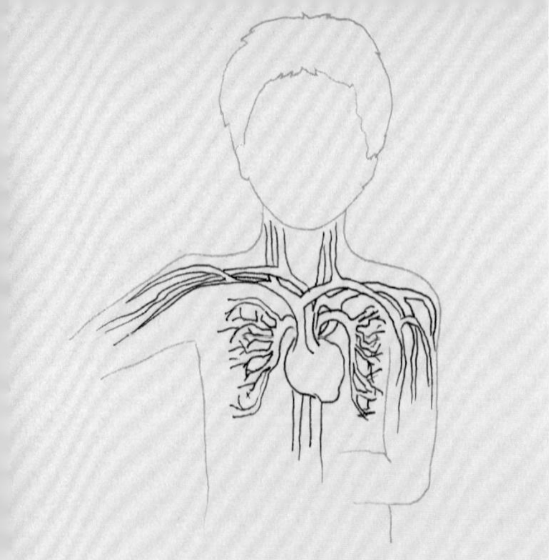

Herz

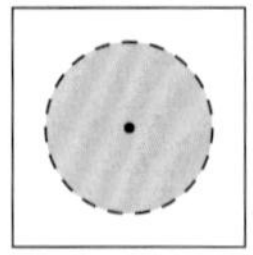

Herzschlag und Stimmungen

Schauen Sie sich das anatomische Bild auf dieser Seite an. Ihr Herz ist etwa so groß wie eine lockere Faust. Es ist ein Muskel, der Blut durch den ganzen Körper pumpt und auf diese Weise jede Zelle mit Nahrung und Sauerstoff versorgt. Die linke Herzhälfte pumpt sauerstoffreiches Blut aus den Lungen durch den ganzen Körper. Die rechte Hälfte pumpt sauerstoffarmes Blut zurück in die Lungen, wo es Sauerstoff aus der Atemluft aufnehmen kann.

Legen Sie die rechte Handfläche vorne auf Ihre linke Brust, den linken Handrücken in Herzhöhe auf die Rippen des oberen Rückens. Nehmen Sie den Kontakt Ihrer Hände mit Ihrem Oberkörper wahr. Achten Sie auf die Atembewegung unter Ihren Händen. Das Herz befindet sich zwischen der rechten und linken Lunge. Gut geschützt in einer Hülle aus Bindegewebe liegt es auf dem Zwerchfell. Das Herz wird vom Zwerchfell stetig sanft auf und ab gewiegt. Das Herz hat aber auch seine eigene Bewegung. Vielleicht spüren Sie Ihren Herzschlag.

Verweilen Sie mit Ihren Händen noch etwas länger bei der Berührung des Herzraumes. Wenn Sie möchten, schließen Sie Ihre Augen. Üben Sie dann eine Weile das Prinzip der *oszillierenden Aufmerksamkeit*, wie ich es in der Einleitung ausführlich beschrieben habe: Lenken Sie Ihren Fokus auf die *körperlichen Empfindungen*, die Wärme, die Atembewegung, den Puls. Nehmen Sie wahr, welche *Gedanken* Sie beschäftigen, achten Sie auf Ihre *Stimmungen* und *Gefühle* und lenken Sie den Fokus wieder zurück zur körperlichen Resonanz der Berührung: empfinden – denken – fühlen – denken – fühlen – empfinden – empfinden – denken – denken – fühlen ...

Versuchen Sie diese drei Ebenen stetig miteinander zu verbinden. Nehmen Sie wahr, dass eine Ebene sich in den Vordergrund drängt? Wie könnten Sie allen drei Ebenen gleich viel Aufmerksamkeit schenken?

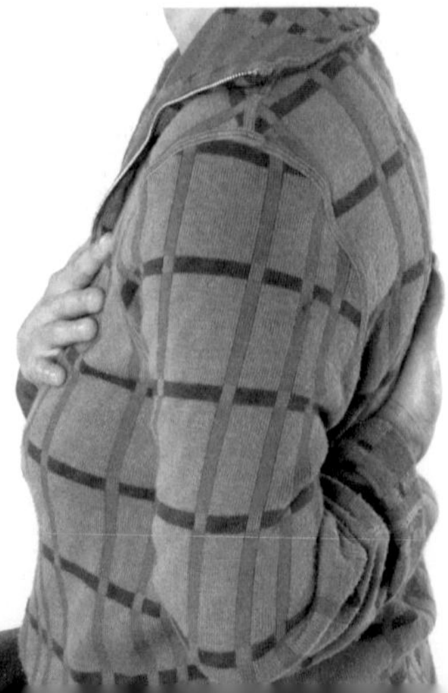

Herz

Wärme und Licht

Legen Sie sich bequem auf den Rücken. Sorgen Sie dafür, dass Sie genügend Platz um sich herum haben, um die Arme ausstrecken zu können. Die Hände berühren zuerst Ihren Brustraum unterhalb der Schlüsselbeine auf der Höhe des Herzens. Stellen Sie sich Ihr Herz vor, die Größe, seine Funktion und den Ort, den es in Ihrem Körper einnimmt. Nehmen Sie die Atembewegung unter Ihren Händen wahr. Vielleicht spüren Sie auch den Herzschlag.

Streichen Sie über den Brustraum, die Schlüsselbeine, seitlich über die Rippen bis unter die Achselhöhlen. Ruhen Sie sich aus. Stellen Sie sich vor, dass sich warmes Licht beim Einatmen in Ihrem Brustraum ausbreitet und beim Ausatmen durch den Innenraum Ihrer Arme und Hände leuchtet.

Streichen Sie dann wie auf den Fotos abgebildet mit der linken Hand über beide Schlüsselbeine, über das Schultergelenk der rechten Schulter, über die Innenseite des rechten Arms bis zur rechten Handinnenfläche. Zum Schluss berühren sich die rechte und die linke Handfläche. Dabei drehen Sie sich auf die rechte Seite. Ruhen Sie sich aus. Dann streichen Sie mit der linken Hand zurück und drehen sich wieder auf den Rücken. Wiederholen Sie die Bewegung einige Male auf beiden Seiten.

Wenn Sie möchten, stellen Sie sich vor, Sie füllten mit dem Streichen warme Flüssigkeit in den Innenraum Ihrer Arme und Hände. Beim Zurückstreichen leert sich der Innenraum jeweils wieder. Die warme Flüssigkeit fließt in der Vorstellung zurück in den Herzraum.

Stehen Sie auf und bewegen Sie Ihre Hände. Stellen Sie sich vor, Ihre Hände wären mit Ihrem Herz durch Wärme oder Licht verbunden. Machen Sie einige alltäglich Bewegungen mit Ihren Händen, während Sie sich diese Verbindung vorstellen. Nehmen Sie wahr, was Sie empfinden, denken und fühlen.

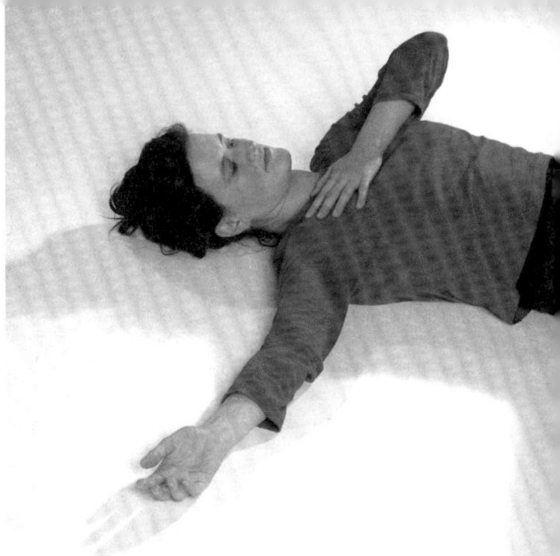

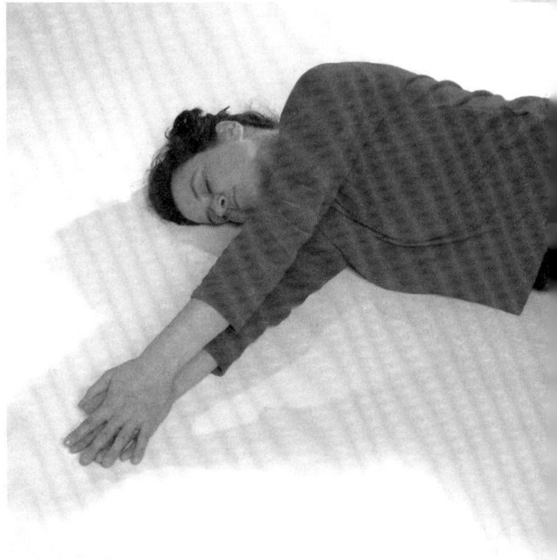

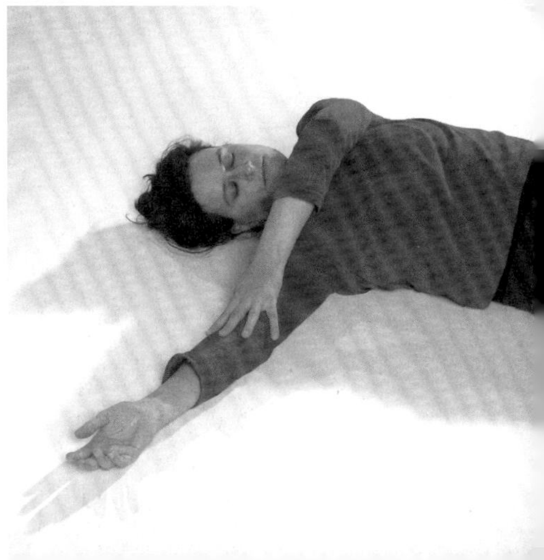

Freudetagebuch

Nehmen Sie sich fünf Minuten Zeit, um sich an freudige Momente zu erinnern, die Sie kürzlich erlebt haben.
Es können sowohl kleine Momente als auch große Ereignisse sein, an die Sie sich erinnern. Wichtig ist einzig, dass Sie dabei ungetrübte Freude empfunden haben. Vielleicht haben Sie sich über ein Lied im Radio gefreut, über die Bemerkung einer Bekannten. Vielleicht konnten Sie ausschlafen oder die Schmerzen im Knie sind nicht mehr so stark.

Was empfinden Sie, wenn Sie sich freuen oder an Freudvolles erinnern? Wo im Körper fühlen Sie Freude?

Nehmen Sie sich einmal vor dem Einschlafen vor, sich beim Erwachen als Erstes an etwas Freudiges vom Vortag zu erinnern.

Wenn Sie mit anderen Menschen zusammenleben, so berichten Sie ihnen bewusst immer wieder von kleinen Momenten der Freude. Nehmen Sie wahr, wie sich Ihr Brustraum dabei anfühlt. Verändert sich Ihre Stimmung?

Die Psychiaterin und Psychotherapeutin Luise Reddemann, die sich unter anderem eingehend mit der positiven Wirkung von Freude auf die Hirnphysiologie befasst hat, ermuntert alle, ein Freudetagebuch zu schreiben. Wenn Sie ihrem Rat folgen wollen, kaufen Sie sich ein Buch mit leeren Seiten. Halten Sie in diesem Buch ausschließlich Freudiges fest. Damit geben Sie den positiven Erfahrungen in Ihrer Erinnerung mehr Gewicht und trainieren nach und nach Ihr Hirn, mehr auf das Freudige zu fokussieren.

Deutsch

Dialekt

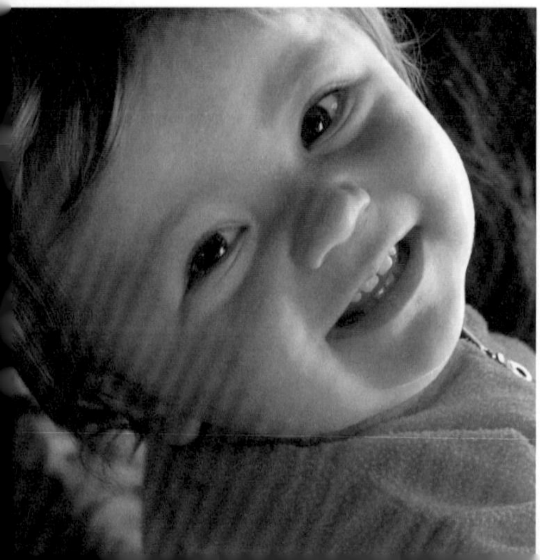

Auf Ihr Herz hören

Achten Sie darauf, wie unterschiedlich sich Ihr Herzraum anfühlt, je nachdem, wie es Ihnen geht.

Können Sie die verschiedenen körperlichen Wahrnehmungen beschreiben? Vielleicht empfinden Sie manchmal eine lastende Enge, ein warmes Kribbeln oder eine zähe Spannung, manchmal eine kühle Frische, eine flimmernde Brüchigkeit oder eine offene Weite im Herzraum. Versuchen Sie, Ihre Empfindungen zu beschreiben, ohne dass Sie diese verändern wollen. Halten Sie sich mit Wertungen und Erklärungen zurück, auch wenn Ihnen unangenehm ist, wie Sie sich gerade fühlen.

Vielleicht hilft Ihnen der Vergleich mit einer Landschaft. Welche Landschaft wäre Ihrem Herzraum im Moment ähnlich? Verweilen Sie und nehmen Sie wahr, was Sie empfinden, fühlen und denken.

Manchmal verschließen wir unser Herz. Kennen Sie dieses Gefühl? Was empfinden Sie im Brustraum, wenn Ihr Herz eher verschlossen ist? Können Sie diesen inneren Zustand selbst wieder verändern? Wie machen Sie das? Was brauchen Sie dazu? Ist Ihr Herzraum manchmal bedürftig? Wenn ja, wie merken Sie das und was brauchen Sie?

Hören Sie auf Ihr Herz, lassen Sie sich innerlich berühren und sorgen Sie für sich und andere.

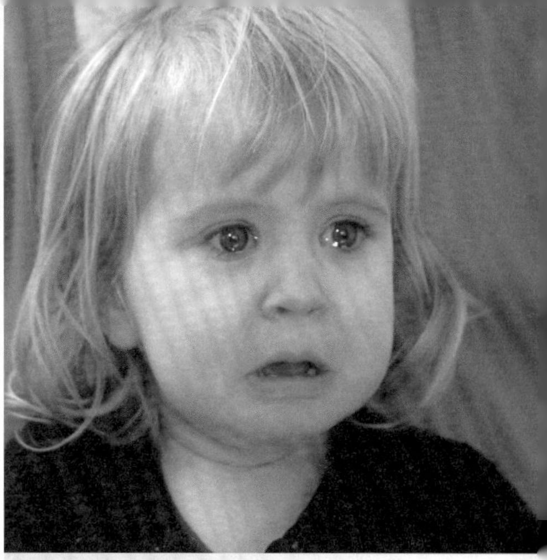

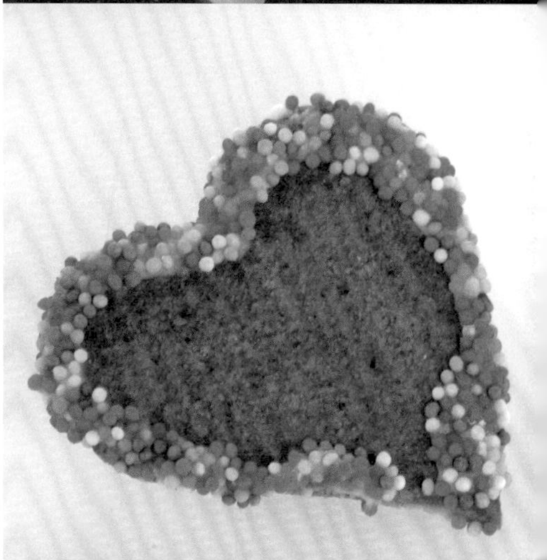

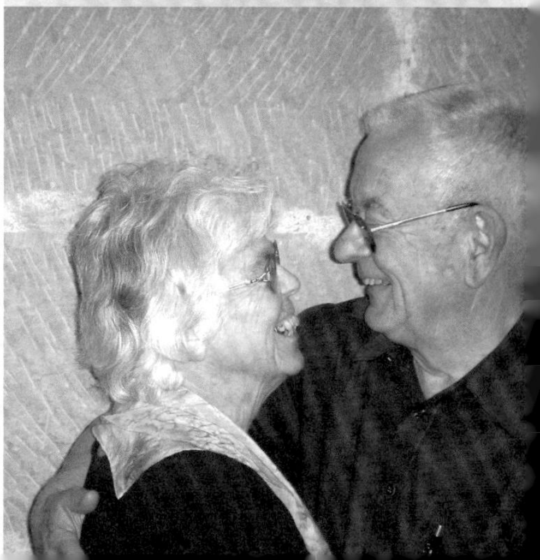

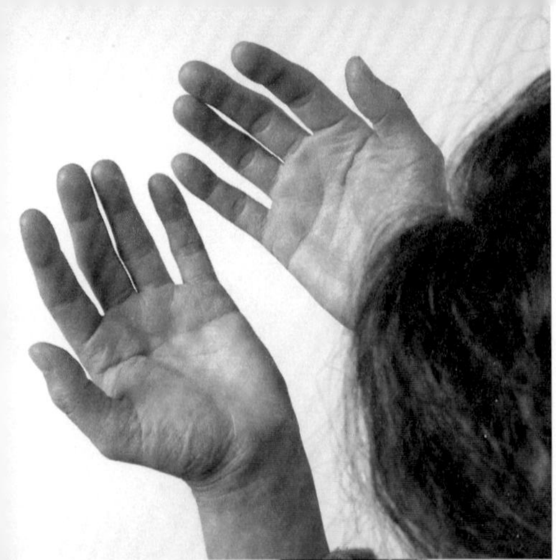

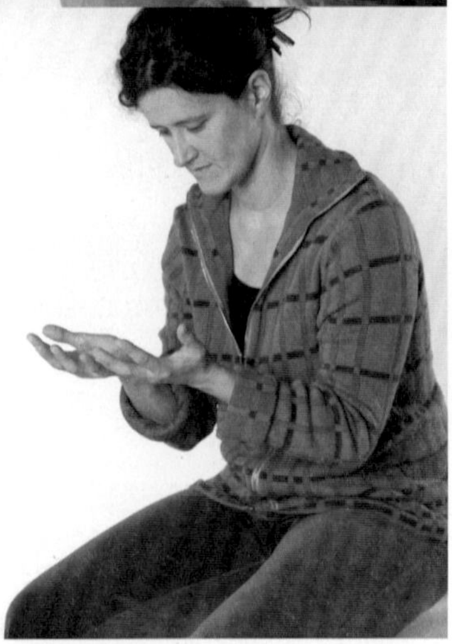

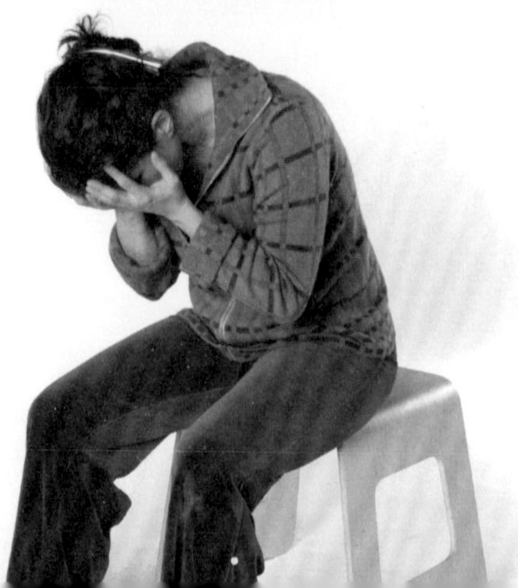

Gesicht

Gesichtsmassage

Streichen Sie mit den Händen über das Gesicht. Streichen Sie über die Stirne, die Augenbrauen und massieren Sie die Nasenwurzel. Streichen Sie mit Zeige- und Mittelfinger um Ihre Augenhöhlen und streichen Sie entlang Ihres Unterkiefers. Ertasten Sie die Kiefergelenke auf Ohrenhöhe. Öffnen Sie den Unterkiefer leicht und schließen Sie ihn wieder. Kneten Sie Ihre Ohrmuscheln und reiben Sie mit offenen Handflächen einige Male über die Ohren. Verschließen Sie die Ohren eine Weile und lösen Sie die Hände dann wieder. Bewegen Sie Ihre Zunge und Lippen. Lassen Sie Ihrem Atem freien Lauf. Seufzen und gähnen Sie. Wenn Sie möchten, beziehen Sie auch die Kopfhaut und den Nacken in die Massage mit ein.

Bilden Sie dann mit Ihren Händen wie auf der Abbildung oben links eine Schale. Die Seiten der kleinen Finger berühren sich. Die Handinnenflächen zeigen nach oben. Beugen Sie sich so nach vorne, dass Sie Ihr Gesicht in die Hände legen können. Schauen Sie, dass Platz für die Nase frei bleibt. Nehmen Sie den Kontakt des Gesichts mit Ihren Händen wahr.

Richten Sie sich wieder auf, so dass sich das Gesicht von den Händen löst. Was empfinden Sie jetzt? Wie fühlen Sie sich in Bezug zum Raum um Sie herum? Welche körperliche Resonanz empfinden Sie im Gesicht? Wiederholen Sie diese Bewegung einige Male.

Wenn Sie möchten, stellen Sie sich vor, Sie tauchten Ihr Gesicht in Wasser ein, das Sie erfrischt, wärmt oder kühlt – je nachdem, was für Sie gerade angenehm wäre.

Sich betrachten

Setzen Sie sich vor einen Spiegel oder nehmen Sie einen Handspiegel so zu sich her, dass Sie Ihr Gesicht mühelos darin betrachten können.

Stellen Sie sich vor, Sie betrachteten eine gute Freundin respektvoll.
Stellen Sie sich dann vor, Sie wollten jemandem am Telefon beschreiben, wie dieses Gesicht aussieht. Beschreiben Sie – halten Sie sich sowohl mit positiven wie negativen Wertungen freundlich zurück. Die folgenden Beispiele helfen Ihnen, Beschreibung von Wertung zu unterscheiden.
Beschreibung: Meine Nasenspitze ist eher rundlich, die Nase schmal. Mein Nasenrücken hat in der Mitte einen kleinen Knick, auf den Seiten sind Sommersprossen. Ich trage am linken Nasenflügel ein Piercing.
Wertung: Meine Nase ist ganz normal, eigentlich in Ordnung. Die Spitze dürfte etwas flacher und schmaler sein.

Beschreiben Sie die Form Ihres Gesichts und Ihrer Augen. Achten Sie genau auf die Augenfarbe. Meistens haben unsere Augen mehrere Farben, beispielsweise kastanienbraun mit etwas sandbraun zur Pupille hin und einer olivgrünen Aufhellung am äußeren Rand der Iris. Beschreiben Sie die Tönung der Haut, Form und Farbe der Augenbrauen, Lippen, Nase, Ohren und Haare. Beschreiben Sie die Form des Kinns und der Stirn.

Betrachten Sie nochmals Ihr Gesicht als Ganzes. Schließen Sie die Augen. Sehen Sie Ihr Gesicht noch? Das sind Sie. Begrüssen Sie sich.

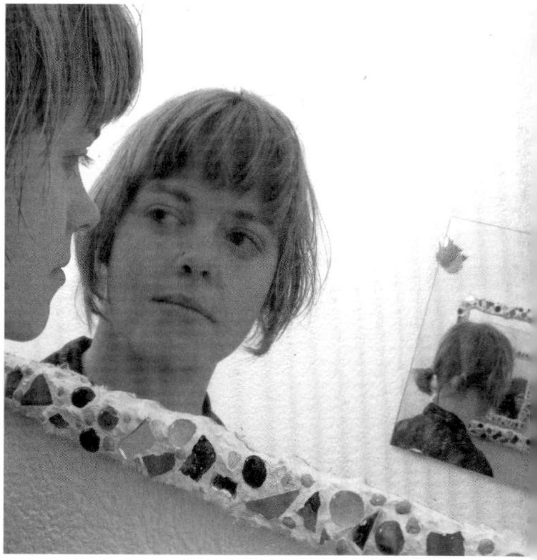

Offen und neugierig

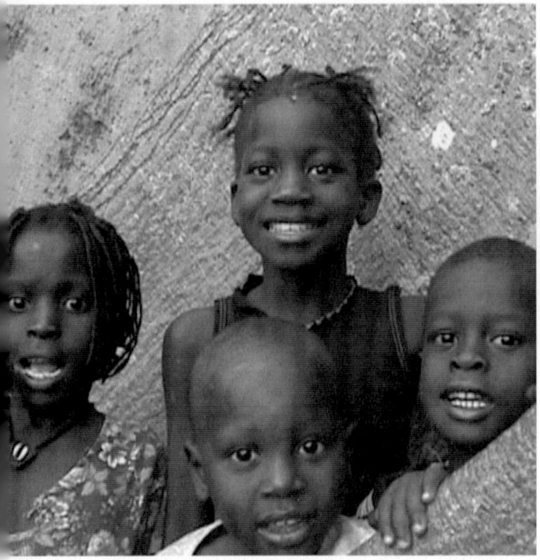

Achten Sie während eines Spazierganges auf die Empfindungen auf Ihrem Gesicht. Achten Sie auf die Temperatur der Luft, die Helligkeit des Lichtes, die Gerüche und die Geräusche. Seien Sie offen und neugierig mit all Ihren Sinnen.

Unzählige Sinneswahrnehmungen verbinden Sie mit Ihrer Umgebung. Wenn Ihnen eine Sinneswahrnehmung besonders gut gefällt oder angenehm ist, so vertiefen Sie diese. Gefällt Ihnen beispielsweise der Glanz des Lichtes auf dem Fluss, so verweilen Sie dort und betrachten Sie ruhig etwas länger das Glitzern des Sonnenlichtes auf dem Wasser. Fühlen Sie sich von den Stimmen, die von einem Straßencafé zu Ihnen dringen, angezogen, so hören Sie eine Weile zu, auch wenn Sie dort niemanden treffen wollen.

Welche Geräusche bewirken eine angenehme Resonanz in Ihnen? Hören Sie manchmal in Ihrem Alltag auch Stille? Was empfinden Sie dann? Mögen Sie den Wind in Ihren Haaren oder die Wärme der Sonne auf Ihrer Haut, so genießen Sie diese Eindrücke. Lassen Sie sich von Ihnen angenehmen Sinneseindrücken innerlich berühren und verwöhnen.

Versuchen Sie dann, ob Sie diese Offenheit der Sinne auch im Kontakt zu anderen Menschen beibehalten können. Nehmen Sie Menschen bewusst wahr. Erlauben Sie sich, Ihnen bekannte und unbekannte Gesichter neugierig zu betrachten. Nehmen Sie die Haarfarben, Frisuren und Kopfformen wahr. Betrachten Sie unterschiedliche Haut- und Augenfarben, hören Sie den Klang und den Tonfall der Stimmen und nehmen Sie die Mimik wahr. Sehen Sie die Vielfalt der Menschen, die Ihnen begegnen.

Wem und wann zeigen Sie sich wie?

Sind Sie eher verschlossen oder laufen Sie wie ein offenes Buch durch die Welt? Wünschen Sie sich etwas mehr Schutz oder mehr Offenheit? Beide Pole sind nötig. Achten Sie darauf, wie Sie sich dazwischen möglichst frei bewegen können.

Achten Sie darauf, wann Sie bewusst entscheiden, bestimmte Gefühle bestimmten Menschen nicht zu zeigen. Finden Sie heraus, ob Sie das eher ermüdet oder entlastet. Finden Sie die stimmige Offenheit für unterschiedliche Beziehungen. Wem wollen Sie sich wie zeigen?

Achten Sie auch darauf, ob Sie Glaubenssätze übernommen haben, die Sie zu einem bestimmten Verhalten drängen, das Sie gerne ablegen möchten. „Traurige Menschen fallen anderen zur Last“, ist beispielsweise ein Glaubenssatz, der Ihnen im Wege steht, wenn Sie Ihre Traurigkeit ausdrücken und um Trost bitten möchten. „Wer fröhlich ist, ist oberflächlich“, könnte Sie davon abhalten, herzhaft zu lachen und belastende Erfahrungen für einen Moment zu vergessen.

Wie sehr fühlen Sie sich vom momentanen Schönheitsideal unter Druck gesetzt? Darf man Ihnen Ihr Alter und Ihre Tagesform ansehen, oder sollte Ihr Gesicht immer gleichmäßig glatt und strahlend schön wirken?

Was brauchen Sie, damit Sie frei wählen können, ob und wem Sie sich wie zeigen?

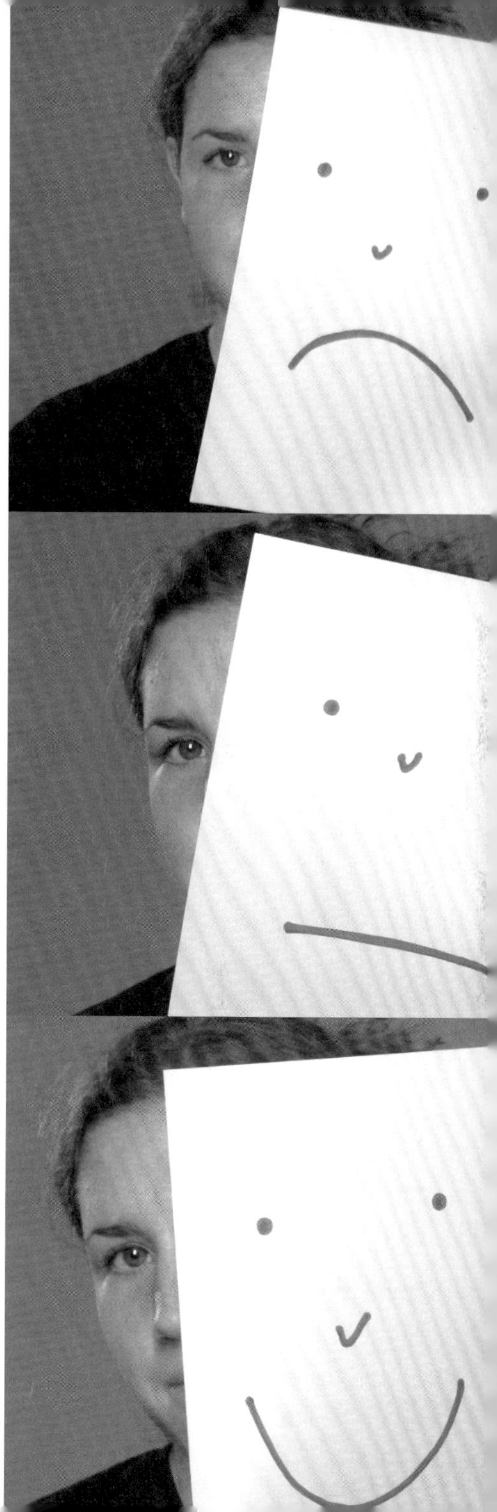

Die Augen ruhen lassen

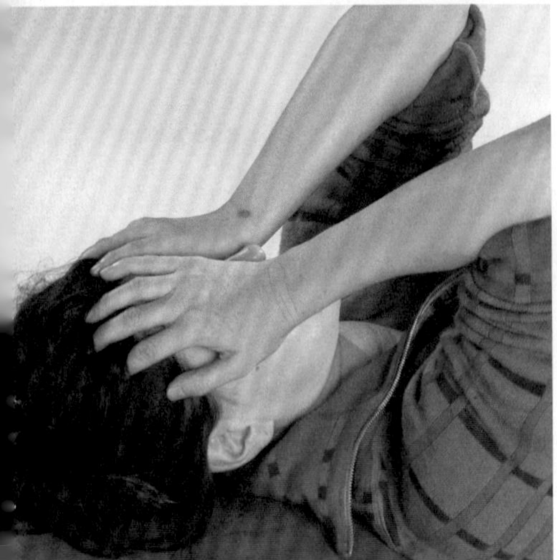

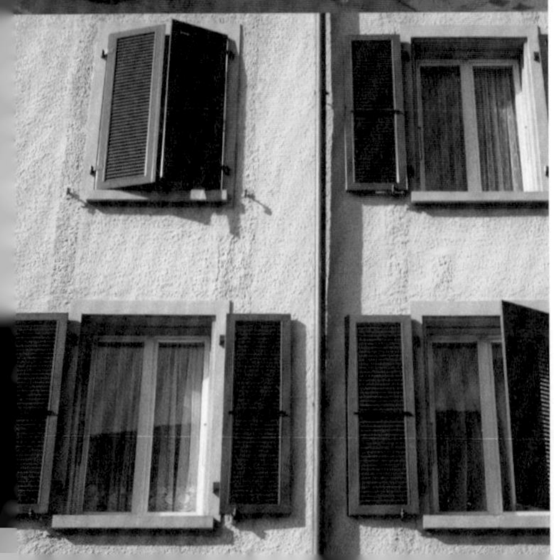

Legen Sie sich so hin, dass der Kopf bequem ruhen und die Nackenmuskulatur sich entspannen kann. Reiben Sie die Handinnenflächen aneinander, bis sie warm werden. Legen Sie dann beide Hände so auf Ihr Gesicht, dass die Handinnenflächen über den geschlossenen Augen ruhen. Die Handwurzeln liegen auf den Backenknochen, die Fingerkuppen greifen in die Haare über der Stirn. Da sich die Hand in der Mitte wölbt, berühren die Hände die Augen nicht direkt. Sie bilden eher zwei schützende Schalen.

Spüren Sie die Wärme Ihrer Hände auf Ihrem Gesicht und nehmen Sie die Dunkelheit wahr. Ihre Augäpfel – zwei kleine Kugeln mit einem Durchmesser von etwa 5 cm – ruhen in den Augenhöhlen. Der Kopf kann sein Gewicht an die Unterlage abgeben, auf der Sie liegen. Lassen Sie Ihren Atem frei fließen. Achten Sie auf die Empfindung in Ihrem Gesicht, in den Augen und den Augenhöhlen. Beobachten Sie, wie Ihre Aufmerksamkeit zwischen verschiedenen Ebenen hin- und herpendelt: Mal spüren Sie die Augen, mal denken Sie an etwas, das Sie beschäftigt, dann spüren Sie wieder die Augen …

Nun bewegen Sie die Handflächen in sanften Kreisen, ohne den Kontakt zum Gesicht zu lösen. Dabei bewegt sich die Haut rund um die Augen. Dann lassen Sie die Hände wieder ruhen. Öffnen Sie die Augen unter den Händen und nehmen Sie Licht und Schatten wahr. Entfernen Sie nach und nach die Hände vom Kopf. Schauen Sie sich im Liegen um und versuchen Sie gleichzeitig, die Augen in den Augenhöhlen ruhen zu lassen. Stellen Sie sich vor, die visuellen Eindrücke würden Ihnen zufallen.

Dann schließen Sie die Augen nochmals und wiegen den Kopf sanft hin und her. Strecken und räkeln Sie sich kurz, streichen Sie sich durch die Haare und über das Gesicht und richten Sie sich ins Sitzen auf. Was empfinden Sie jetzt, wenn Sie Ihren Blick um sich schweifen lassen? Was empfinden Sie, wenn Sie die Augen schließen?

Augen

Fünf Arten zu sehen

Legen Sie sich so hin, dass der Kopf bequem ruhen und die Nackenmuskulatur sich entspannen kann. Sie werden fünf verschiedene Arten von Sehen erforschen. Achten Sie dabei auf Ihre unterschiedlichen Empfindungen. Die sogenannte *Five Eyes Practise* wurde von der Tänzerin und Choreografin Barbara Dilley, der Begründerin von *Contemplative Dance,* entwickelt.

Schauen Sie direkt und detaillert, versuchen Sie ganz genau Einzelheiten zu studieren, die Textur und Färbung von Materialien, die Schattierung des Lichtes, die Formen ...

Betrachten Sie Zwischenräume, Leerräume zwischen Gegenständen, zwischen Personen oder Tieren.

Schließen Sie die Augen, nehmen Sie innere Bilder wahr, die Dunkelheit und das Licht hinter den geschlossenen Augenlidern, ruhen Sie sich aus, erfrischen Sie sich.

Stellen Sie sich vor, Sie wären ein Säugling. Schauen Sie, als ob alles um Sie herum eine neue Welt aus Farben, Formen, Licht und Schatten wäre, die Sie noch nicht verbal deuten und benennen könnten.

Stehen Sie auf und gehen Sie im Raum umher. Halten Sie dabei ein möglichst breites Blickfeld offen, ohne etwas Bestimmtes zu fokussieren.

Setzen Sie sich hin, ruhen Sie sich aus. Zieht es Sie zu einer dieser fünf Arten zu schauen nochmals zurück? Wenn ja, so praktizieren Sie diesen einen Fokus nochmals. Nehmen Sie wahr, was Sie empfinden, denken und fühlen.

(Ich habe die Reihenfolge aufgrund meiner Erfahrung umgestellt. Dilleys Reihenfolge lautet: geschlossene Augen, peripherer Blick, Blick eines Säuglings, Zwischenräume, direkter Blick.)

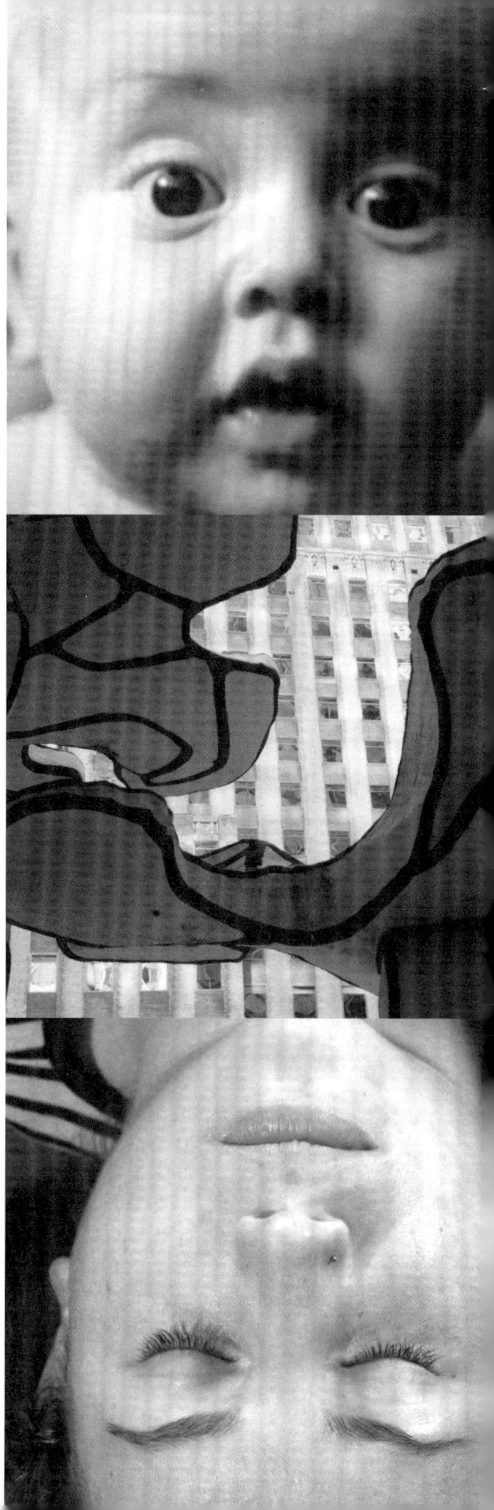

Augenfarben

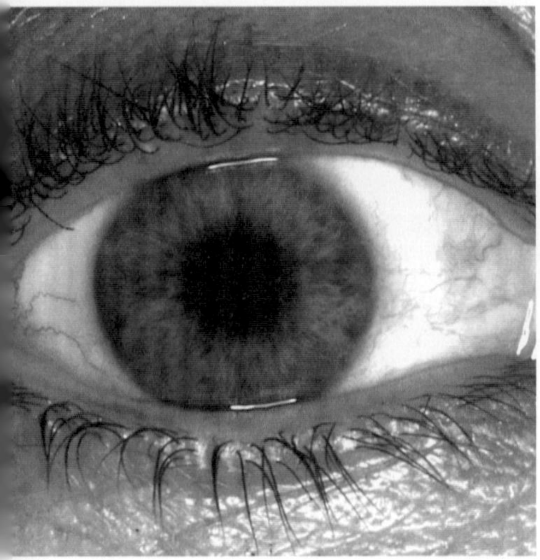

Betrachten Sie Ihre eigenen Augen im Spiegel. Schauen Sie sich die unterschiedlichen Farben Ihrer Iris genau an. Kein Auge ist nur blau, grün oder braun, jedes hat viele verschiedene Farben und Schattierungen.

Kennen Sie die Augenfarben Ihrer Familienangehörigen oder Ihrer Freunde und Freundinnen im Detail? Schauen Sie sich in den nächsten Tagen die Augenfarben der Menschen, mit denen Sie näheren Kontakt haben, etwas genauer an. Entdecken Sie verschiedene Augen.

Schärfen Sie Ihren Blick auch für andere Details in Ihrem Alltag, die Sie aus irgendwelchen Gründen visuell interessieren.
Oder stellen Sie sich vor, wo der Blick eines Kleinkindes hinschweifen würde, wenn dieses gerade jetzt bei Ihnen wäre? Versetzen Sie sich ab und zu in ein Kind. Was sieht ein Kleinkind? Wie verändert sich Ihre Stimmung, wenn Sie versuchen, aus der Perspektive eines Kleinkindes die Umgebung wahrzunehmen?

Schließen Sie tagsüber ab und zu Ihre Augen. Wenn Sie möchten, legen Sie Ihre Handflächen auf das Gesicht. Sie brauchen sich dazu nicht hinzulegen. Nehmen Sie die Wärme und die Dunkelheit wahr. Nehmen Sie die sachte Berührung des Auges durch das Augenlid wahr. Ruhen Sie sich aus.

Mit offenen Augen durch die Welt

Nehmen Sie sich vor, auf einer für Sie alltäglichen Strecke, die Sie zu Fuß zurücklegen, Ihren Blick die ganze Zeit gesenkt zu halten. Nehmen Sie wahr, was Sie dabei sehen und was Sie empfinden, fühlen und denken.

Dann legen Sie ein nächstes Mal die gleiche Strecke zurück und achten darauf, dass Sie Ihren Blick horizontal umherschweifen lassen. Achten Sie dabei auf Farben, Formen und Licht. Was sehen Sie? Wenn Sie Menschen auf diesem Weg begegnen, so suchen Sie kurz den Blickkontakt mit ihnen. Nehmen Sie wahr, was Sie empfinden, fühlen und denken.

Nun achten Sie in der Begegnung mit einem Menschen, mit dem Sie gerade etwas zerstritten sind, darauf, ob Ihre Blicke sich begegnen oder sich meiden. Erlauben Sie sich auszuprobieren, was Ihnen angenehmer ist.

Ist Ihnen sowohl beim Blickkontakt wie beim Meiden dieses Kontaktes unwohl, so stellen Sie sich vor, dass sich Ihre Blicke wie auf der Zeichnung dargestellt genau in der Mitte zwischen Ihnen treffen. Der Blick der anderen Person kann Sie so weniger treffen, und Sie selbst geben der anderen Person auch etwas mehr Raum. Sie begegnen sich in der Mitte. Versuchen Sie jemandem, vor dem Sie sich ein wenig fürchten, mit dem Blick in diesem Sinne bewusst zu begegnen, während Sie sich grüßen. Was beobachten Sie dabei? Wie fühlen Sie sich vorher, wie nachher?

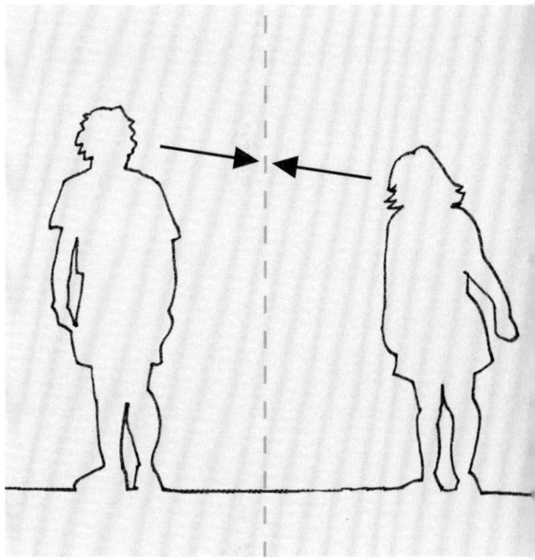

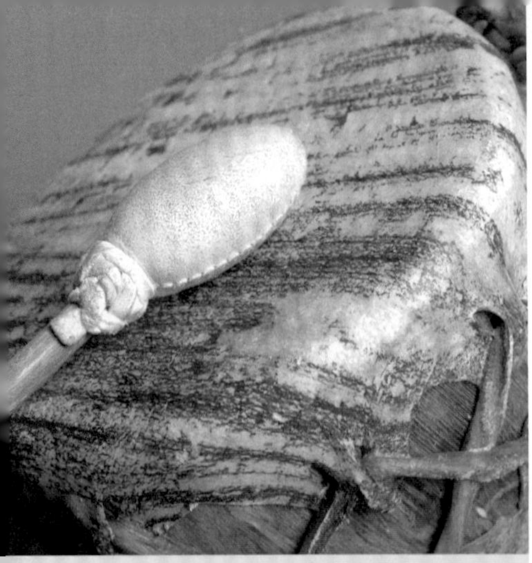

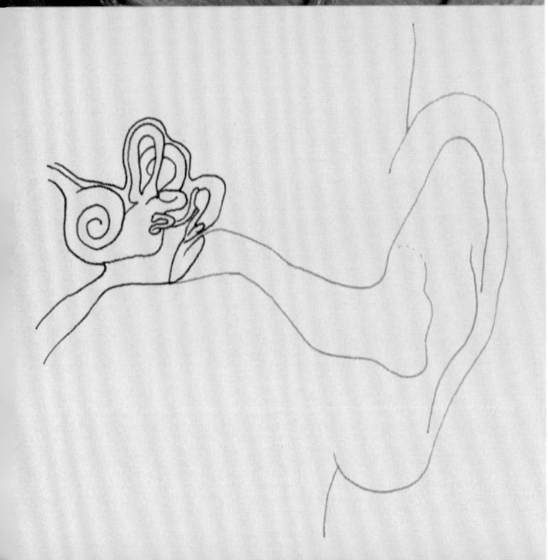

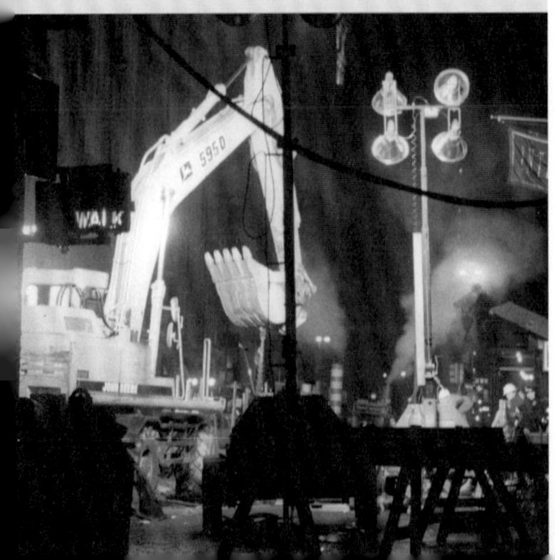

Ohren

Geräusche hören, nahe und fern

Geräusche breiten sich wellenförmig durch die Luft aus. Ihre Ohrmuscheln fangen sie auf. Die Schallwellen gelangen über den Gehörgang zum Trommelfell und bringen es zum Schwingen. Diese Schwingungen übertragen sich auch auf die Gehörknöchelchen im Mittelohr und das mit einer Flüssigkeit gefüllte Innenohr. Die Schnecke ist der Teil des Innenohrs, in dem sich die Hörzellen befinden. Sie wandeln die Schwingungen in Botschaften an das Gehirn um.

Streichen Sie mit Daumen und Zeigefingern beide Ohrmuscheln aus. Beginnen Sie oben und streichen Sie von innen nach außen, enden Sie mit dem Ohrläppchen. Verschließen Sie mit Ihren Händen die Ohren und drücken Sie leicht gegen den Kopf. Lassen Sie mit dem Druck nach und öffnen Sie die Hände langsam seitlich. Wie verändert sich Ihr Hören dabei?

Lenken Sie Ihre Aufmerksamkeit auf die Geräusche in Ihrer nahen Umgebung. Welche Geräusche hören Sie sofort, welche fallen Ihnen erst nach und nach auf? Können Sie Ihre Wahrnehmung schärfen? Was hören Sie? Musikfetzen, menschliche Stimmen, Autos, Maschinen, den Wind ...? Achten Sie auf Unterschiede und Kontraste.
Wenn Sie sich in einem Raum befinden, so nehmen Sie die Geräusche wahr, die in diesem Raum entstehen. Wenn Sie draußen sind, so nehmen Sie die Geräusche wahr, die im Umkreis von etwa drei Metern hörbar sind.

Lassen Sie Ihren Atem frei fließen.

Weiten Sie dann Ihren Hörradius nach und nach immer etwas weiter aus. Probieren Sie aus, ob sich Ihr Hören verändert, wenn Sie die Augen schließen. Nehmen Sie wahr, was Sie empfinden, fühlen und denken.

Atemgeräusch und Stimmresonanz im Inneren

Verschließen Sie Ihre Ohren. Hören Sie Ihre eigenen Atemgeräusche, beim Einatmen, beim Ausatmen und die Stille in der Atempause.

Lassen Sie dann immer noch mit geschlossenen Ohren ein Summen entstehen. Hören Sie diesen Summton, die Resonanz im Innenraum Ihres Kopfes, den Klang in Ihnen. Achten Sie darauf, dass Sie das Summen in keiner Weise anstrengt. Der Summton darf ganz leise sein oder auch laut, was immer Ihnen angenehm ist. Probieren Sie verschiedene Tonlagen aus. Sie können auch eine Melodie summen oder schräge Töne zulassen.

Lassen Sie Ihren Atem frei fließen. Machen Sie immer wieder Pausen, in denen Sie die Stille hören.

Dann öffnen Sie die Ohren. Nehmen Sie wahr, was Sie jetzt in Ihrem Innenraum und im Außenraum hören. Lassen Sie auch mit offenen Ohren einen Summton entstehen. Hören Sie diesen Ton und nehmen Sie die sensorische Resonanz im Körper wahr.

Wie empfinden Sie den Raum in Ihnen und um Sie herum? Wie empfinden Sie die Verbindung zwischen Ihrem Innen- und Außenraum?

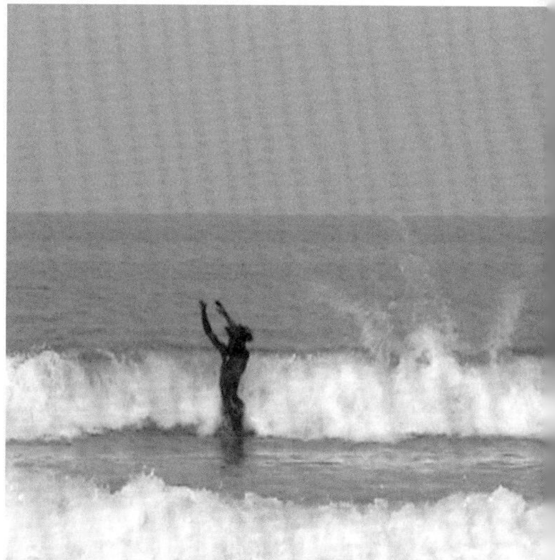

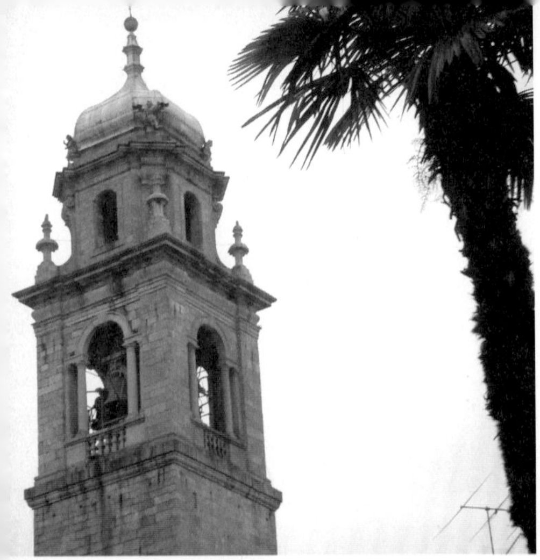

Ohren

Geräuschlandschaft

Suchen Sie sich eine Wegstrecke aus, die Sie oft zu Fuß zurücklegen: einen Teil Ihres Arbeitsweges beispielsweise, den Weg zum Einkaufen oder eine Strecke, die Sie zurücklegen, um eine Freizeitaktivität zu unternehmen.

Achten Sie das nächste Mal, wenn Sie diese Strecke zurücklegen, genau auf die verschiedenen Geräusche, die Sie während dieser Zeit hören. Stellen Sie sich vor, Sie hätten die Augen geschlossen und würden die gleiche Strecke zurücklegen. Achten Sie darauf, wie sich die Geräuschlandschaft, durch die Sie gehen, verändert. Versuchen Sie zu hören, woher die Geräusche kommen und wie Sie wieder abklingen. Welche Geräusche überraschen Sie? Welche sind Ihnen vertraut? Hören Sie Stimmen, Tierlaute, Geräusche von Motoren, Radios, Wasser, Schritte, Stille…?

Wenn Sie möchten, nehmen Sie sich später, wenn Sie wieder zu Hause sind, ein Blatt Papier und malen Ihren Weg. Tragen Sie auf der Zeichnung die Geräusche ein, die Sie gehört haben. So entsteht ein Geräuschplan Ihres Weges.

Achten Sie ab und zu auf Geräusche, die Sie besonders mögen. Gefällt Ihnen das Geräusch von Wasser, so achten Sie beispielsweise darauf, wann und wo Sie in Ihrem Alltag Wassergeräusche hören oder wo Sie hingehen könnten, um solche zu hören. Mögen Sie gerne Stimmen, so nehmen Sie einen Tag lang bewusst wahr, wann Sie Stimmen hören: vielleicht am Morgen beim Erwachen aus der Stille die Stimme einer vertrauten Person, später inmitten des Straßenlärms Gesprächsfetzen von Unbekannten. Genießen Sie die Stille, so achten Sie darauf, wann es in Ihrem Alltag still ist, oder besuchen Sie eine Kirche oder ein Museum.

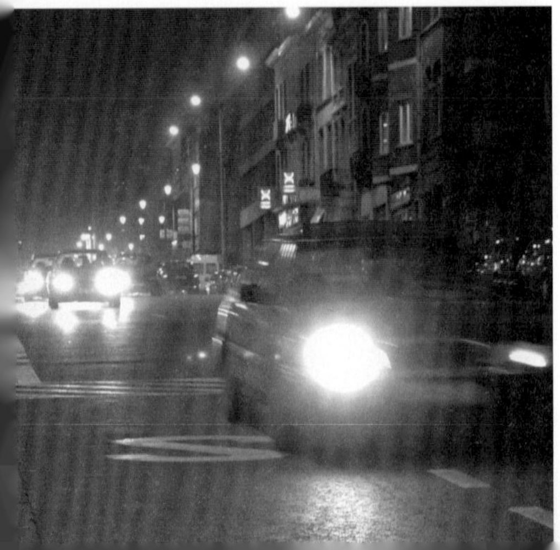

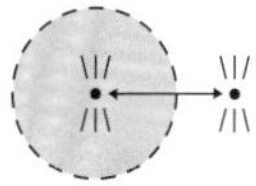

Stille schafft Raum

Lebensbereiche können sich aus unterschiedlichsten Gründen eng anfühlen: Vielleicht werden gerade viele Anforderungen an Sie gestellt, und Sie stehen unter Zeitdruck. Sie müssen Ihren kleinen Wohnraum oder Arbeitsplatz mit anderen teilen, oder in einer Beziehung kommt es zu emotionalen Spannungen, die Sie beengen.

Gibt es in Ihrem Leben etwas, was Sie beengt? Nehmen Sie wahr, wo im Körper Sie die Enge spüren. Welche Gedanken begleiten die Empfindung von Enge? Wann nehmen Sie die Enge bewusst wahr, und welche Gefühle verbinden Sie damit?

Planen Sie in diesem Lebensbereich, mit dem Sie Enge empfinden, Momente der bewussten Stille ein. Tun Sie dabei nichts, außer eine Minute auf die Stille zu lauschen. Vielleicht müssen Sie den Raum wechseln, ein Radio ausschalten oder die Menschen, die bei Ihnen sind, über Ihr Vorhaben informieren. Ganz still wird es wohl nie sein, aber Sie können auf die Pausen zwischen den Geräuschen achten, auf die Zwischenräume. Wann immer Ihre Aufmerksamkeit zu den Gedanken wandert, nehmen Sie dies wahr und richten Sie Ihren Fokus wieder auf das Hören der Stille. Was empfinden Sie dann?
Vielleicht haben Sie schon oft versucht, eine emotionale Spannung in einer Beziehung durch ausführliche Gespräche zu lösen. Schlagen Sie der betreffenden Person doch einmal vor, zusammen einen Spaziergang in Stille zu unternehmen. Klären Sie zuvor Route und Dauer des Weges und was sonst noch nötig sein könnte, damit Sie während des Spaziergangs nicht mehr miteinander sprechen müssen. Achten Sie beim Spazieren dann beide darauf, dass Sie die Geräusche der näheren und weiteren Umgebung bewusst wahrnehmen, auch wenn Sie innerlich durch viele Gedanken zur Beziehung immer wieder abgelenkt sind. Es geht nicht darum, während dieses Spaziergangs eine Lösung für Ihre Schwierigkeiten zu finden. Achten Sie eher darauf, was Sie konkret hören und was Sie beim stillen Nebeneinandergehen empfinden.

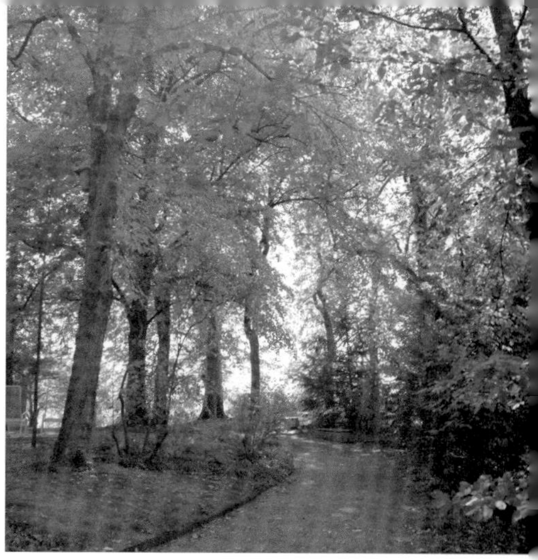

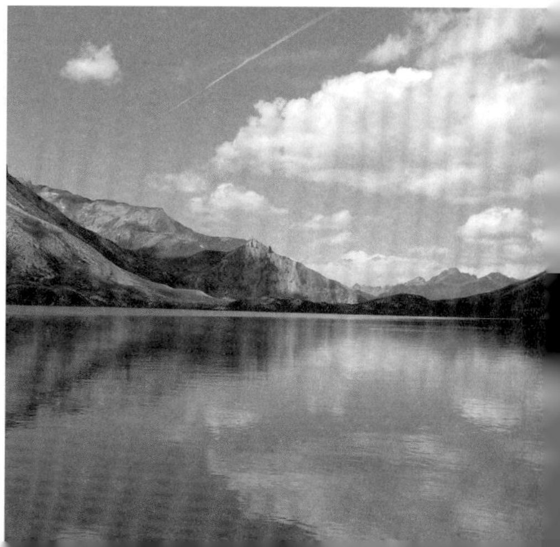

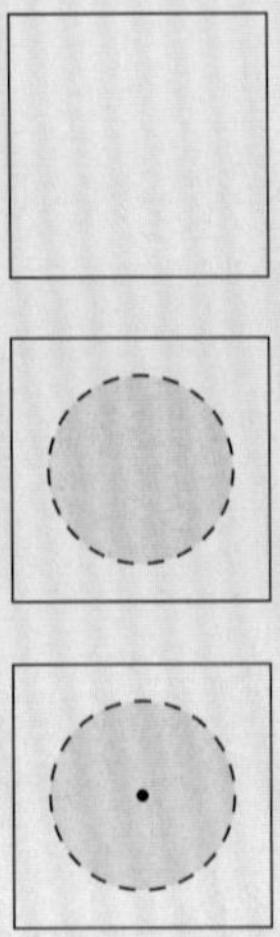

Sich einen Rahmen schaffen

Die folgenden Fragen, Beispiele und Vorschläge sollen Sie darin unterstützen und anregen, sich Momente des Innehaltens bewusst einzuplanen:

Wie lange möchten Sie innehalten? Mindestens fünf, höchstens zwanzig Minuten.

Wann? Am späten Nachmittag, wenn Sie von der Arbeit nach Hause kommen; vor dem Mittagessen um 12.20 Uhr; am Morgen, wenn die Kinder in der Schule sind.

An welchem Tag? Wählen Sie einen Tag, an dem es Ihnen voraussichtlich einfacher fallen wird, innezuhalten.

Wo? Auf dem Sofa zu Hause; auf der Bank unter dem Baum im Stadtpark; im Büro, wenn Sie sich etwas vom Computer wegdrehen.

Wie? Sagen Sie sich zum Beispiel: Ich werde zum Fenster hinausschauen und mich in meinem Bürostuhl zurücklehnen, ich werde mich auf mein Bett legen, ich werde mich während meines Spazierganges an den Fluss setzen.

Wie wollen Sie sich an Ihren Vorsatz erinnern? Schreiben Sie sich das Innehalten in der Agenda ein, tragen Sie einen kleinen Gegenstand mit sich, der Sie daran erinnert. Legen Sie sich die Fotokarte zum Innehalten so hin, dass Sie sie immer wieder sehen.

Was könnte sich störend auf Ihr Vorhaben auswirken? Setzen Sie sich mit Ihren Befürchtungen auseinander, weshalb Ihr Vorhaben scheitern könnte. Meinen Sie vielleicht, Sie dürften erst innehalten, wenn Sie wirklich große Taten vollbracht haben, oder planen Sie, draußen im Park innezuhalten, und befürchten, es könnte zu diesem Zeitpunkt regnen?

Setzen Sie Ihren Plan um. Wie geht es Ihnen dabei? Falls Ihnen das Innehalten nicht gelingt, so finden Sie heraus, woran es liegt. Welchen Aspekt Ihrer Planung sollten Sie ändern? Haben Sie den Zeitpunkt oder den Ort oder die Dauer zu wenig bedacht? Genauso viel wie vom Innehalten profitieren Sie von dieser Übung, wenn Ihnen das Umsetzen vorerst nicht gelingt und Sie sich deswegen noch genauer fragen, was Sie brauchen, damit Sie innehalten können.

Pausen machen

Für diese Übung brauchen Sie ein Blatt Papier oder ein Notizheft.

Nehmen Sie einige Minuten lang Ihre Atembewegung wahr. Sie können eine Hand auf Ihr Brustbein legen, um die Bewegung deutlicher zu spüren. Nehmen Sie den Einatem, den Ausatem und die Atempause vor dem nächsten Einatem wahr. Versuchen Sie nicht, Ihren Atem zu beeinflussen, beobachten Sie ihn, erfahren Sie ihn.

Nun gehen Sie in Gedanken nochmals den vorangegangenen Tag durch. Notieren Sie sich die Pausen, die Sie gemacht haben: wann, wo, wie lange, mit wem? Waren es Pausen für den Körper, für den Geist oder Pausen, in denen Sie sozial und emotional weniger gefordert waren und sich zurückziehen konnten? Welche Momente haben Sie als Pausen empfunden? Welche Aspekte gehören für Sie zu einer Pause? Sich ausruhen können? In Kontakt sein? Draußen sein? Essen? Sich hinlegen? Auf andere Gedanken kommen?

Jeder Mensch kann Pausen sehr persönlich gestalten. Wie waren Ihre Pausen heute oder gestern? Fehlt Ihnen eine bestimmte Art von Pausen? Konnten Sie oft Kaffee trinken, waren aber nie für sich alleine? Haben Sie sich hingelegt, konnten aber Ihre Gedanken nicht wirklich zur Ruhe bringen? Fehlen diese Pausen auch, wenn Sie auf die letzte Woche zurückschauen, also einen größeren Zeitraum betrachten? Welche Schlüsse wollen Sie daraus ziehen?

Erinnern Sie sich an Pausen, die gut für Sie waren. Schreiben Sie auf, was gut daran war. Erinnern Sie sich an Ihr Körpergefühl während dieser Pausen.

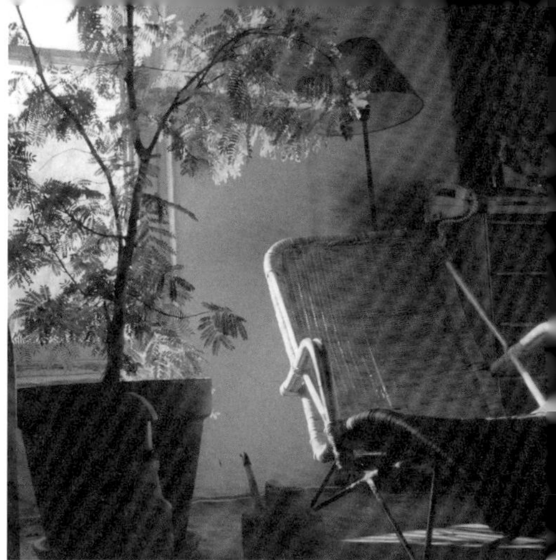

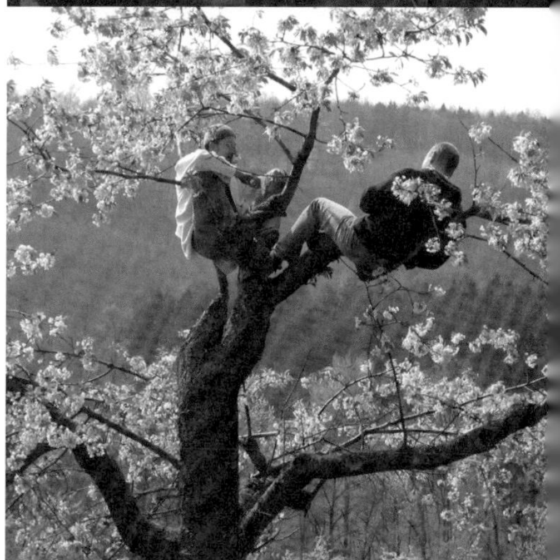

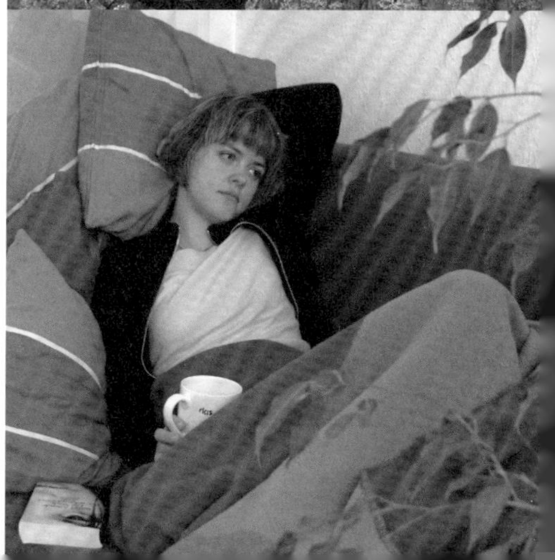

Telefonmeditation – einen Atemzug lang innehalten

Nehmen Sie sich vor, jedes Mal, wenn Ihr Telefon klingelt, einen Atemzug lang Ihre Atembewegung bewusst wahrzunehmen: Achten Sie auf Ihre Empfindung beim Einatmen und beim Ausatmen und nehmen Sie die Atempause vor dem nächsten Einatmen wahr. Dann erst nehmen Sie den Hörer ab.

Beobachten Sie, ob und wie dies Ihre Gespräche beeinflusst. Nehmen Sie wahr, was Sie empfinden. Wie sprechen Sie am Telefon, wie hören Sie zu, nachdem Sie für einen kurzen Moment auf Ihren Atem geachtet haben.

Fällt es Ihnen leicht, sich durch das Telefon an ein kurzes Innehalten erinnern zu lassen? Ist es Ihnen möglich, das Telefon drei Sekunden unbeantwortet zu lassen? Welche Strategien entwickeln Sie, um sich selbst diesen Raum zu schaffen? Das Telefonklingeln ist ein Signal von außen. Mal kommt es erwartet, mal unerwartet. Es eignet sich gut, Sie ans Innehalten zu erinnern. Darum hat der buddhistische Lehrer und Autor vieler Bücher Thich Nath Hanh die Telefonmeditation erfunden.

Varianten:
Achten Sie jedes Mal, wenn Sie durch eine Tür gehen, einen Atemzug lang auf Ihre Atembewegung.
Stellen Sie Ihren Computer so ein, dass er beim Speichern von Dokumenten ein Signal macht. Achten Sie dann auf Ihre Atembewegung.

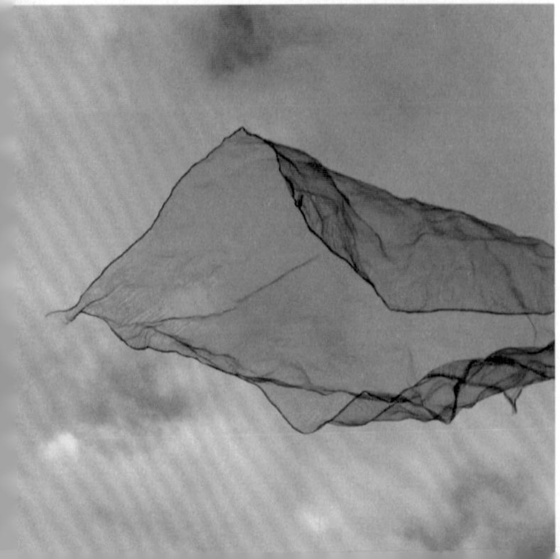

Innehalten, bevor Sie handeln

In emotional intensiven Situationen neigen viele Menschen dazu, nicht mehr innezuhalten. Gerade in solchen Situationen aber kann Innehalten sehr nützlich sein, weil es Raum schafft: Spielraum, den Sie nutzen können, Ihr Verhalten sorgfältig abzuwägen.

Zwei Fähigkeiten, die Sie mithilfe der Anregungen in diesem Buch einüben können, unterstützen Sie, auch in emotional intensiven Situationen innezuhalten: eine differenzierte Körperwahrnehmung und Selbstbeobachtung, d.h. wahrnehmen können, was Sie denken, was Sie fühlen und was Sie körperlich empfinden, und die Fähigkeit, Veränderungen auf allen drei Ebenen zu beobachten.

Erinnern Sie sich an eine belastende Situation. Erinnern Sie sich an Ihre Gefühle und Gedanken und an Ihre körperlichen Empfindungen. Meist sind wir in solchen Situationen gedanklich angeregt und suchen nach einer Möglichkeit, die unangenehmen Gefühle loszuwerden. Manchmal gelingt es uns, der Situation angebracht zu reagieren, manchmal agieren wir vor allem, um uns von den belastenden Gefühlen abzulenken.

Erinnern Sie sich daran, was Sie in dieser Situation konkret getan haben. Stellen Sie vor, Sie könnten in einer solchen Situation in Zukunft kurz innehalten, atmen, Ihre Füße auf dem Boden spüren und eine Minute nichts tun, bevor Sie handeln. Befürchten Sie, dass dies emotional belastend wäre? Probieren Sie es aus. Nutzen Sie Ihre Körperwahrnehmung, um sich immer wieder auf die konkrete Gegenwart zu beziehen.

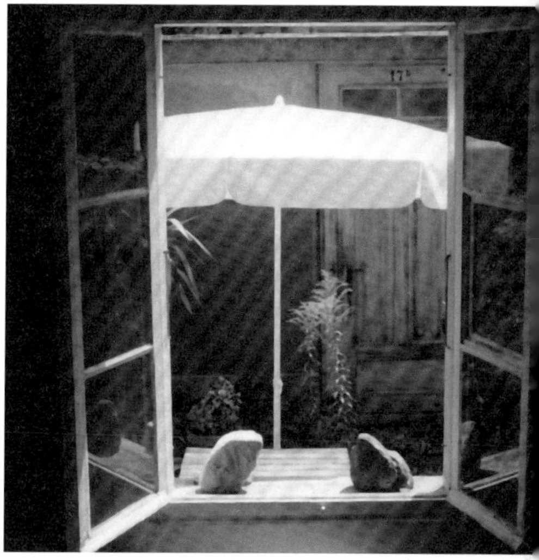

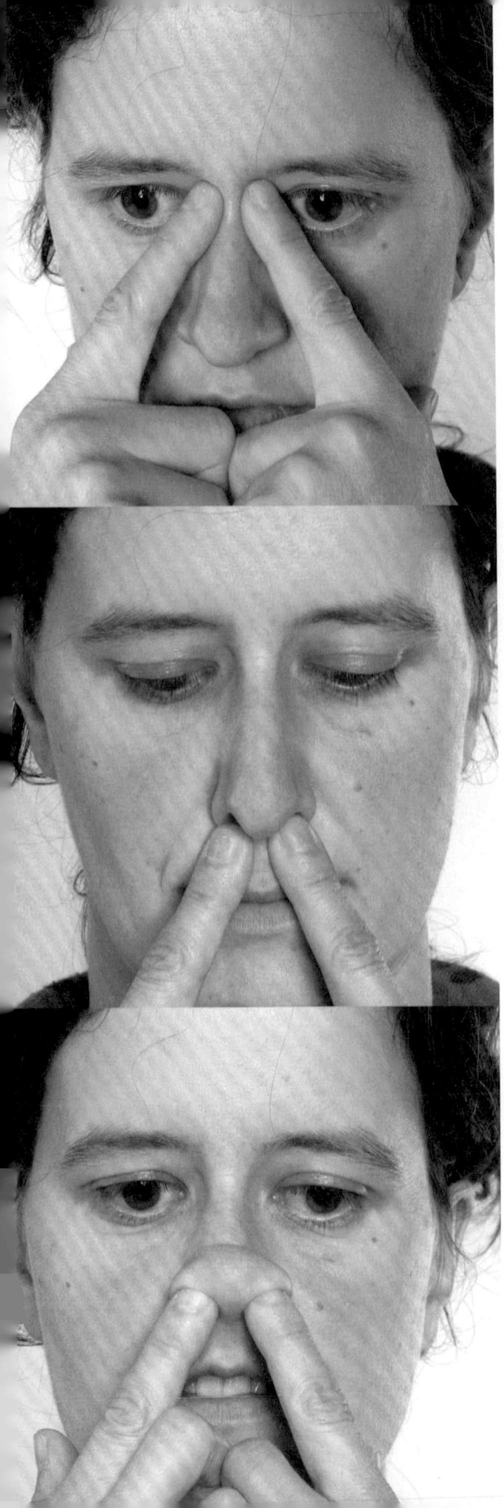

Nase

Atem im Inneren der Nase

Ertasten Sie Ihre Nase, das „Eingangstor“ für Ihren Atem: den Nasenrücken, die Seiten, die Nasenflügel und die Nasenwurzel, die sich zwischen den Augen befindet. Lassen Sie dann zwei Fingerkuppen auf der Nasenwurzel ruhen. Schließen Sie den Mund und nehmen Sie wahr, wie im Inneren der Nase die Luft beim Atmen ein- und ausströmt. Vielleicht nehmen Sie die kühle Berührung durch die Luft sogar in Ihrer Luftröhre wahr. Der Atem begleitet Sie ein Leben lang. Er bewirkt eine sich stetig wiederholende Bewegung im Inneren unseres Körpers und verbindet den Körperinnenraum mit dem Außenraum.

Legen Sie dann die Zeigefinger unterhalb der Nasenlöcher auf die Oberlippen. Achten Sie darauf, dass die Luft noch gut einströmen kann. Beim Einatmen dehnen Sie die Oberlippe nach unten, beim Ausatmen lösen Sie die Dehnung. Dadurch erhalten Sie einen umfangreicheren Einatem als gewöhnlich.

Dann schieben Sie Ihre Zeigefingerkuppen sachte in je ein Nasenloch. Die Handflächen zeigen zum Gesicht hin. Beim Einatmen dehnen Sie Ihre Fingerspitzen etwas nach oben gegen die Nasenspitze, beim Ausatmen lösen Sie die Dehnung. Nehmen Sie die Empfindung Ihrer Atembewegung im Inneren Ihrer Nase, im Rachen, im Brust- und Bauchraum wahr.

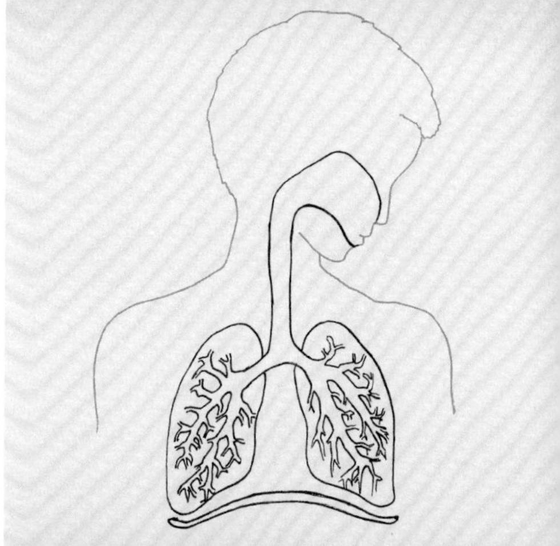

Vom Duft umhüllt und angeregt

Bei dieser Übung stellen Sie sich einen wohlriechenden Duft vor, zum Beispiel den Duft einer Blume, die Sie gerne haben. Sie können sich auch etwas Duftendes in Ihre Nähe holen.

Streichen Sie mit Ihren Händen über Ihr Gesicht und durch Ihre Haare. Streichen Sie über Nackenmuskulatur und Schultern, Arme und Hände. Streichen Sie mit den Handrücken über Ihren oberen und unteren Rücken. Streichen Sie vorne über den Brustraum und seitlich über die Rippen, über den Bauch, rund um das Becken, über das Kreuzbein und die Leisten. Streichen Sie rund um die Oberschenkel und Kniegelenke, über die Waden und die Schienbeine. Streichen Sie um die Fußgelenke und über die Füße. Legen Sie Ihre Hände auf den Oberschenkeln ab und nehmen Sie die Resonanz der Berührung auf Ihrer Haut wahr.

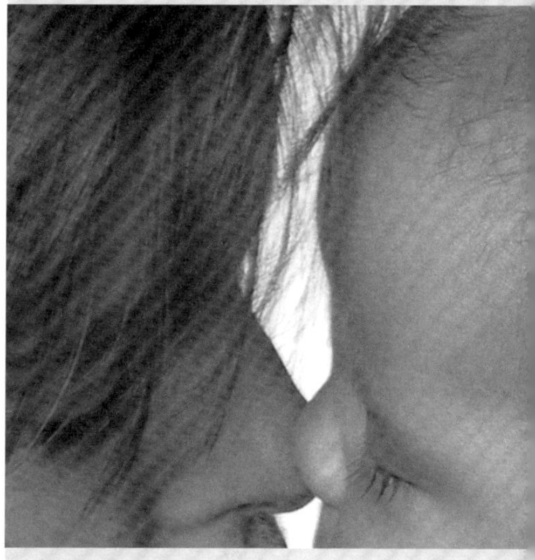

Nun achten Sie bewusst auf die Empfindung im Inneren Ihrer Nase. Nehmen Sie die Atemluft wahr, die durch die Nase ein- und ausströmt. Dann stellen Sie sich einen Duft vor, den Sie mögen, oder achten Sie auf den Duft, den Sie sich bereitgestellt haben. Der Duft strömt zart in die Nase. Am Riechkolben innerhalb der Nase nehmen Sie den Duft wahr. Dann strömt er als „feinste Atembewegung in die gesamte Peripherie Ihres Körpers. Die Atembewegung des Duftes zieht unter Ihre Hautoberfläche und füllt so Ihre Körperkonturen“, sagt die Atempädagogin Ilse Middendorf, die Begründerin der atempädagogischen Methode *Der erfahrbare Atem.*

Über den Atem verbinden wir den Außenraum mit dem Körperinnenraum. Die Blume wächst im Außenraum, den Duft nehmen wir in unserem Inneren wahr. Achten Sie auf den Austausch zwischen außen und innen. Achten Sie auf Ihre Empfindungen, Gedanken und Gefühle.

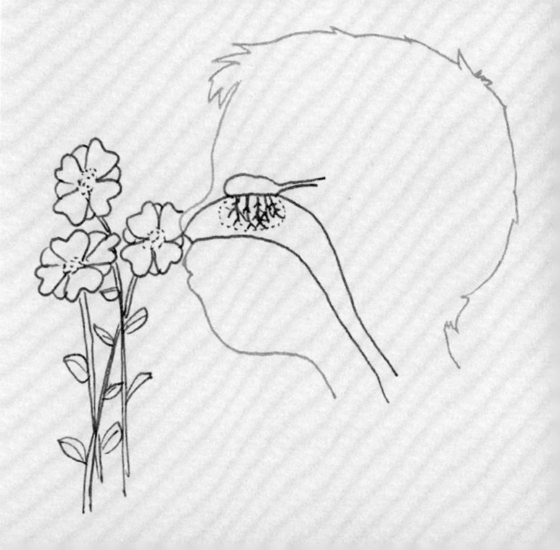

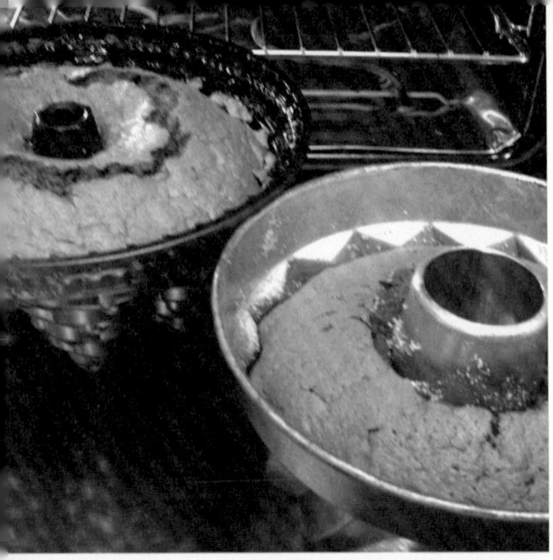

Gerüche und Wohlbefinden

Achten Sie darauf, welche Gerüche Sie mögen. Sammeln Sie Ihre Lieblingsgerüche. Wenn Sie wollen, schreiben Sie sich diese Sammlung auf. Vielleicht mögen Sie gewisse Gewürze – Rosmarin, Pfeffer, Zimt – oder den Geruch eines frisch gedruckten Buches. Vielleicht lieben Sie den Duft der Wäsche beim Bügeln oder den Geruch des dampfenden Asphalts nach einem Sommergewitter. Sie können sich auch vornehmen, einige Tage lang beim Kochen und Essen speziell auf die Gerüche zu achten.

Achten Sie dann ein anderes Mal darauf, welche Gerüche Sie in verschiedenen Räumen, in denen Sie wohnen, arbeiten oder zu Besuch sind, mögen. Können Sie beschreiben, was Sie an diesen Gerüchen mögen?

Benützen Sie selbst eine Körpermilch, ein Parfüm oder ein Rasierwasser, dessen Duft Sie wirklich gerne haben? Welche Düfte mögen Sie an anderen Menschen?

Achten Sie auch während der wechselnden Jahreszeiten auf die Gerüche. Nehmen Sie im Frühjahr wahr, welche duftenden Büsche und Blumen Sie mögen. Kaufen Sie sich davon einen Strauß. Achten Sie im Sommer darauf, welche Sommergerüche Sie mögen: vielleicht den Geruch von trockenem Heu, Sonnenmilch oder reifen Früchten. Welche Herbstgerüche mögen Sie? Welke Blätter, Pflaumen, heiße Kastanien? Welche Wintergerüche sind bei Ihnen mit Wohlbefinden verbunden? Orangen, Kardamom, Kerzenwachs?

Nehmen Sie wahr, welche Gefühle, Erinnerungsbilder und Gedanken Sie jeweils mit den unterschiedlichen Gerüchen verbinden.

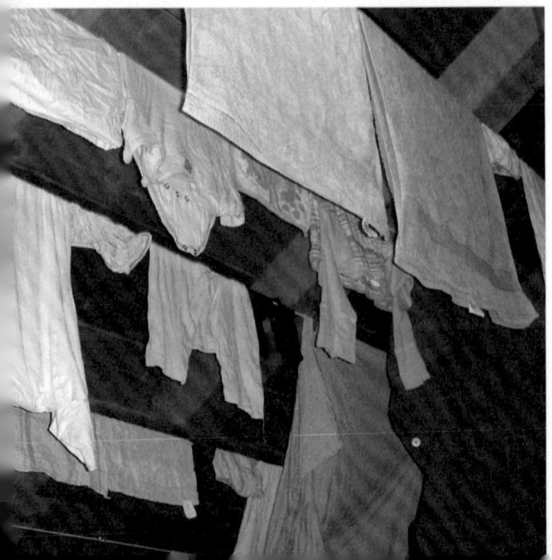

Gerüche und Erinnerungen

Erinnern Sie sich an freudvolle Erlebnisse, die Sie mit einem bestimmten Geruch in Verbindung bringen. Stellen Sie Ihr persönliches Erinnerungsalbum der Gerüche zusammen, und wenn Sie mögen, schreiben oder zeichnen Sie die Erinnerungen in ein Heft. Erinnern Sie sich beispielsweise an ein Lieblingsgericht oder einen Geruch, den Sie mit einem bestimmten Ort oder Menschen verbinden.

Nehmen Sie sich vor, dass Sie in einem Moment, in dem Ihnen die Freude etwas abhanden gekommen ist – konkret oder in Ihrer Vorstellung –, in diesem Gerüche-Album der freudvollen Erlebnisse blättern. Wählen Sie dann einen Geruch aus, der sich zwischen Ihre Gedanken und Gefühle mischen könnte. Sie können sich dabei lediglich an den Geruch erinnern oder, falls möglich, den Geruch auch konkret riechen. Ist beispielsweise der Geruch einer bestimmten Seife für Sie mit einer positiven Erinnerung verbunden, so besorgen Sie sich diese, falls sie nach wie vor erhältlich ist.

Umgeben Sie sich mit Gerüchen, mit denen Sie Freude verbinden. Integrieren Sie sie so in Ihren Alltag, wie Sie es vermutlich auch mit Gegenständen und Fotos tun, die Sie bei sich haben, die Sie an gute Erlebnisse erinnern.

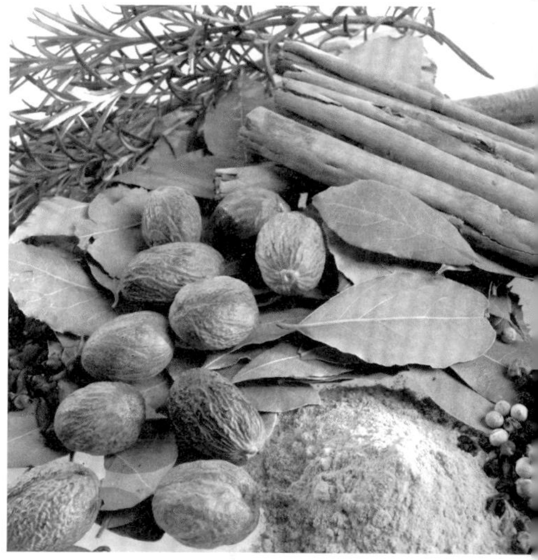

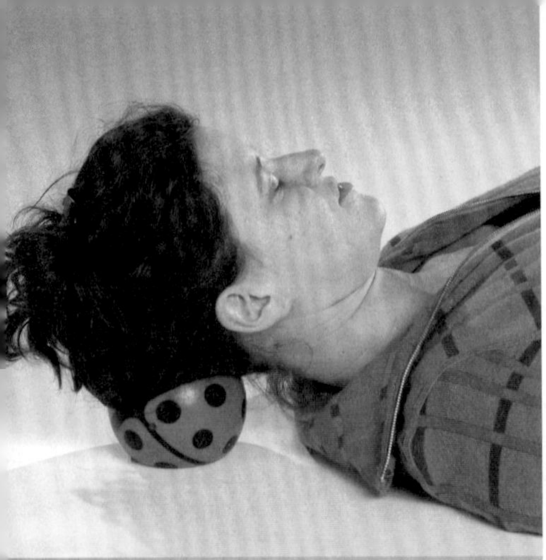

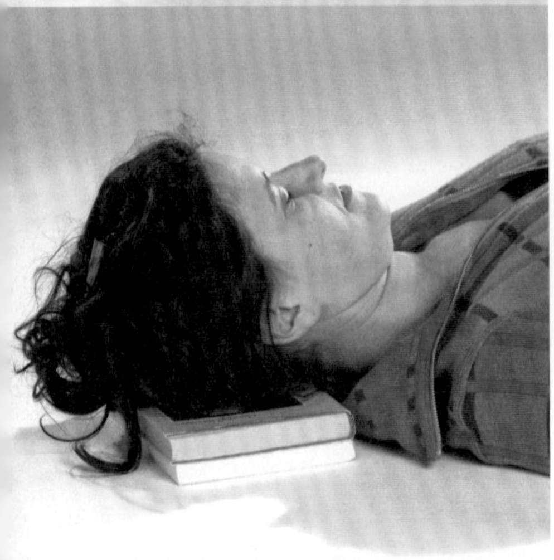

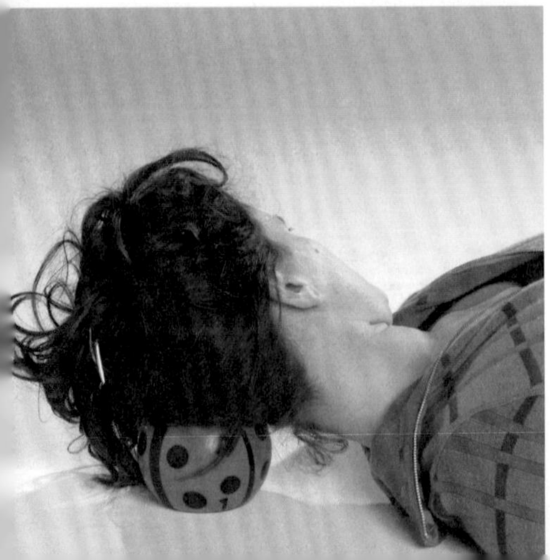

Resonanz der Töne im Körper

Legen Sie sich mit angewinkelten Beinen in Rückenlage auf den Boden oder auf eine Matratze. Ihre Fußsohlen berühren den Boden. Finden Sie einen guten Platz für die Füße, so dass sich der untere Rücken entspannen kann. Nehmen Sie den Kontakt Ihres Rückens, des Beckens, der Arme und des Kopfes mit dem Boden wahr. Lassen Sie sich von der Stabilität des Bodens tragen.

Nun legen Sie ein etwa 4 cm dickes Buch oder einen kleinen Plastikball (Durchmesser etwa 12 cm) wie hier abgebildet unter den Schädelrand. Geben Sie das Gewicht des Kopfes ganz an den Ball bzw. an das Buch ab. Rollen Sie den Kopf leicht nach rechts und links. Suchen Sie nach kleinen, feinen Bewegungen am Übergang von der Halswirbelsäule zum Kopf. Berühren Sie mit Ihren Händen Ihre Kiefergelenke. Öffnen und schließen Sie Ihren Unterkiefer unter Ihren Händen einige Male. Gähnen und seufzen Sie. Bewegen Sie Ihre Zunge im Mund. Streichen Sie mit der Zunge über die Zähne.

Dann lassen Sie einen feinen Summton – ein klingendes „s“, ähnlich wie das Summen einer Biene – entstehen. Stellen Sie sich vor, dieser Ton könnte entlang Ihrer Wirbelsäule schwingen. Gestalten Sie den Ton ohne Anstrengung in der Stimme. Der Ton kann auch schräg sein. Machen Sie Pausen. Lassen Sie dann ein klingendes „su“ entstehen. Lassen Sie den Ton ausklingen. Hören Sie die Stille und nehmen Sie den Nachklang in sich wahr.

Setzen Sie sich auf und erinnern Sie sich an eine einfache Melodie, die Ihnen gefällt. Summen Sie diese Melodie, leise oder laut, wie es Ihnen gefällt. Nehmen Sie die sensorische Resonanz in sich wahr.

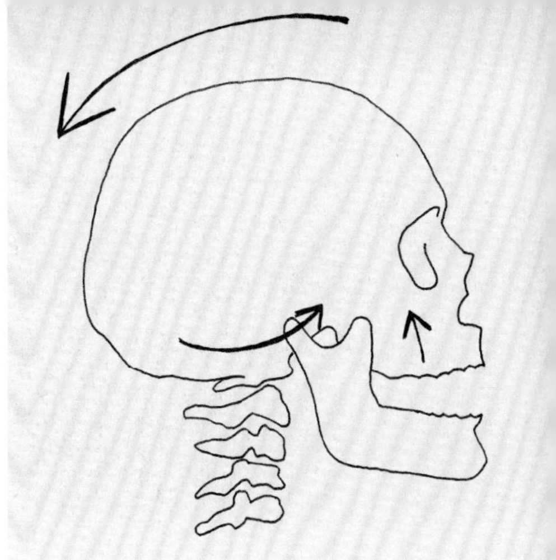

Schädel, Kiefer und Kehle

Die Knochenstruktur des Kopfes besteht, wie auf der Illustration vereinfacht dargestellt, aus zwei Teilen, dem Schädel und dem Unterkiefer. Massieren Sie mit Ihren Händen das Gewebe vom Kiefergelenk bis hin zum Kinn. Beißen Sie einige Male die Zähne zusammen und lösen Sie den Druck wieder. Bewegen Sie Ihre Zunge im Mund, kneten Sie Ihre Nackenmuskulatur und räkeln Sie sich ausgiebig.

Halten Sie den Unterkiefer sanft in den Händen und bewegen Sie Ihren Schädel nach oben hinten, ohne dass der Unterkiefer folgt. Der Mund öffnet sich. Der Mund schließt sich wieder, indem der Schädel nach vorne unten rotiert. Dabei entdecken Sie vielleicht Nackenmuskeln, die Sie sonst wenig benutzen. Wiederholen Sie die Bewegung einige Male. Lassen Sie dem Atem freien Lauf.
Nun berühren Sie mit beiden Händen das Kinn. Legen Sie die Daumen unten, die Finger oben ans Kinn. Die Daumen massieren sachte den Zungengrund, d.h. die Muskulatur, die unten am Kinn bis hin zur Kehle verläuft. Manchmal ist diese Muskulatur stark angespannt. Berühren Sie sie sanft und lassen Sie den Atem reagieren.
Nun achten Sie auf Ihr Becken und spüren den Kontakt zum Stuhl. Neigen Sie das Becken nach hinten und nach vorne. Finden Sie eine Stellung, die Ihren Rücken möglichst mühelos aufrichtet.

Dann öffnen Sie Ihren Mund, die Zunge ruht im Unterkiefer. Stellen Sie sich vor, dass Sie den Laut „haaa“ erklingen lassen werden, atmen aber vorerst noch ohne hörbaren Ton aus. Nach einigen Atemzügen ohne Stimme lassen Sie dann mit möglichst wenig Anstrengung ein „haaa“ erklingen. Nehmen Sie die Resonanz in Ihrem Körper wahr. Versuchen Sie dann, den Schädel nach oben hinten zu bewegen, so dass sich der Mund diagonal nach oben öffnet. Lassen Sie wiederum ein „haaa“ erklingen. Berühren Sie dabei Ihre Kehle sanft mit einer Hand. Sie schützen und wärmen sie und spüren gleichzeitig die Vibration Ihrer Stimme. Halten Sie inne und nehmen Sie wahr, was Sie empfinden.

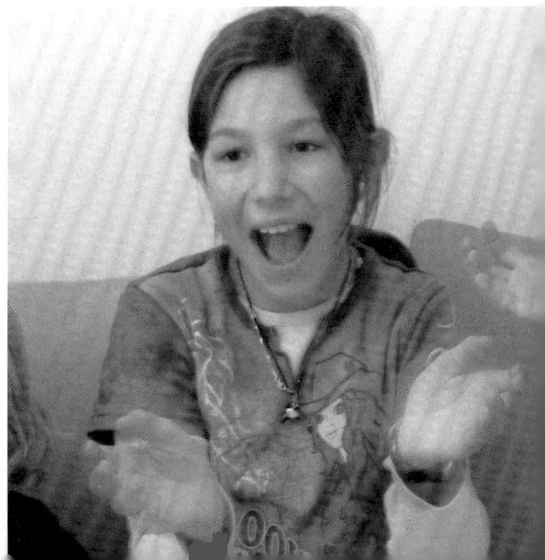

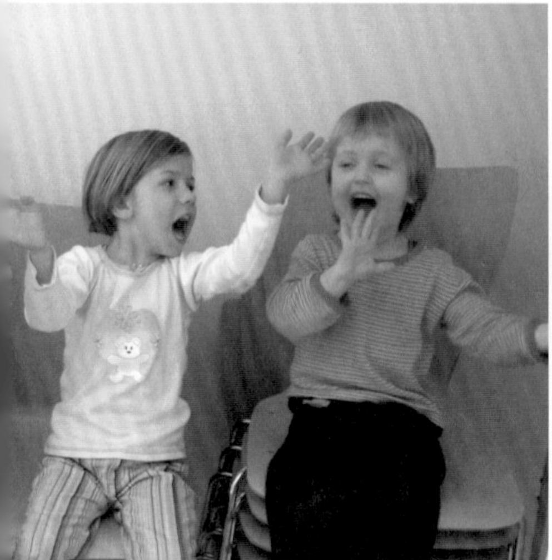

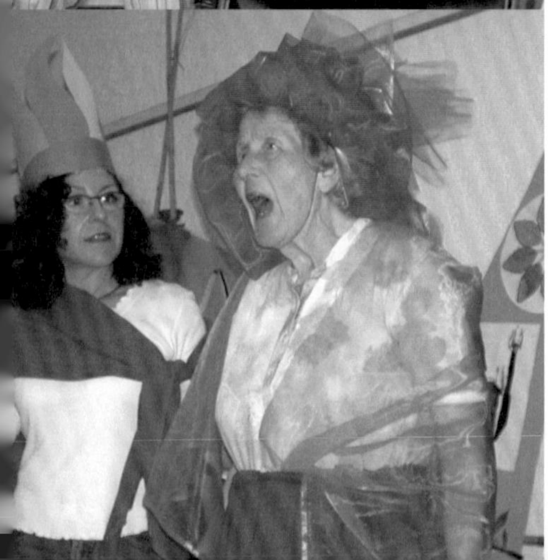

Summen und singen

Summen Sie immer mal wieder in Ihrem Alltag vor sich hin. Tragen Sie Melodien, die Sie mögen, innerlich bei sich und summen oder singen Sie diese. Vielleicht möchten Sie dabei von anderen nicht gehört werden, weil Sie sich etwas schüchtern fühlen. Suchen Sie in diesem Fall nach Gelegenheiten, in denen Sie ungestört singen können. Zum Beispiel, wenn Sie alleine im Auto unterwegs sind, auf einem Spaziergang, zu Hause unter der Dusche. Erlauben Sie sich dann auch schräge Töne. Experimentieren Sie mit Ihrer Stimme und achten Sie dabei auf Ihre körperlichen Empfindungen.

Summen und singen Sie auch ab und zu, wenn andere Sie hören können. Singen Sie mit Ihren Kindern. Lassen Sie sich von Freunden Lieder vorsingen und fragen Sie sie nach den Erinnerungen, die sie damit verbinden. Fragen Sie Bekannte aus anderen Ländern nach Liedern aus ihren Heimatländern und lernen Sie sie singen.

Gibt es in Ihrer Kultur oder Religion Lieder, die gewissen Festen zugeordnet werden? Kennen Sie Lieder zu den verschiedenen Jahreszeiten? Sie können sich Liederbücher mit den dazugehörigen CDs ausleihen, wenn Sie neue Lieder kennen lernen möchten. Oder treten Sie einem Chor bei, wenn Sie gerne öfters und in einer Gemeinschaft singen möchten.

Nehmen Sie wahr, ob und wie das Summen und Singen Ihre Stimmung und Ihre Gedanken beeinflussen?

Tonfall und Gefühle

Was wir inhaltlich sagen, macht nur einen Teil der Kommunikation zwischen uns aus, ein wesentlicher anderer Teil unserer Aussagen wird neben der Körperhaltung und der Mimik über unsere Intonation vermittelt, über die Tongebung im Satz. Wie Sie die Worte betonen, welches Gewicht Sie welchen Sätzen geben und wie Sie atmen, hat einen unmittelbaren Einfluss auf Ihre Zuhörer.

Achten Sie darauf, wie sich Ihre Stimme verändert, je nachdem, wie es Ihnen geht. In welchen Momenten zittert Ihre Stimme, wann trägt sie die Aussagen mühelos in den Raum? Hören Sie Ihre eigene Stimme. Achten Sie darauf, wie sich Ihr Tonfall je nach Stimmung verändert. Nehmen Sie wahr, ohne dass Sie Ihre Stimme bewerten oder verändern. Achten Sie auf Ihren Atem, lassen Sie dem Atem, auch wenn Sie starke Gefühle empfinden, möglichst freien Lauf.

Wird Ihre Stimme gehört? Was könnten Sie tun, um sich respektvoll und angemessen Gehör zu verschaffen? Wann wollen Sie schweigen? Welchen Tonfall wählen Sie, wenn Sie Kritik vorbringen wollen, die zwar klar sein, aber niemanden kränken soll?

Viele Menschen spüren einen Kloß im Hals, wenn Sie traurig sind. Oft ist das eine sehr unangenehme Empfindung. Versuchen Sie, falls Sie diese Empfindung kennen und wieder einmal erleben, Ihre Hand schützend auf die Kehle zu legen und leise zu summen.

Mund

Lippen und Zunge

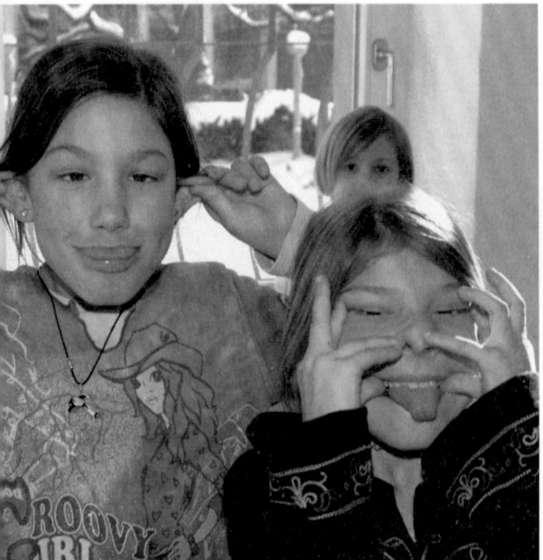

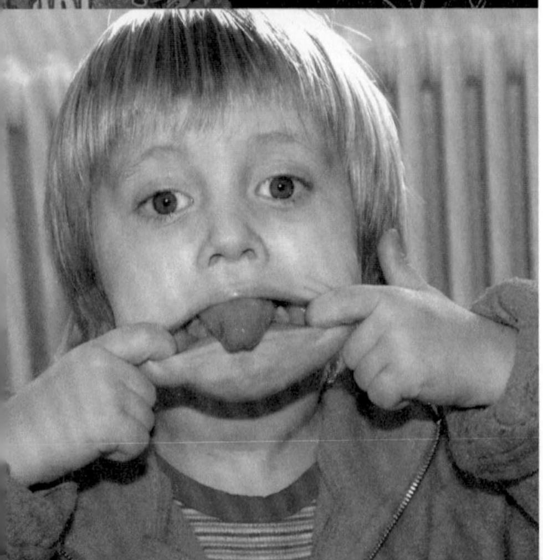

Berühren Sie Ihren Mund mit den Fingerkuppen. Streichen Sie die Lippen entlang, von der Mitte gegen außen. Streichen Sie mit dem Handrücken über die geschlossenen Lippen. Nehmen Sie die ausgeprägte Sensibilität Ihrer Lippen wahr. Wenn Sie möchten, erspüren Sie mit den Lippen verschiedene Gegenstände, glatte, raue, kalte, warme…

Streichen Sie mit der Zunge über die Zähne und durch den Gaumen. Ertasten Sie mit Ihrer Zunge den Innenraum Ihres Mundes. Sammeln Sie etwas Speichelflüssigkeit und schlucken Sie diese. Nehmen Sie wahr, was Sie empfinden.

Machen Sie mit Ihrem Mund Grimassen. Öffnen Sie den Mund weit, strecken Sie die Zunge raus, stülpen Sie die Lippen vor, spielen Sie mit der Muskulatur Ihrer Zunge und Ihres Mundes. Machen Sie mit der Zunge Geräusche, schmatzen Sie und lassen Sie die Lippen mehrmals wie ein Pferd schnauben. Fauchen Sie wie eine Raubkatze.

Wenn Ihnen diese Bewegungen und Geräusche peinlich sind, legen Sie Ihre Hände vor das Gesicht. Schützen Sie sich vor Blicken, auch wenn niemand Sie sehen kann. Machen Sie die Grimassen und Geräusche unter Ihrer Bettdecke oder zusammen mit Kindern. Wenn wir Hemmungen respektieren und uns gut schützen, sind uns neue Erfahrungen oft einfacher zugänglich.

Die Grimassen brauchen nicht lustig zu sein. Möglicherweise amüsieren Sie sich dabei wenig. Es geht um die muskuläre Bewegung. Grimassen schöpfen den ganzen Spielraum an Bewegung aus, weil Sie in ein Extrem gehen, das wir normalerweise vermeiden. Es ist eigentlich Mund- und Zungenakrobatik, was Sie hier üben.

Lassen Sie dann Zunge und Lippen wieder ruhen und nehmen Sie wahr, was Sie empfinden.

Geschmack und Konsistenz

Ihre Zunge ist mit Millionen von Geschmacksknospen bedeckt. Damit können Sie vier Geschmacksrichtungen unterscheiden: sauer, salzig, süß und bitter.

Legen Sie sich verschiedene Speisen und Getränke zurecht, die Sie gerne kosten möchten. Wählen Sie verschiedenen Geschmackrichtungen und Konsistenzen: süß, salzig, bitter, sauer, weich, knusprig, fruchtig, flüssig, hart, knackig ...
Wählen Sie kleine Mengen: zum Beispiel eine Olive, fünf Cornflakes, einen Schluck Wasser, eine Kaffeebohne, eine halbe Zitronenscheibe, ein Stückchen Schokolade oder ein Radieschen.
Wählen Sie nicht mehr als fünf verschiedene Geschmacksanregungen aus.

Schauen Sie nun Ihre kleine Speise an und riechen Sie an ihr, ertasten Sie sie mit den Lippen, spüren Sie die Form auf der Zunge, kauen und kosten Sie sie. Nehmen Sie dabei auch Ihre Gedanken und Gefühle wahr.
Wenn Sie ein Getränk kosten, so spüren Sie Temperatur, Geschmack und Konsistenz der Flüssigkeit im Mund und beim Schlucken.

Haben Sie Lust, einen weiteren Geschmack auszuprobieren? Wenn ja, so kosten Sie eine nächste Speise oder ein Getränk, wenn nicht, beenden Sie die Übung.

Varianten:
Diese Übung können Sie auch zu zweit oder mit Kindern machen und dabei der Person, die die Speisen kostet, die Augen verbinden, damit Sie die Nahrungsmittel erraten kann.

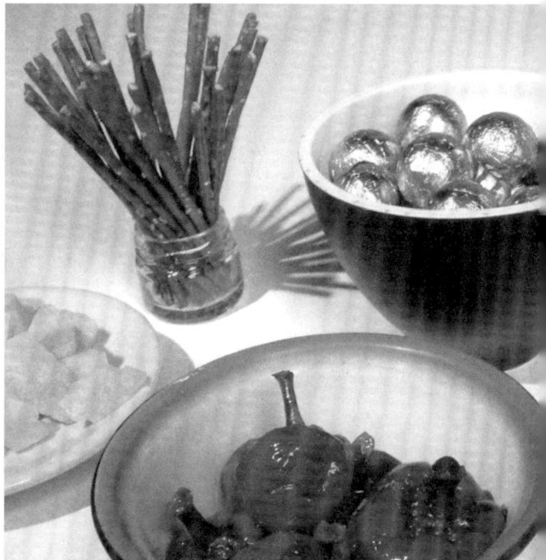

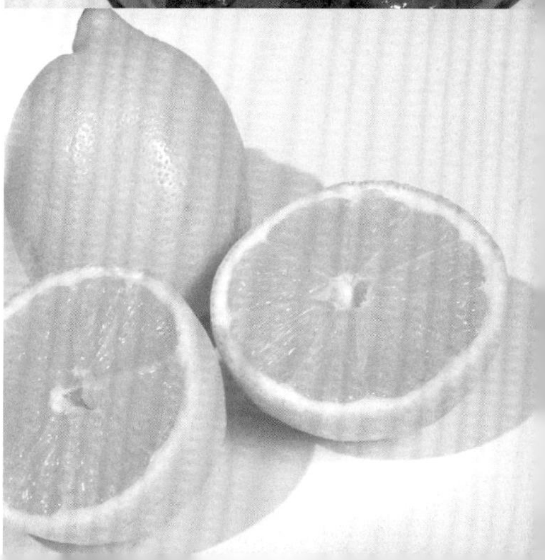

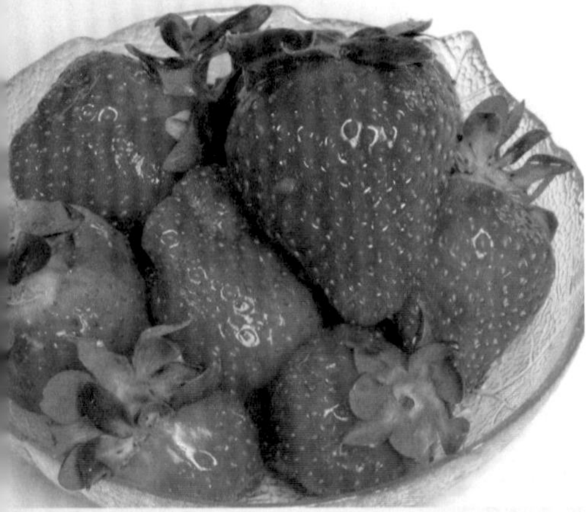

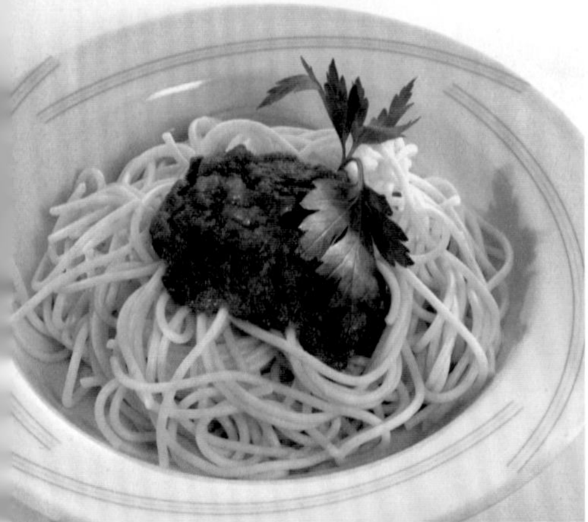

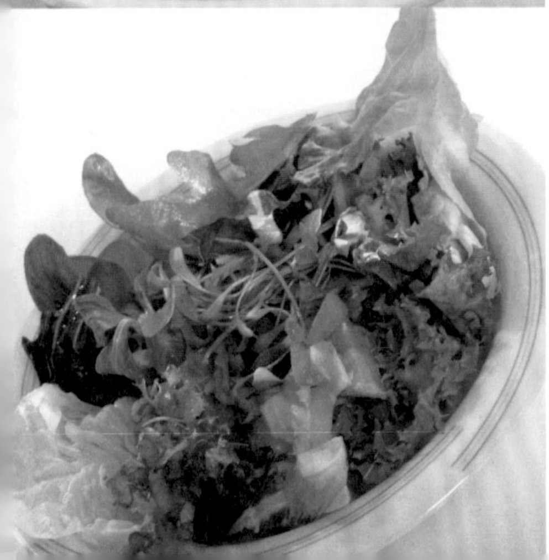

Mund

Auf den Geschmack achten

Achten Sie bei Ihren täglichen Mahlzeiten auf den Geschmack der Speisen und Getränke. Vielleicht müssen Sie sich dazu etwas mehr Zeit beim Essen lassen. Es genügt, wenn Sie sich immer wieder nur einige Sekunden auf den Geschmack konzentrieren.

Wie können Sie es sich zur Gewohnheit machen, bei jeder Mahlzeit bewusst auf den Geschmack und die konkrete Empfindung beim Essen zu achten?

Spüren Sie auch nach den Mahlzeiten die Empfindung im Mund. Nehmen Sie den Mund wahr, wenn Sie Zähne putzen, Kaugummi kauen oder eine Zigarette rauchen. Schärfen Sie Ihre Wahrnehmung und beobachten Sie, was Sie dabei empfinden, denken und fühlen.

Wie fühlt sich Ihr leerer Mund an? Wie fühlt sich Ihr geschlossener, Ihr offener oder lachender Mund an? Wie fühlt sich Ihr voller Mund an?

Zusätzliche Anregung:
In Zürich und Basel gibt es Restaurants mit dem Namen *Blinde Kuh*. Die Gäste essen dort in völliger Dunkelheit. Die InitiantInnen dieses 1999 gestarteten Projektes sowie das Personal sind blinde oder sehbehinderte Menschen. Ein Besuch in einem solchen Restaurant kann sehr anregend und faszinierend sein. Die Erfahrung soll „die Kultur des Blind-Seins und das gegenseitige Verständnis zwischen sehenden und blinden Menschen fördern“.

Mund

Appetit auf Nichtessbares?

Fällt es Ihnen manchmal schwer zu unterscheiden, ob Sie hungrig sind, aus Genuss essen möchten oder ob Sie eigentlich Appetit auf etwas Nichtessbares haben? Nehmen Sie sich etwas Zeit, sich eine Liste von Aktivitäten aufzuschreiben, die Sie mit Lust, aber nicht mit Essen verbinden. Welche Empfindungen, Gefühle und Gedanken verbinden Sie persönlich mit Lust und Genuss?

Beobachten Sie in den nächsten Tagen, worauf Sie spontan Lust haben. Vielleicht möchten Sie eine alte Freundin treffen, ungestört einen spannenden Roman lesen, mit Ihrem Partner oder Ihrer Partnerin ausgiebig Sex haben, sich einen Spielfilm anschauen, eine Stunde massiert werden, ausschlafen können oder einen Tag alleine sein. Anerkennen Sie Ihre Lust und versuchen Sie, sich die dazugehörigen Bedürfnisse auf respektvolle Art zu erfüllen. Respektvoll sich selbst und den Bedürfnissen anderer Menschen gegenüber.

Lassen Sie sich von Erfahrungen, auf die Sie wirklich Lust haben, berühren und nähren. Nehmen Sie die Erfahrungen in sich auf, wie sorgfältig ausgewählte Speisen. Geben Sie sich die nötige Zeit, um das Erfahrene zu „verdauen“. Die neuen Eindrücke werden Sie nähren und sich mit früheren Erfahrungen verbinden.

Sie können – in gewissem Maße – sowohl über Ihre Speisen wie auch über die Art und Menge der Sinneseindrücke, die Sie aufnehmen, selbst bestimmen. Machen Sie davon Gebrauch, dosieren Sie und wählen Sie aus. Setzen Sie sich keinen Eindrücken aus, die Ihnen schaden, und schlucken Sie auch im übertragenen Sinne nichts runter, was Sie nicht mögen.

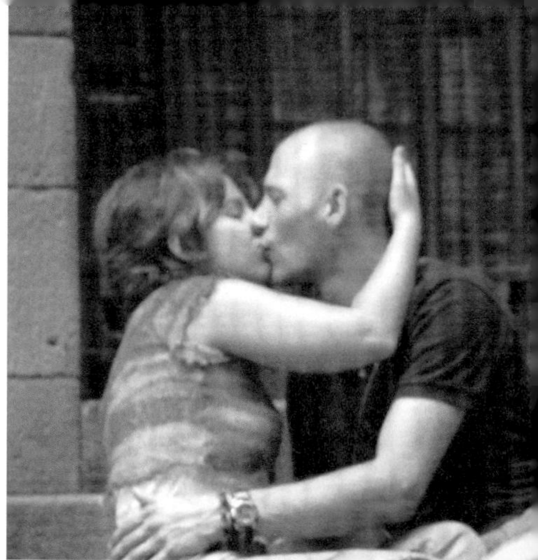

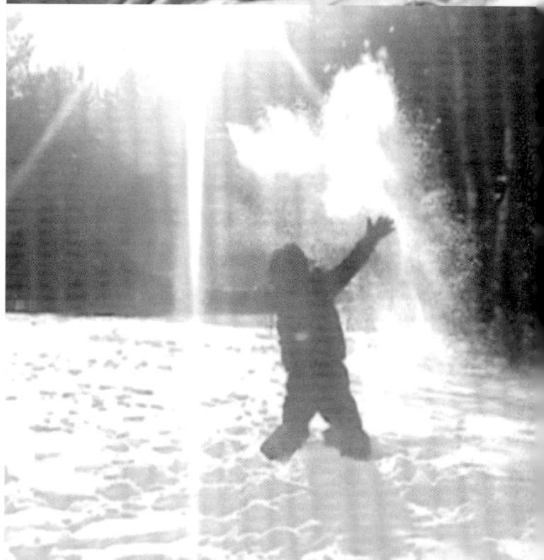

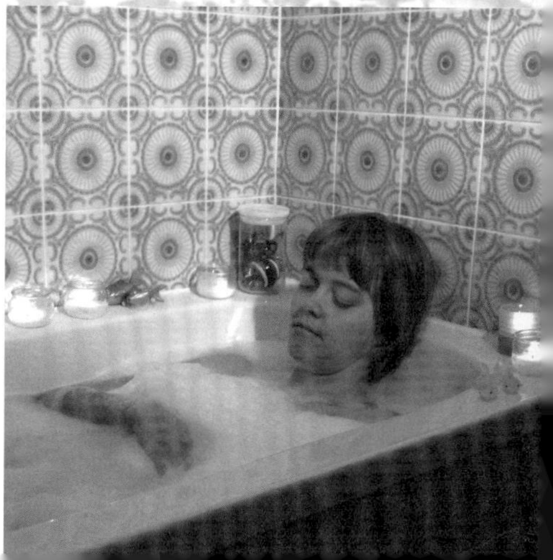

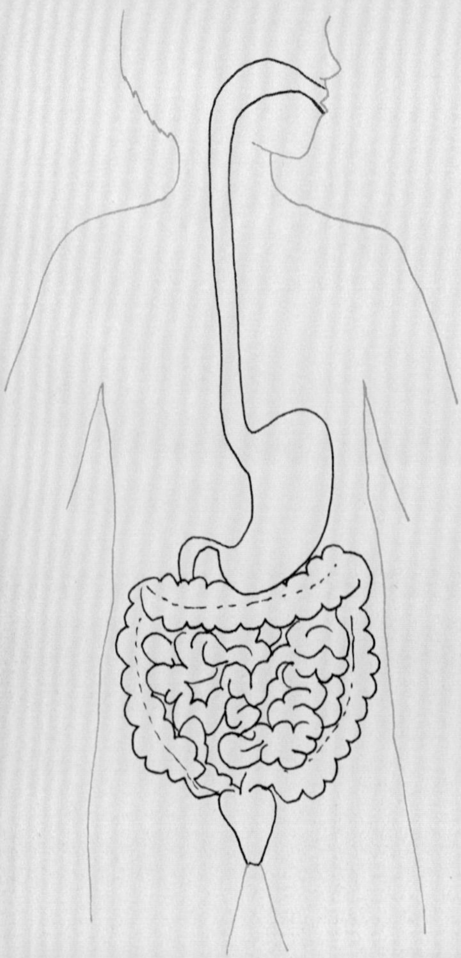

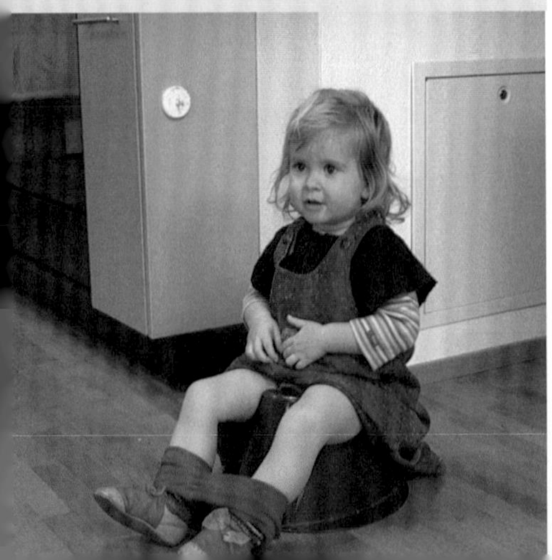

Verdauung: aufnehmen und ausscheiden

Schauen Sie sich zuerst das hier abgebildete Verdauungssystem an. Es besteht aus weichen Schläuchen, die Speisen und Getränke aufnehmen, verdauen und das, was Sie nicht brauchen, wieder ausscheiden. Diesen Weg können Sie in Ihrer Vorstellung und zum Teil mit Ihrer sensorischen Wahrnehmung körperlich nachempfinden.

Bewegen Sie Ihre Lippen und Ihre Zunge. Sammeln Sie etwas Speichelflüssigkeit und schlucken Sie diese. Ertasten Sie sanft die Knorpelstruktur Ihrer Luftröhre, indem Sie sich vorne am Hals berühren. Hinter der Luftröhre liegt die Speiseröhre. Sie führt an der Vorderseite der Wirbelsäule entlang zum Magen. Trinken Sie nun einen Schluck Wasser und stellen Sie sich vor, wie das Wasser durch das Inneren Ihrer Speiseröhre in den Magen fließt. Berühren Sie mit beiden Händen sanft den Magen. Er liegt unter Ihren linken unteren Rippen.
Etwas unterhalb der Brustbeinspitze liegt mit dem „Pförtner" der Übergang vom Magen zum Zwölffingerdarm, der wiederum in den Dünndarm mündet. Legen Sie beide Hände rund um den Bauchnabel auf den Bauch. Bewegen Sie unter der Bauchmuskulatur Ihren Dünndarm. Die Schlingen des Dünndarms sind durch eine feine Bindegewebshaut mit der Wirbelsäule verbunden. Sie lassen sich bewegen, bleiben aber immer mit Ihrer Mitte verbunden.
Nun sollten Sie stehen oder liegen. Auf der Höhe der rechten Leiste mündet der Dünndarm in den Dickdarm. Dort befindet sich auch der Blinddarm. Streichen Sie mit Ihren Händen von der rechten Leiste auf der Seite des Bauches entlang hoch bis zu den rechten Rippen. Streichen Sie entlang der Rippenkanten über den Bauch bis zur linken Seite und seitlich hinunter zur linken Leiste. Hier mündet der Dickdarm in den Mastdarm, der sich hinter dem Kreuzbein befindet. Der Anus im Bereich des Steißbeines bildet den Ausgang des Verdauungssystems.

Bewegen und räkeln Sie sich. Richten Sie den Fokus wieder auf Ihre Umgebung.
Was ist Ihnen auf dieser Reise durch das Verdauungssystem aufgefallen?

Bauch

Sanfte Massage der Bauchdecke

Legen Sie sich bequem hin. Sie können diese Übung gut morgens oder abends im Bett machen. Räkeln und strecken Sie sich zuerst ausgiebig. Lassen Sie Ihr Gewicht vom Boden tragen. Bewegen Sie den Kopf sanft nach links und nach rechts.

Legen Sie Ihre Hände so auf Ihren Bauch, dass die ganzen Handflächen den Bauch auf Bauchnabelhöhe berühren. Die Ellenbogen sollten sich auf der Matratze oder auf dem Boden ablegen. Legen Sie Kissen oder Decken unter die Ellenbogen, wenn diese die Unterlage nicht berühren.
Spüren Sie den Kontakt Ihrer Hände mit Ihrem Bauch. Achten Sie auf das leichte Gewicht Ihrer Hände auf Ihrem Bauch. Nehmen Sie die Atembewegung unter Ihren Händen wahr. Wenn Sie einatmen, dehnt sich der Bauch aus, wenn Sie ausatmen, sinkt er wieder.

Streichen Sie mit sanftem Druck über Ihre Bauchdecke: von oben nach unten und von der einen Seite zur anderen. Nehmen Sie gleichzeitig die Atembewegung unter Ihren Händen wahr. Lassen Sie die Hände auch immer wieder ruhen. Dann streichen Sie mit einer oder beiden Händen Kreise im Uhrzeigersinn über Ihre Bauchdecke (rechts aufwärts, links abwärts). Der Bauchnabel liegt etwa im Zentrum der Kreise. Streichen Sie mit einem sanften, klaren Druck mit den offenen Handflächen verschieden große Kreise.
Wiegen Sie Ihren Kopf nach links und rechts. Berühren Sie Ihre Kiefergelenke, bewegen Sie die Zunge im Mund, gähnen und seufzen Sie.

Drehen Sie sich dann auf den Bauch. Nehmen Sie den Kontakt Ihres Bauches mit der Unterlage wahr. Sie können auch jetzt Ihr Gewicht abgeben. Wenn Sie möchten, so stellen Sie sich vor, Sie lägen auf einem fliegenden Teppich. Nehmen Sie wahr, was Sie empfinden, denken und fühlen.

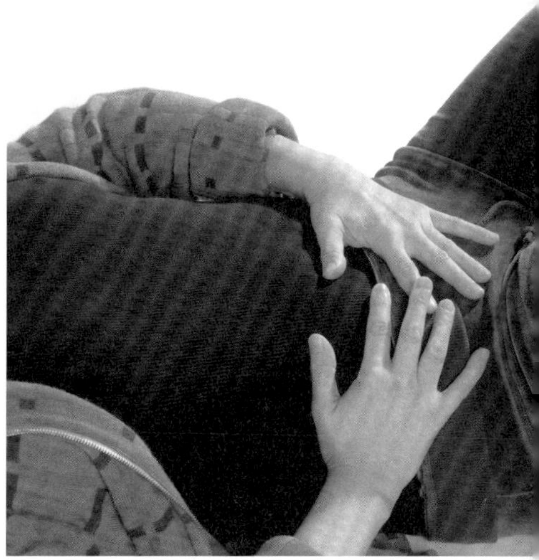

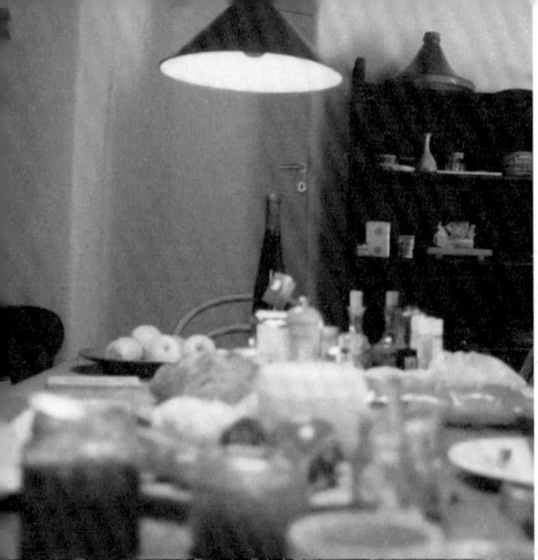

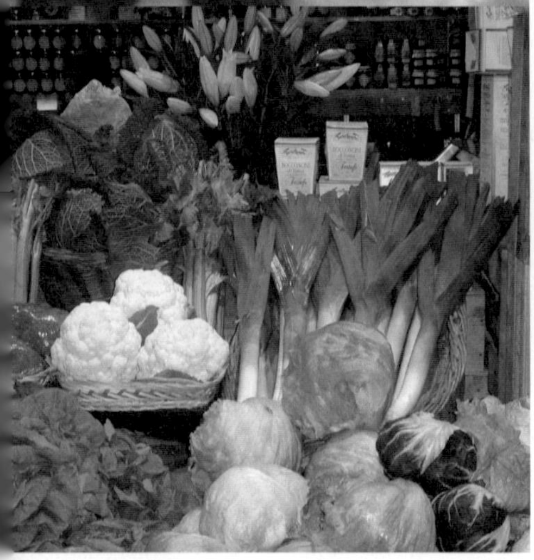

Aufmerksam essen und Sättigung wahrnehmen

Bereiten Sie Mahlzeiten so attraktiv wie möglich zu. Das meint nicht, dass Sie teure und aufwendige Gerichte kochen sollen. Vielmehr sind Sie aufgefordert, die Nahrung, die Ihnen zusagt, sorgfältig zuzubereiten und ansprechend zu servieren. Decken Sie den Tisch auch für sich alleine. Lassen Sie Verpackungen und die Töpfe dort, wo Sie die Nahrung zubereitet haben, und stellen Sie nur den Teller mit dem Essen und die Getränke auf den Tisch.

Viele Menschen sind es gewohnt, beim Essen zu lesen, zu telefonieren oder fernzusehen. Achten Sie darauf, dass Sie nur aufmerksam essen und sonst nichts zusätzlich tun. Bevor Sie mit ihrer Mahlzeit beginnen, betrachten Sie, was Sie essen werden. Wenn Sie möchten, bedanken Sie sich bei sich selbst für die Zubereitung des Essens und sprechen einen Dank dafür aus, dass die Nahrung für Sie in Fülle vorhanden ist.

Achten Sie dann auf den Geschmack, die Farbe, den Geruch und die Konsistenz des Essens und der Getränke.

Wie nehmen Sie wahr, wann Sie sich satt fühlen? Wo im Körper fühlen Sie, wenn Sie satt sind? Welche körperlichen Empfindungen verbinden Sie mit dem Sattsein? Welche Gedanken unterstützen Sie dabei, ein stimmiges Maß zu finden, so dass Sie sich weder überessen noch sich weniger gönnen, als Sie gerne hätten? Legen Sie sich nach dem Essen fünf Minuten hin. Legen Sie Ihre Hände auf den Bauch und achten Sie auf die Atembewegung.

Eine an Bulimie erkrankte Frau hat mir erzählt, dass sie sich weniger oft erbricht, wenn sie sich vorstellt, woher die Nahrungsmittel, die sie isst, ursprünglich kommen. So habe sie sich beim Essen von Brot beispielsweise ein gelbes Kornfeld vorgestellt und auch daran gedacht, wie die Ähren geerntet und zu Mehl und später zu Brot verarbeitet wurden.

Essverhalten und Gefühle

Vielleicht kennen Sie die Situation, dass Sie aus Langeweile irgendetwas essen, nach einer Weile merken, dass es gar nicht richtig schmeckt, dann nach etwas anderem suchen, ohne recht darauf zu achten, ob Sie überhaupt Hunger haben. Oder Sie brauchten Trost, haben etwas Süßes gegessen und danach realisiert, dass Ihr Kummer nicht schwächer wurde?

Achten Sie darauf, wie Sie Hunger und Sättigung wahrnehmen. Welche körperlichen Empfindungen verbinden Sie mit Hunger, welche mit Sättigung? Welche Gedanken begleiten Ihre Hungergefühle? Beziehen sich diese Gedanken auf Essen oder auf andere Themen? Welche Nahrung nährt, erfrischt und stärkt Sie? Woran merken Sie das körperlich? Essen Sie lieber alleine oder in Gemeinschaft? Mit wem essen Sie gerne?

Beobachten Sie, wie Ihr Essverhalten mit Ihrer persönlichen Befindlichkeit zusammenhängt. Wie essen Sie, wenn Sie traurig, wütend, einsam oder verliebt sind? Wie reagiert Ihre Verdauung auf emotional intensive Situationen?

Wann verschlägt es Ihnen den Appetit? Wie gelingt es Ihnen später, doch wieder zu essen?

Wann verlieren Sie das für Sie stimmige Maß und wie finden Sie dieses wieder?

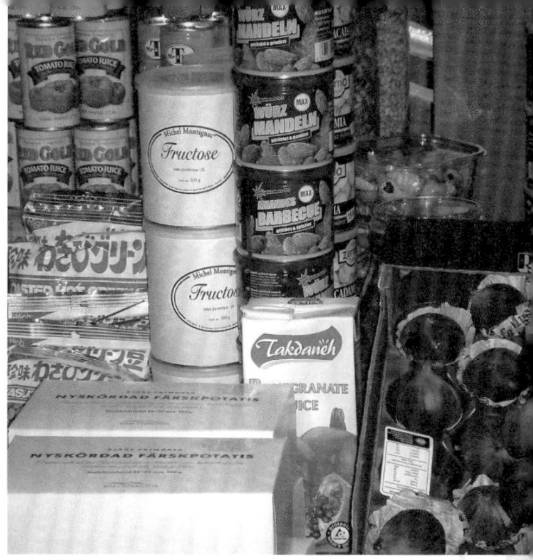

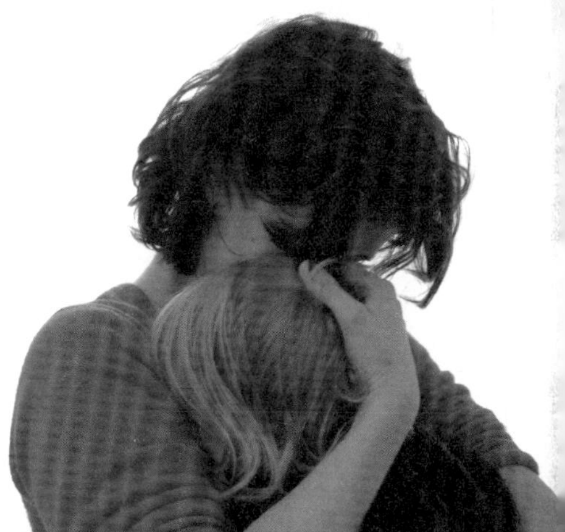

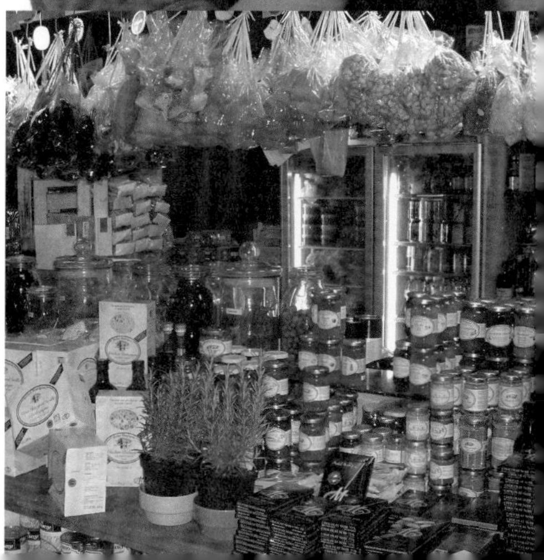

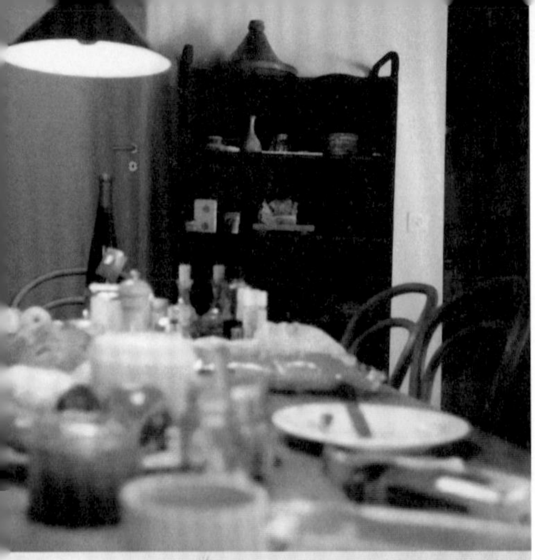

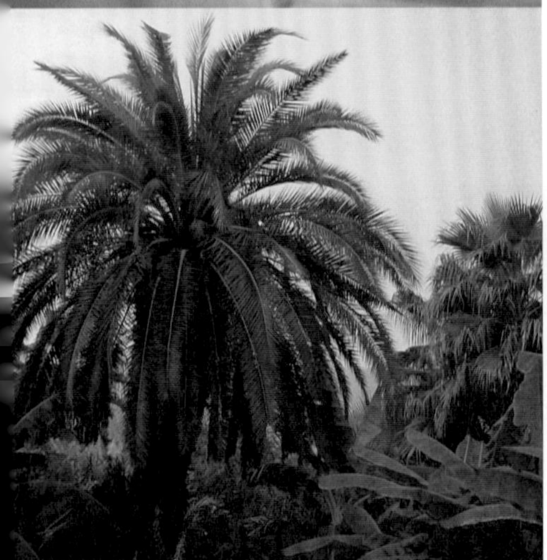

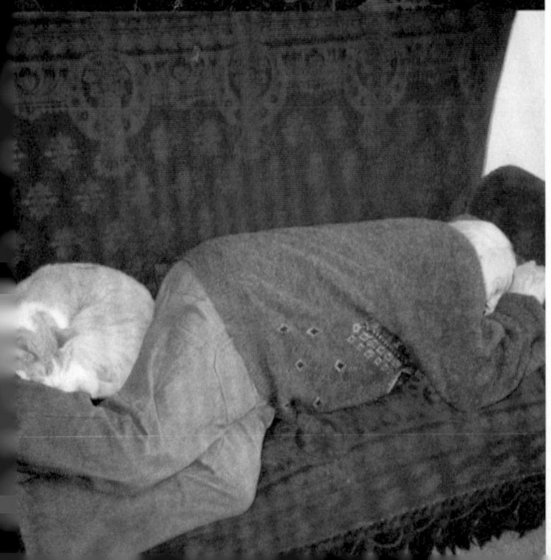

Regenerieren

Erneuern, auffrischen und zurückgewinnen

Regenerieren heißt erneuern, auffrischen, wiederherstellen. Es bezieht sich auch auf den physikalischen Prozess der Rückgewinnung von Wärme oder von wertvollen Rohstoffen aus verbrauchten oder verschmutzten Materialien. Auf einer sehr einfachen, körperlichen Ebene meint regenerieren Energie zurückgewinnen, damit die Lebenskraft erhalten bleibt. Dies tun wir, indem wir atmen, essen, ruhen und schlafen.

Können Sie sich beim Schlafen erholen und erwachen Sie innerlich erfrischt? Was könnten Sie ändern, damit Sie durch den Schlaf Kräfte zurückgewinnen? Wie ruhen Sie sich tagsüber aus?

Wie erneuern Sie Ihre Kräfte beim Essen? Was nährt Sie? Wann fühlen Sie sich nach dem Essen erfrischt und gestärkt? Wie finden Sie das stimmige Maß?

Machen Sie sich Gedanken dazu, wie Sie auch auf anderen Ebenen täglich dafür sorgen könnten, sich zu regenerieren. Was gibt Ihnen Kraft?

Zehrt das Zusammensein mit bestimmten Menschen manchmal an Ihren Kräften? Könnten Sie solche Begegnungen meiden oder auf ein Minimum begrenzen? Machen Sie sich auch einige Gedanken dazu, in welchen Beziehungen sich Ihre Kräfte erneuern. Durch welche Begegnungen fühlen Sie sich angeregt und innerlich gestärkt?

Regenerieren

Sollte-Möchte-Tagebuch

Haben Sie manchmal das Gefühl, unzählige Pflichten erfüllen zu müssen? Sehen Sie einen Berg von Anforderungen vor sich, denen Sie gerecht werden sollten? Ist es Ihnen möglich, neben diesen Anforderungen und Pflichten auch Ihre Bedürfnisse im Auge und im Herzen zu behalten? Oder bleibt dafür keine Zeit mehr?

Das *Sollte-Möchte-Tagebuch*, das ich durch die Psychotherapeutin Ulrike Schmidt kennen gelernt habe, kann Ihnen helfen, ein Ungleichgewicht zwischen Pflichten und Bedürfnissen festzustellen und Ihnen mehr Fürsorge sich selbst gegenüber zu ermöglichen.

Nehmen Sie ein Blatt Papier und teilen Sie es in drei Spalten: Tragen Sie in die erste Spalte Ihre Aktivitäten ein. In der zweiten oder dritten Spalte machen Sie ein Kreuz, je nachdem, ob Sie diese Aktivität als Pflicht oder als Bedürfnis wahrnehmen.

Sorgen Sie dafür, dass Sie bei Kräften bleiben und Ihre Lebensfreude stärken. Sorgen Sie für vielseitige *Möchte-Aktivitäten* und achten Sie darauf, wie diese die *Sollte-Aktivitäten* beeinflussen.

Aktivität	sollte	möchte
aufstehen	x	
duschen		x
frühstücken		x
zur Arbeit fahren	x	
eine Sitzung vorbereiten	x	
die SchülerInnen unterrichten		x
Kaffeepause machen		x

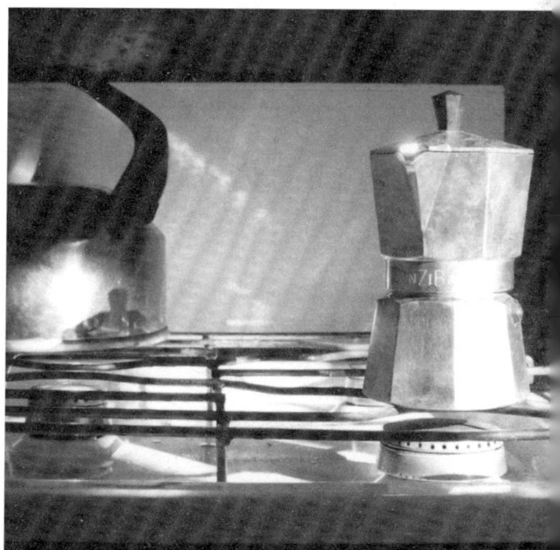

Geben und bekommen

Achten Sie in Begegnungen mit anderen Menschen darauf, wann Sie sich zu sehr um die Bedürfnisse anderer kümmern und wann Sie eine stimmige Balance zwischen Ihren eigenen Bedürfnissen und jenen der anderen finden. Schauen Sie, wie sich Geben und Bekommen im Zusammenleben mit anderen Menschen in etwa die Waage halten. Sie können dabei nur Ihr eigenes Verhalten beeinflussen.

Erinnern Sie sich an eine konkrete Situation aus den letzten Tagen, in der Sie mit anderen Menschen zusammen waren. Machen Sie sich Gedanken darüber, inwiefern Sie auf die eigenen und auf die Bedürfnisse der anderen haben achten können.

Wenn Sie zum Beispiel Essen für andere zubereiten, finden Sie heraus, was Sie sich im Gegenzug wünschen oder erwarten: vielleicht einen Dank, ein Lob oder Unterstützung beim Abwasch. Oder Sie möchten, dass Sie sich am nächsten Tag an den Tisch setzen können und das Essen Ihnen serviert wird. Falls Sie zu wenig oder aus Ihrer Sicht das Falsche bekommen, so versuchen Sie zu vermitteln, was Sie sich wünschen. Könnten Sie darum bitten, ohne anderen Vorwürfe zu machen? Ziehen Sie die für Sie stimmigen Konsequenzen, wenn Ihre Bedürfnisse von anderen nicht beachtet werden.

Schatzkiste

Suchen Sie sich eine schöne Dose oder Kiste, in der Sie kleine Zettelchen aufbewahren können. Nehmen Sie dann Papier und Stifte und beschäftigen Sie sich mit folgenden Fragen: Was macht Ihnen Freude? Was gibt Ihnen Kraft? Was verbinden Sie mit Erholung und Genuss? Welche Aktivität oder Anregung erneuert Ihre Lebenskraft? Mit welchen Menschen sind Sie gerne zusammen?

Nun übersetzen Sie Ihre Erkenntnisse in Vorschläge für Ihren konkreten Alltag. Schreiben Sie jeweils eine Idee auf einen Zettel, den Sie dann gefaltet in Ihre Dose legen. Hier einige Beispiele:
Anna anrufen und mich mit ihr für die Sauna verabreden. Mit meinem Hund spazieren gehen. Warmes Obst zum Frühstück essen. Mich in ein Café setzen und eine halbe Stunde Zeitung lesen. Mich nach dem Mittagessen zwanzig Minuten hinlegen. Mit meinem Partner eine Nacht verbringen. Mit Jens, Peter und Rita tanzen gehen. Mir eine Massage gönnen. Einen Blumenstrauß neben das Bett stellen. Die neue CD meiner Lieblingsband kaufen. Auf den Flohmarkt gehen und herumstöbern. Urs besuchen. Vor zehn Uhr ins Bett gehen, noch etwas lesen und dann früh schlafen…

Schreiben Sie nur Ideen auf, die sich realisieren lassen. Falls gewisse Ideen jahreszeiten- und wetterabhängig sind, so schreiben Sie jeweils noch eine zweite Idee auf den Zettel, die sich auch zu einer anderen Jahreszeit oder bei schlechtem Wetter verwirklichen ließe. Zum Beispiel: Mit Christine Ski fahren oder im Hallenbad schwimmen gehen.

Treffen Sie dann mit sich folgende Abmachung: Erinnern Sie sich in Zukunft, wenn Sie sich erschöpft und innerlich bedürftig fühlen, an Ihre eigenen Ideen. Setzen Sie eine Ihrer Ideen konkret um. Falls Sie sich an nichts erinnern, das Sie erfrischen könnte, so holen Sie Ihre Ideen-Schatzkiste und ziehen Sie einen Zettel: Realisieren Sie, was Sie sich selbst ausgedacht haben.

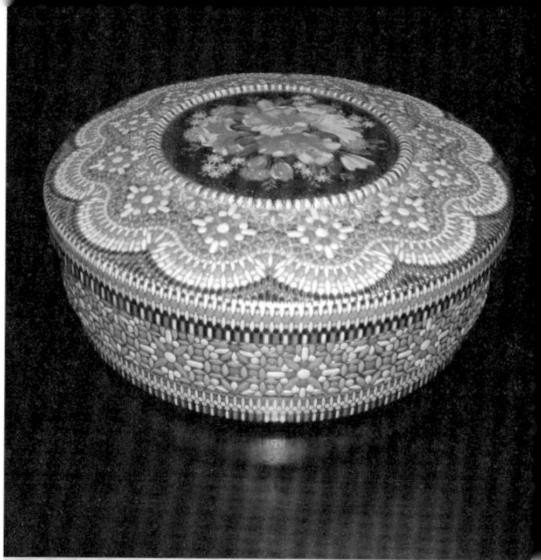

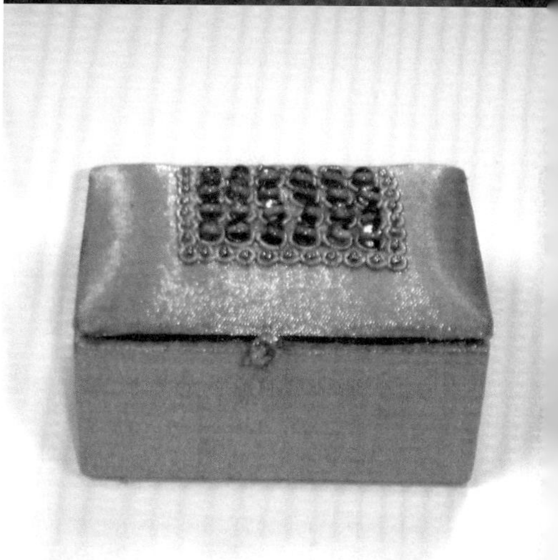

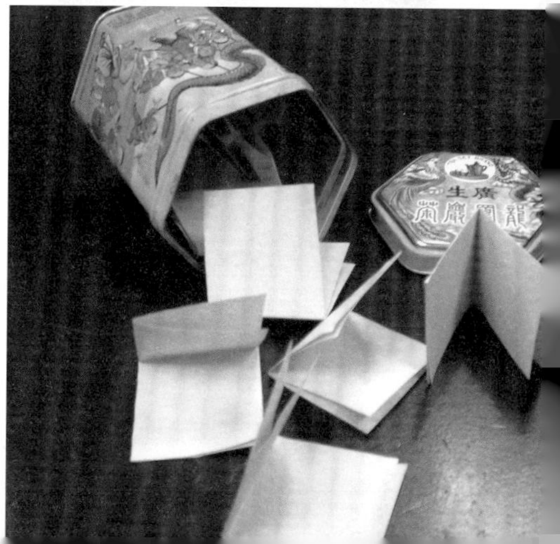

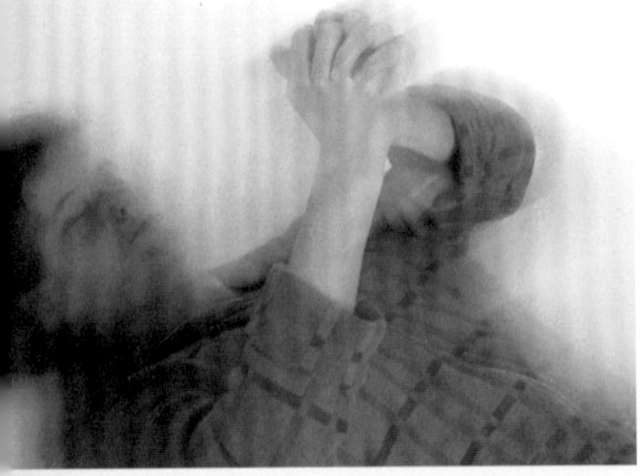

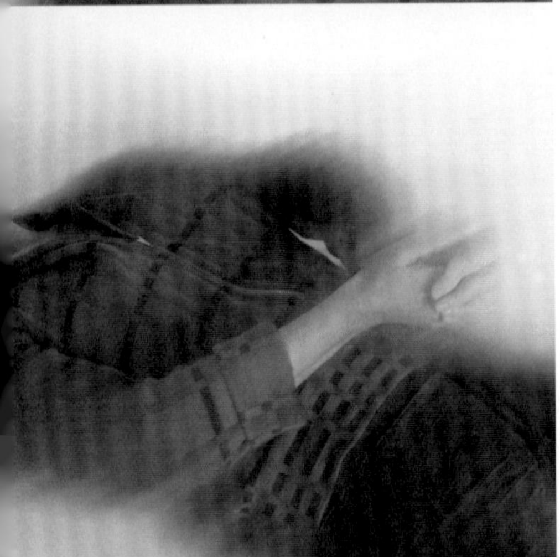

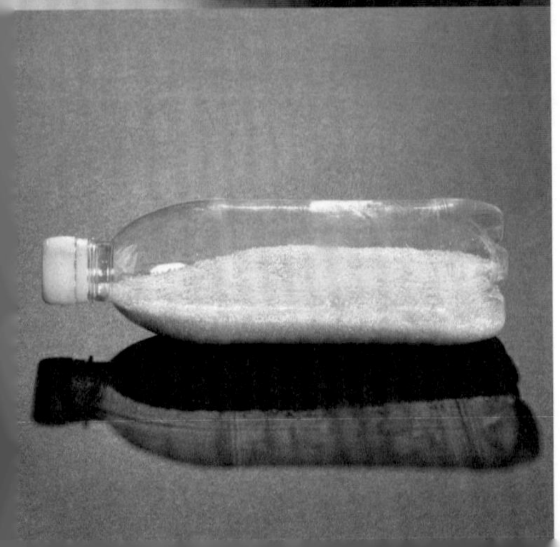

Dreidimensionalität und Volumen

Machen Sie es sich auf dem Boden oder auf einer Matratze bequem.
Wenn möglich, strecken Sie die Beine lang aus. Legen Sie sich eine gerollte Decke oder ein Kissen unter die Knie, um Ihren unteren Rücken zu entlasten.

Verschränken Sie wie auf dieser Seite abgebildet Ihre Finger ineinander und legen Sie die Handwurzeln aufeinander. Bewegen Sie dann Ihre Hände wiegend oder schüttelnd hin und her. Dadurch kommt Ihr ganzer Körper in Bewegung. Wenn Sie die verschränkten Hände schüttelnd in Richtung Becken bewegen, so setzt sich die Bewegung ins Becken und in die Beine fort. Wenn Sie die Hände in Richtung Kopf bewegen, so wiegen Sie den Oberkörper und den Kopf hin und her.

Experimentieren Sie mit der Frequenz der Bewegung. Sobald Sie merken, dass Sie sich nicht mehr auf die Empfindung konzentrieren, lassen Sie Ihre Arme ruhen und machen Sie eine Pause. Wenn Sie Lust haben, wiegen und schütteln Sie sich danach nochmals. Stellen Sie sich vor, Sie spülten Wasser durch das Innere des Körpers. Ruhen Sie sich aus. Spüren Sie das Volumen Ihres Körpers?

Nun stellen Sie sich vor, dass Sie sich auf die rechte Seite drehen. Stellen Sie sich vor, wie Sie das Gewicht in sich verlagern, welche Hautflächen neu in Kontakt mit dem Boden kommen und welche Bereiche der Haut sich vom Boden lösen. Drehen Sie sich dann wirklich auf die rechte Seite. Nehmen Sie wahr, wie sich das Gewicht in Ihnen verlagert und wie sich Teile Ihres Körpers nun schwerer anfühlen, andere leichter. Drehen Sie sich so auf alle vier Körperseiten. Wenn Sie möchten, stellen Sie sich Ihren Körper wie eine liegende Flasche vor, die halb mit Sand gefüllt ist. Wenn die Flasche gedreht wird, rieselt der Sand immer wieder in die untere Hälfte der Flasche. Ähnlich verhält es sich mit der Empfindung des Gewichts im Körper. Erfahren Sie sich in Ihrer ganzen Dreidimensionalität. Wie nehmen Sie Ihr Volumen wahr?

Organe

Weiche Stütze im Inneren

Schauen Sie sich das Bild zu den Organen auf dieser Seite an. Die Organe füllen das Innere Ihres Rumpfes aus. Jedes Organ hat eine bestimmte Funktion. Von welchen Organen wissen Sie, wo im Körper sie sich befinden, und von welchen wissen Sie das nicht?

Setzen Sie sich so hin, dass Sie mit Ihren Händen rund um Ihren Körper streichen können. Streichen Sie dann mit Ihren Händen so über Ihr Becken und über den unteren Rücken, als ob Sie ein Band wie eine Schärpe ums Becken legen würden. Ihren Rücken berühren Sie mit Ihren Handrücken, Ihre Vorderseite mit den Handflächen. Streichen Sie dann Band um Band den Körper aufwärts, bis Sie unter den Achseln angelangt sind. Schließen Sie die Augen und stellen Sie sich Ihren Körperinnenraum vor, das Innere des Körpers, den Sie eben umfangen haben.

Stellen Sie sich vor, wo die einzelnen Organe in Ihnen liegen, welche Form und Größe sie in etwa haben. Stellen Sie sich die Organe wie mit Wasser gefüllte Ballons vor: weich, warm und nachgiebig. Sie können einen Ballon mit warmem Wasser füllen und mit Ihren Händen umfassen. So ähnlich liegen Ihre Organe innerhalb Ihrer Knochen und Muskeln. Wählen Sie dann ein Organ aus, das Sie interessiert. Legen Sie Ihre Hände dort an Ihren Körper, wo sich dieses Organ befindet. Stellen Sie sich vor, dass Sie sich durch die Kleidung, die Haut, das Fett- und Muskelgewebe und zum Teil durch die Knochen hindurch zum Organ „vortasten". Nehmen Sie die Wärme und den sanften Druck Ihrer Hände wahr. Bewegen Sie mit Ihren Händen die Körperstelle, als ob Sie im Inneren Ihres Körpers einen Wasserballon ein wenig bewegen könnten. Dann neigen Sie Ihren Körper so, dass Sie das Organ wie einen Schwamm etwas zusammendrücken, und lösen den Druck wieder.

Stellen Sie sich vor, wie alle Organe zusammen Ihr Inneres ausfüllen und Sie von innen stützen. Nehmen Sie wahr, was Sie empfinden, denken und fühlen.

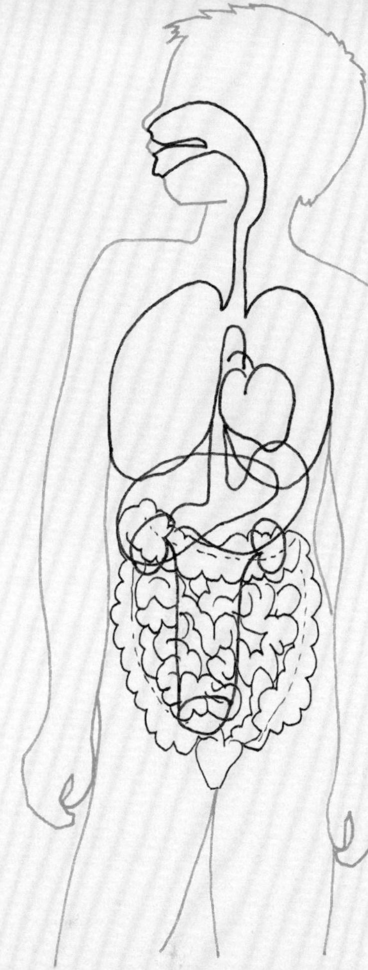

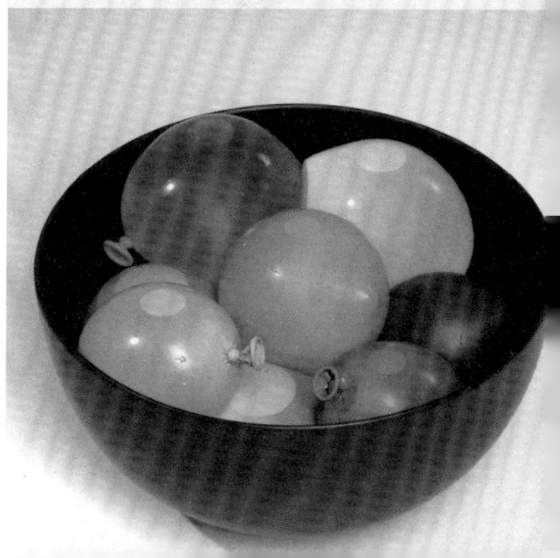

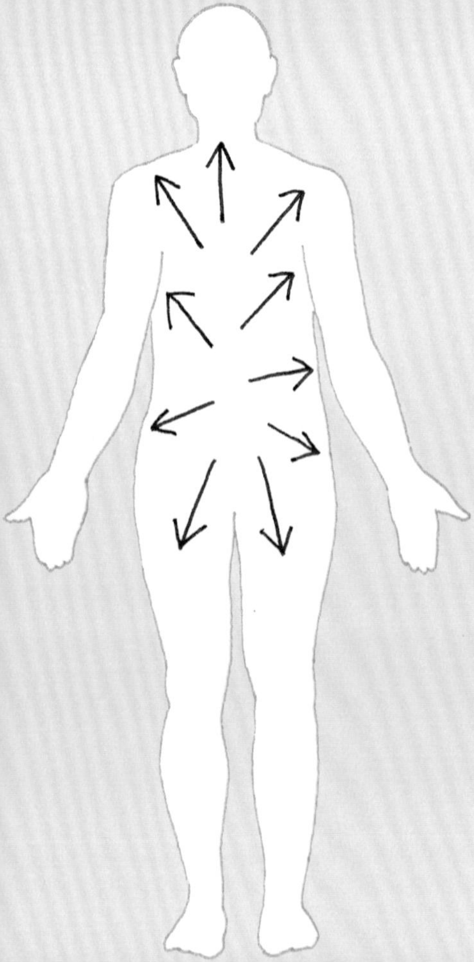

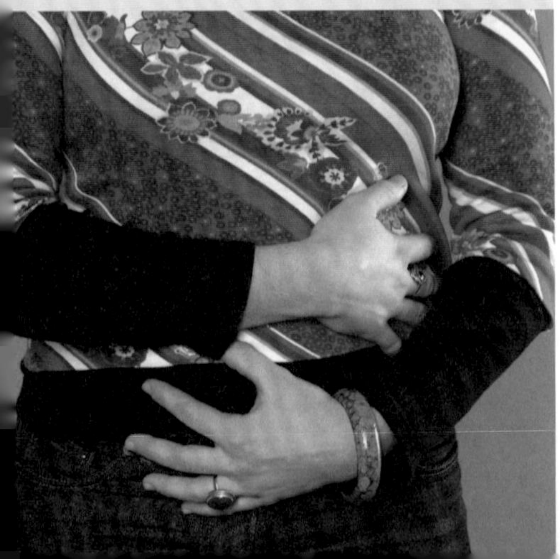

Organe

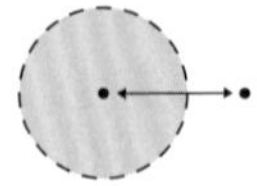

Raum ausfüllen

Erinnern Sie sich in Ihrem Alltag immer wieder daran, dass das Innere Ihres Becken-, Bauch- und Brustraums mit Organen ausgefüllt ist. Lassen Sie sich von den Organen stützen. Wenn Sie müde sind und daher etwas in sich zusammensinken, stellen Sie sich das Volumen der Organe vor. Jedes einzelne Organ darf seinen Raum in Ihnen einnehmen. Die Knochen und Muskeln können sich von den Organen unterstützen lassen und nur so viel Arbeit wie nötig übernehmen.

Im Bereich des Brustraumes bis unter die Schlüsselbeine stützen die Lunge und das Herz, am Übergang vom Brust- zum Bauchraum, im mittleren Rumpf befinden sich Magen, Bauchspeicheldrüse, Milz und Leber, der Bauchraum wird von den Därmen, das Kreuz von den Nieren gestützt. Das Becken wird von den Geschlechtsorganen, der Blase und dem Mastdarm ausgefüllt.

Achten Sie darauf, dass Sie sich immer wieder das Volumen Ihrer Organe und die kraftvolle Stütze für die verschiedenen Körperbereiche, die diese Ihnen geben, in alltäglichen Situationen in Erinnerung rufen: im Gespräch mit einer anderen Person zum Beispiel, beim Tragen von schweren Gegenständen, während Sie Zeitung lesen, spazieren gehen oder auf eine Leiter steigen.

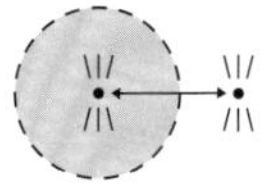

Leben erhaltende Bedeutung

Lenken Sie Ihr Interesse auf verschiedene Organe Ihres Körpers: zum Beispiel auf das Herz, die Lungen, den Magen, die Nieren oder die Geschlechtsorgane. Auch das Gehirn können Sie in dieser Übung zu den Organen zählen.

Wenn Sie möchten, lesen Sie in einem Lexikon nach, welche Funktion ein Organ erfüllt, das Sie besonders interessiert. Leihen Sie sich Kinder- oder Jugendbücher über den Körper aus. Sie sind oft informativ und gleichzeitig wesentlich einfacher geschrieben als medizinische Fachbücher. Staunen Sie über das vielschichtige Zusammenspiel der Organe in Ihrem Inneren.

Wählen Sie dann ein Organ aus, mit dem Sie Wohlbefinden verbinden. Ist es Ihnen möglich, einige Sätze der Dankbarkeit dem Organ gegenüber für seine Leben erhaltende Bedeutung innerlich auszusprechen? Welche anderen Gefühle, Gedanken nehmen Sie wahr, wenn Sie sich aufmerksam der Empfindung des Organs zuwenden? Wenn Sie möchten, stellen Sie sich zusätzlich ein farbiges Licht vor, von dem das Organ umhüllt wird. Assoziieren Sie einen Gegenstand oder ein Bild zu dieser Stimmung, die Sie gerade empfinden – solche Bilder sind sehr persönlich, was immer Ihnen einfällt und sich stimmig anfühlt, ist in Ordnung.

Nehmen Sie sich vor, dass Sie sich in einer nächsten Situation, die Ihnen emotional schwierig erscheint, an diesen Gegenstand und die damit verbundene Stimmung erinnern.

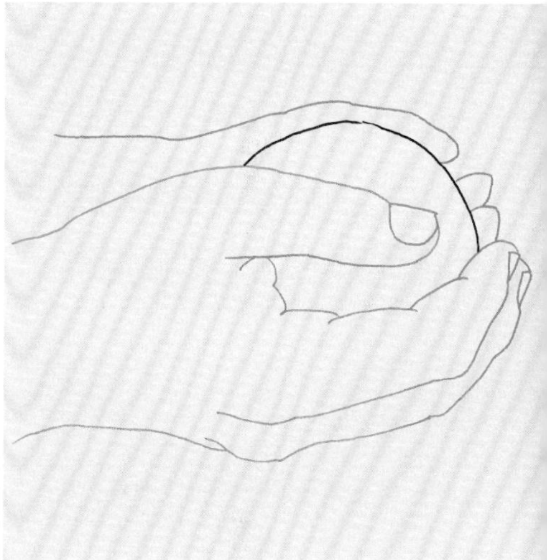

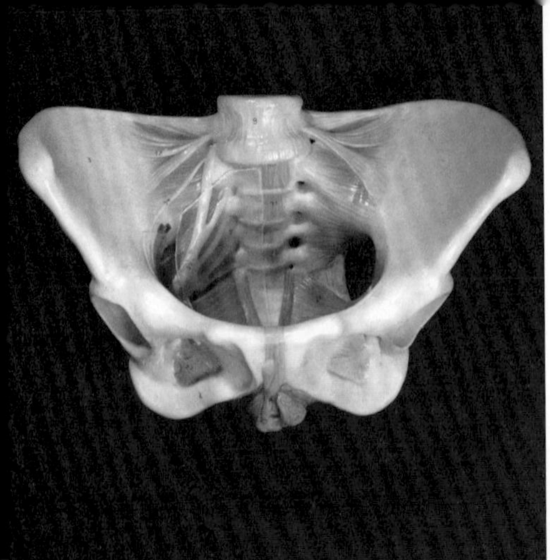

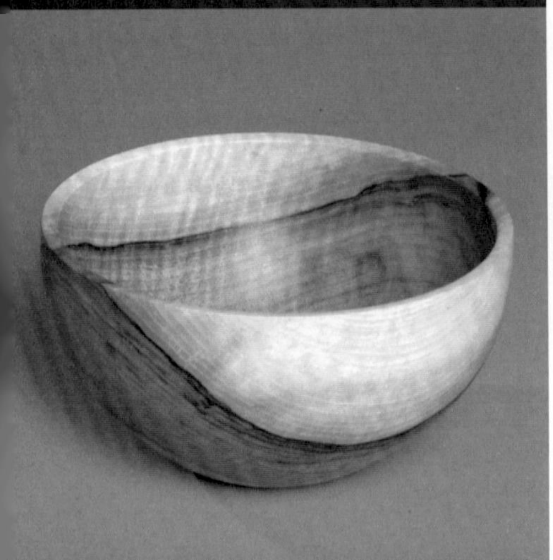

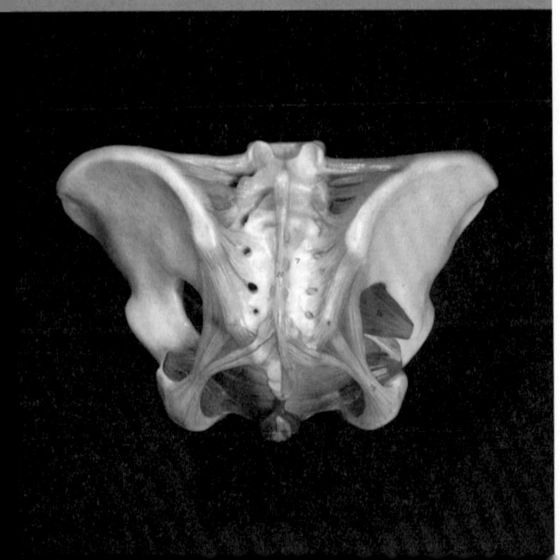

Becken

Dreidimensionalität im Becken

Schauen Sie sich die Fotografien der Beckenstruktur auf dieser Seite genau an. Setzen Sie sich dann an die Kante eines Stuhles mit flacher, stabiler Sitzfläche. Ertasten Sie die knöcherne Struktur Ihres Beckens, so gut das durch das Gewebe hindurch möglich ist. Legen Sie die Abbildungen vom Becken dazu vor sich hin. Unterhalb der Taille finden Sie die Rundungen der Beckenkämme, in der Mitte des Beckens unterhalb des Kreuzes finden Sie das Kreuzbein und die Kreuzbeingelenke. Das Kreuzbein ist sowohl Teil der Wirbelsäule wie des Beckens. Wenn Sie eine Pobacke anheben, können Sie den Sitzhöcker ertasten. Wenn Sie entlang des Sitzhöckers weitertasten, auf der Innenseite des Oberschenkels am Intimbereich vorbei, dann gelangen Sie zum Schambein. Das Hüftgelenk liegt tief unter Muskelschichten und kann von außen nicht berührt werden. Ertasten Sie beide Beckenhälften. Lösen Sie die Hände und nehmen Sie die Resonanz Ihrer Berührung wahr.

Setzen Sie sich anschließend so auf den Stuhl, dass Sie Ihr Gewicht über die Sitzhöcker an die Stuhlfläche abgeben können. Kippen Sie das Becken nach hinten, so dass Sie auf den weichen Pobacken sitzen. Die Wirbelsäule rundet sich. Verlagern Sie das Gewicht wieder zurück auf die Sitzhöcker und dann noch etwas weiter nach vorne Richtung Schambein, so dass sich die Wirbelsäule in die andere Richtung wölbt. Lassen Sie den Atem frei fließen. Wiederholen Sie diese Vor- und Rückbewegung des Beckens einige Male.

Verlagern Sie dann das Gewicht mal über den rechten Sitzhöcker, dann über den linken. Die Wirbelsäule bewegt sich mit, der Kopf neigt sich seitlich in die Gegenrichtung.

Nun verbinden Sie die beiden Bewegungen. Sie verlagern das Gewicht auf eine Seite, lassen es nach hinten wandern, dann auf die andere Seite und nach vorne. Es entsteht ein Kreis – *Beckenkreis* nennt ihn Ilse Middendorf. Wirbelsäule, Schultern, Arme und Kopf bewegen sich mit, die Beine bleiben ruhig.

Becken

Hüftgelenke – Verbindung von Becken und Beinen

Streichen Sie im Stehen auf beiden Seiten über Ihre Leisten. Ihre Hüftgelenke befinden sich etwa in der Mitte der Leisten in der Mitte Ihres Körpers. Das Hüftgelenk ist ein Kugelgelenk, welches den Beinen großen Bewegungsspielraum ermöglicht. Gleichzeitig ist es sehr stabil. Erforschen Sie einen Moment die Beweglichkeit in Ihren Hüftgelenken, indem Sie die Beine bewegen, sich hinsetzen und wieder aufstehen.
Streichen Sie dann auf der Höhe der Hüftgelenke zur Außenseite Ihrer Hüfte. Ertasten Sie hier den Knochen. Sie berühren den großen Rollhügel Ihres Oberschenkelknochens. Sie berühren also das Bein, nicht das Becken. Legen Sie beide Hände seitlich auf die Rollhügel an die Außenseite Ihrer Hüfte. Sie stehen etwa schulterbreit, die Füße sind parallel ausgerichtet und die Knie etwas gebeugt.

Nun bewegen Sie die rechte Hüfte nach rechts vorne. Die linke bleibt auf der gleichen Ebene links hinten. Das Gewicht ist hauptsächlich auf dem Fußballen des rechten Fußes. Dann bewegen Sie die rechte Hüfte in einem Halbkreis nach rechts hinten. Nun ist das Gewicht auf der rechten Ferse. Dann verlagern Sie das Gewicht diagonal nach links vorne. Nun ist die linke Hüfte vorne, das Gewicht auf dem linken Fußballen. Verfolgen Sie den Halbkreis nach links hinten und verlagern Sie dann das Gewicht wieder nach rechts vorne usw. Nach einer Weile wechseln Sie die Richtung.

Die Bewegung folgt einer liegenden, nahezu horizontalen Acht. Beide Hüftgelenke und Rollhügel bewegen sich auf dieser horizontalen Ebene. Die Taille und die Seiten des Körpers bleiben lang, das Becken kippt nicht. Die Knie bleiben gebeugt, die Fußsohlen flach auf dem Boden. Nehmen Sie wahr, wie die Bewegung Ihre Hüft-, Knie- und Fussgelenke anregt. Lassen Sie Ihren Atem frei fließen. Schütteln Sie dann Ihre Beine aus.

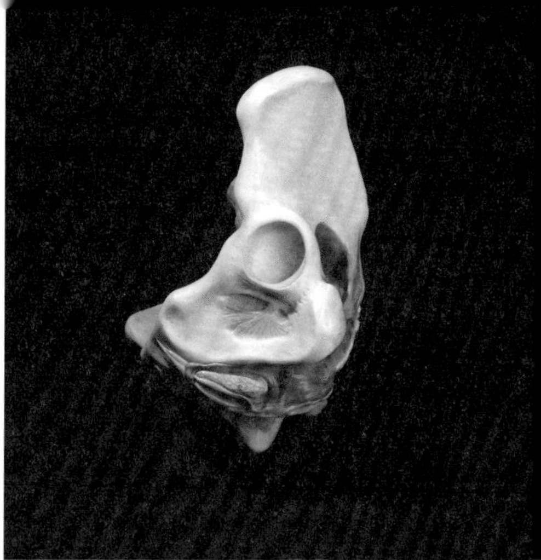

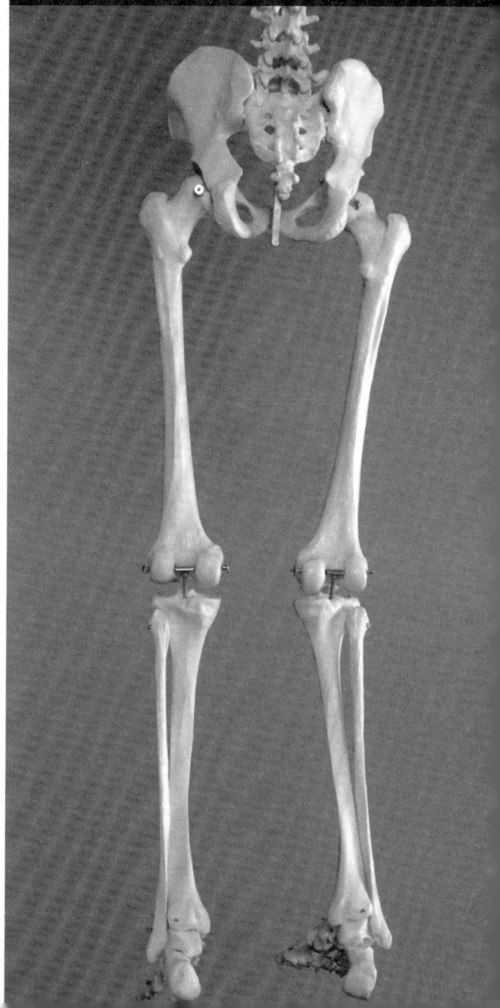

Beweglichkeit im Becken

Achten Sie während alltäglicher Tätigkeiten im Sitzen auf den Kontakt Ihres Beckens mit dem Stuhl. Bewegen Sie Ihr Becken ein wenig, so dass Sie den Kontakt mit der Sitzfläche immer wieder in Ihre Empfindung zurückholen. Dieser Kontakt könnte lebendig und beweglich sein, Sie könnten den Stuhl dazu nutzen, sich immer wieder gut gestützt und unterstützt zu fühlen.

Probieren Sie unterschiedliche Stühle aus, solche mit harten Sitzflächen oder mit weichen, mit oder ohne Rückenlehne. Achten Sie jeweils auf Ihre körperlichen Empfindungen im Rücken und im Becken. Achten Sie auch darauf, wie sehr Sie beim Sitzen ermüden, wann Sie innerlich angeregt und wach bleiben und wie Sie das beeinflussen können.

Wenn Sie wollen, probieren Sie für Sie ungewohnte Sitzmöglichkeiten aus und prüfen Sie jeweils, wie sehr Sie sich durch den Kontakt zur Sitzfläche unterstützt fühlen. Sie können zum Beispiel auf Gymnastikbällen (mit einem Durchmesser von etwa 65 cm) oder auf speziellen Stühlen, bei denen die Knie gestützt sind, oder direkt auf dem Boden sitzen.

Achten Sie auch auf den Einfluss Ihrer Kleidung auf die Empfindung in Becken und Rücken. Wie fühlen Sie sich in unterschiedlichen Hosen, mit oder ohne Gürtel? Wie fühlen Sie sich in höher geschnittenen Hosen, wie in solchen, die den Bauch frei lassen? Wie fühlen Sie sich in engen, in elastischen oder in weiten Hosen? Wie fühlen Sie sich in kurzen oder langen Röcken?

Achten Sie auf die Beweglichkeit und die Empfindungen im Becken, in der Hüfte und im Rücken beim Gehen. Welchen Einfluss haben hier Ihre Schuhe? Achten Sie auf die Empfindungen, wenn Sie flache Schuhe tragen, und auf den Unterschied, wenn Sie hohe Absätze tragen. Passen Sie Ihre Kleidung und Ihre Schuhe Ihrem Wohlbefinden an.

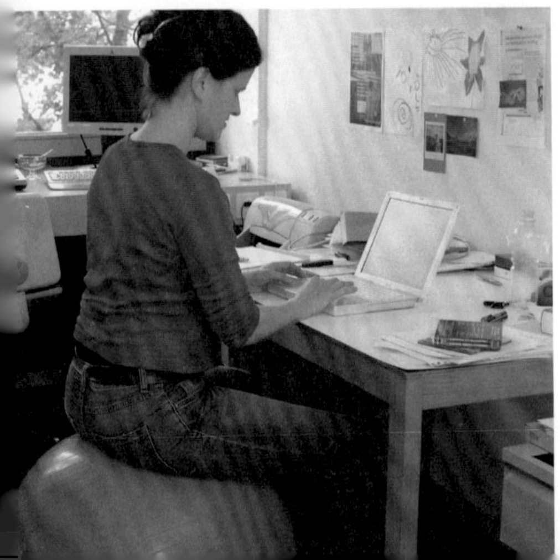

Vital, zentriert und durch den Rhythmus beschwingt

Suchen Sie sich für diese Übung einige rhythmische Musikstücke aus, zu denen Sie sich gerne bewegen. Falls Sie keine Musik zur Hand haben, dann schalten Sie das Radio ein und suchen nach einem Sender mit guter Musik.

In der chinesischen Gesundheitslehre geht man davon aus, dass sich unterhalb des Bauchnabels in der Mitte des Körpers das Zentrum unserer Lebensenergie, Qi genannt, befindet. Wenn Sie mögen, stellen Sie sich dort eine kleine Flamme, ein flimmerndes warmes Licht, eine goldene Lichtkugel oder ein persönliches Bild für diese Lebenskraft vor. Stellen Sie sich etwas Schlichtes und Kraftvolles vor, auch wenn Sie selbst gerade keine Kraft empfinden.

Nun lassen Sie sich von dieser Energiequelle innerlich in Bewegung bringen, langsam und stetig, als ob Sie Wasser in einer Pfanne auf kleinem Feuer nach und nach zum Kochen brächten. Nehmen Sie sich so viel Zeit, wie Sie wollen. Die Bewegung kann klein oder auch groß und ausladend sein. Achten Sie auf einen stabilen Kontakt Ihrer Füße mit dem Boden. Lassen Sie sich durch den Rhythmus der Musik unterstützen, als ob das Becken von außen gewiegt würde. Lassen Sie Ihren Atem frei fließen. Unterstützen Sie sich durch den Kontakt zum Boden. Was empfinden Sie im ganzen Körper? Halten Sie inne. Assoziieren Sie ein Wort oder ein Bild zu Ihrer Empfindung.

Erinnern Sie sich in Momenten, in denen Sie sich gedanklich angespannt und möglicherweise etwas vom Körper getrennt fühlen, an die Energiequelle im Becken. Denken Sie an die Worte oder Bilder, die Sie dazu assoziiert haben.

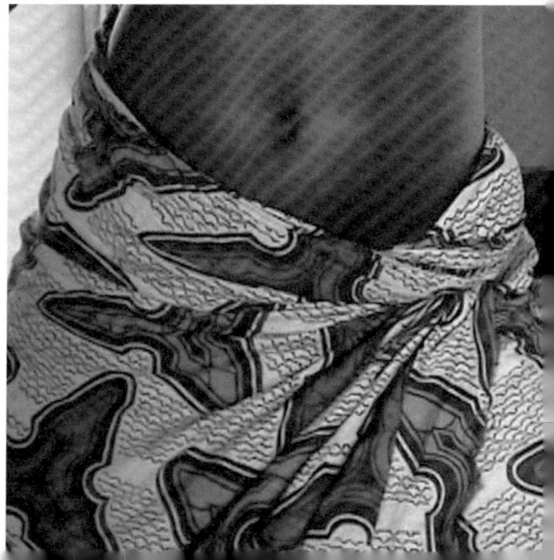

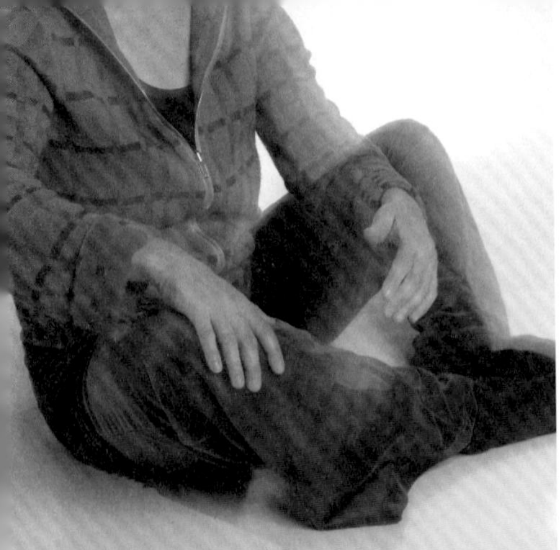

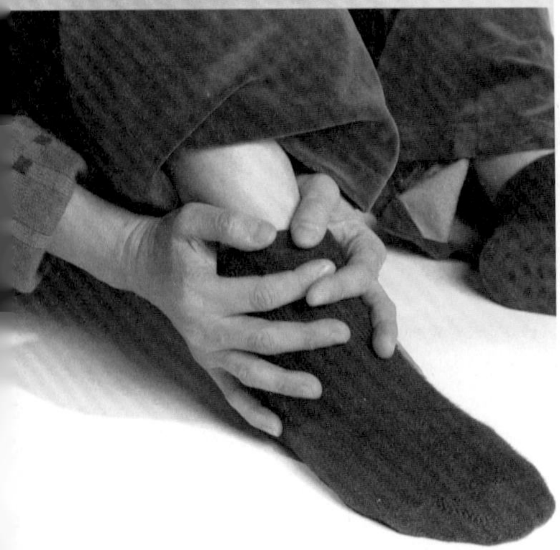

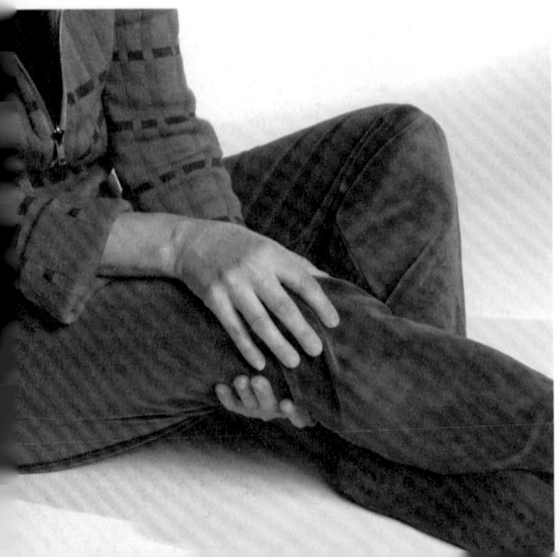

Beine

Klopfen und Streichen als Anregung

Setzen Sie sich auf einen Stuhl oder auf den Boden. Winkeln Sie ein Bein so an, dass Sie den Fuß bequem mit den Händen erreichen können. Klopfen Sie mit beiden Händen die Fußsohle. Stellen Sie dann den Fuß auf und klopfen Sie den Fußrücken. Beim Klopfen sind Ihre Handgelenke locker, der Atem kann frei fließen. Danach klopfen Sie mit den Fingerkuppen das Fußgelenk. Achten Sie auf die Resonanz, die das Klopfen im Inneren Ihres Gelenkes auslöst. Klopfen Sie weiter beinaufwärts und nehmen Sie den Unterschied in der Empfindung wahr: Beim Schienbein spüren Sie den Knochen deutlich, bei der Wade spüren Sie vor allem die Muskulatur und das Gewebe. Klopfen Sie das Kniegelenk und die Kniescheibe. Dann ruhig etwas kräftiger rund um den Oberschenkel. Verlagern Sie das Gewicht in die andere Beckenhälfte, so dass Sie auch die Pobacke bis hin zum Kreuzbein klopfen können. Bei der Pobacke spüren Sie Muskel- und Fettgewebe, beim Kreuzbein Knochen. Nehmen Sie den Unterschied wahr. Klopfen Sie auch vorne die Leisten am Übergang vom Bein zum Becken.

Falls Urteile über Ihr Bein Sie ablenken, versuchen Sie, Ihre Aufmerksamkeit immer wieder auf die konkrete Empfindung im Bein zu lenken. Unterscheiden Sie zwischen sensorischer Wahrnehmung und gedanklicher Wertung. Sie können die Urteile meistens nicht stoppen, aber sorgen Sie dafür, dass sie von Ihnen nicht zu viel Aufmerksamkeit bekommen.

Danach berühren Sie nochmals den Fuß des gleichen Beines. Nun aber streichen Sie über Haut und Kleider beinaufwärts bis zum Kreuzbein. Streichen Sie mit kleinen Kreisbewegungen mehrmals über die Gelenke. Legen Sie beide Hände um das Fuß- und Kniegelenk und halten Sie einen Moment inne. Nachdem Sie über das eine Bein gestrichen haben, legen oder stellen Sie die Beine entweder gestreckt oder angewinkelt hin und vergleichen Sie die Empfindung in den beiden Beinen. Widmen Sie sich dem zweiten Bein ebenfalls mit Klopfen und Streichen.

Spielraum in den Beinen

Setzen Sie sich an die Kante eines Stuhles mit möglichst flacher Sitzfläche und ziehen Sie Ihre Schuhe aus.

Streichen Sie mit Ihren Fußsohlen über den Boden, als ob Sie auf den Boden malen könnten. Sie können sich auch vorstellen, es läge Sand auf dem Boden, in den Sie zeichnen.
Die Fußsohlen bleiben immer ganz in Kontakt mit dem Boden. Die Füße können rasche Bewegungen machen, langsame, große oder kleine Schleifen, Kurven und Linien. Folgen Sie Ihren Bedürfnissen.

Achten Sie auf die Empfindungen in Ihren Gelenken: den Hüftgelenken, Kniegelenken und Fußgelenken. Lassen Sie den Atem fließen.
Nutzen Sie die Unterstützung des Stuhls und geben Sie das Gewicht Ihres Oberkörpers an den Stuhl ab. Das Gewicht der Beine kann über die Fußsohlen in den Boden fließen.

Dann lassen Sie die Beine ruhen. Nehmen Sie wahr, was Sie empfinden. Wo spüren Sie die Atembewegung?

Variante:
Nach einer Weile lösen Sie die Fußsohlen und bringen auch den Fußrücken, die Fersenaußen- und -innenseite sowie die Zehenspitzen in Kontakt mit dem Boden.

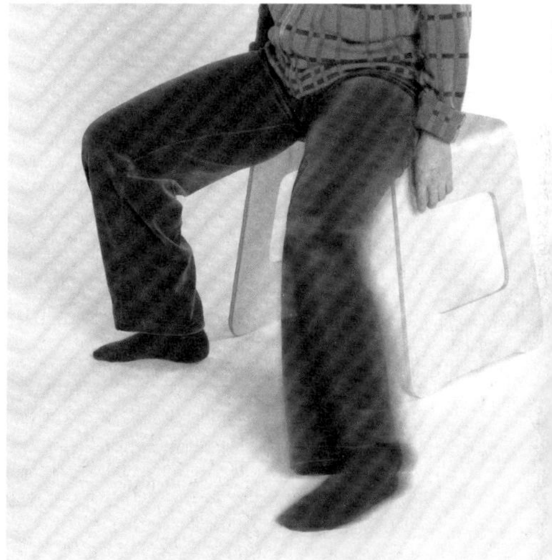

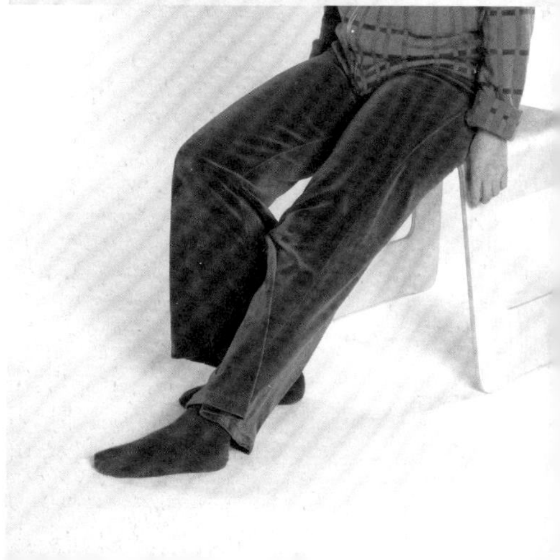

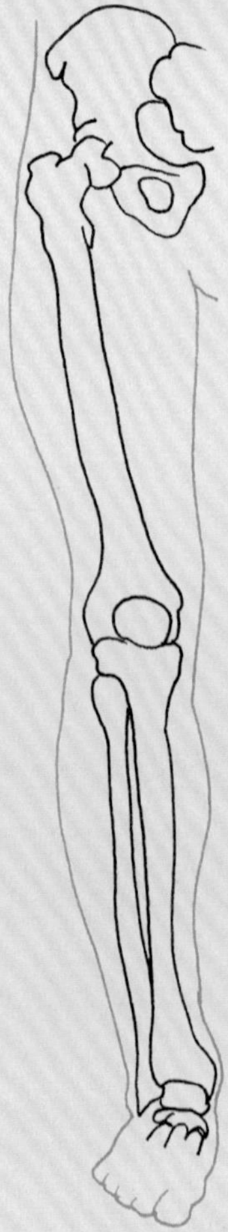

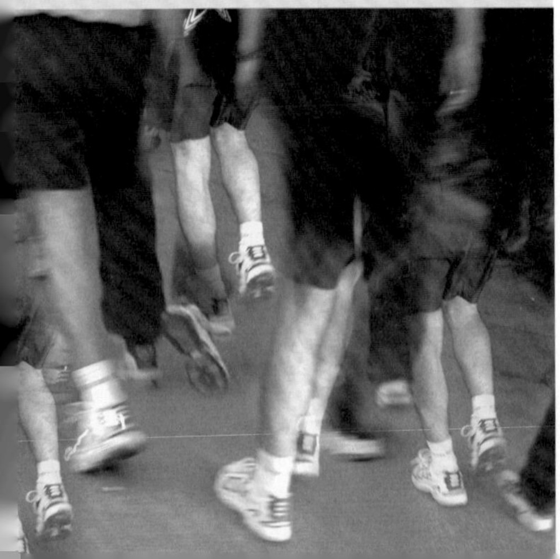

Beine

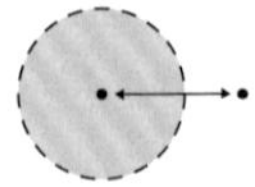

Beweglichkeit in den Beinen

Achten Sie in alltäglichen Situationen auf den Bewegungsspielraum in den Gelenken Ihrer Beine: Bewegen Sie beispielsweise Ihre Fußgelenke ein wenig, während Sie am Schreibtisch oder im Restaurant sitzen, oder achten Sie auf die Beweglichkeit der Gelenke, während Sie an der Bushaltestelle stehen.

Streichen Sie sich im Sitzen auch immer wieder kurz über Oberschenkel und Knie, beispielsweise während Sie zu Hause telefonieren oder einen Film ansehen.

Stellen Sie sich auch einmal das Zusammenspiel von Fuß-, Knie- und Hüftgelenken vor, während Sie gehen oder rennen. Wenn Sie Lust haben und es Ihnen möglich ist, dann hüpfen Sie auch ab und zu. Wie fühlen sich dann Ihre Beine an?
Falls Sie sich durch Schmerzen im Bereich der Beine eingeschränkt fühlen, beobachten Sie, was sich in Ihrer Empfindung verändert, wenn Sie detailliert auf den für Sie möglichen Spielraum in den verschiedenen Gelenke achten.

Achten Sie beim Sitzen, Stehen und Gehen auch auf den Kontakt der Fußsohlen mit dem Boden. Unnötige Spannung in den Beinen können Sie lösen, indem Sie das Gewicht der Beine über die Fußsohlen an den Boden abgeben.

Entlastung

Nehmen Sie sich in einer Situation, in der Sie müde, belastet oder erschöpft sind, zu Hause einen Moment Zeit, sich Ihren Beinen zu widmen. Sie brauchen dazu einen Stuhl und zwei Kissen.

Legen Sie ein Kissen auf den Stuhl, um die Sitzfläche zu polstern, und nutzen Sie das andere als Unterlage für Ihren Kopf. Strecken Sie sich kurz am Boden aus und legen Sie dann die Unterschenkel so auf den Stuhl, dass die Oberschenkel in etwa senkrecht zum Boden sind. Der Rücken kann flach und entlastet am Boden liegt. Sorgen Sie dafür, dass Ihre Füße warm bleiben. Falls nötig, ziehen Sie warme Socken an oder wickeln Sie eine Decke um die Füße. Ruhen Sie sich aus, entspannen Sie sich. Nehmen Sie Ihre Atembewegung wahr und den Kontakt Ihres Körpers mit dem Boden und dem Stuhl.

Wenn es Ihnen schwer fällt, auf Ihre körperlichen Empfindungen zu achten, dann werden Sie aktiver. Setzen Sie sich auf, klopfen und streichen Sie über die Beine, wie Sie es von der ersten Beinübung kennen. Klopfen hat die Wirkung, uns mit dem Konkreten zu verbinden, und hilft uns dadurch, mit unserer Wahrnehmung mehr im Hier und Jetzt zu sein.

Ruhen Sie sich aus. Wo spüren Sie Entlastung im Körper? Haben Sie noch andere Ideen, wie Sie sich entlasten könnten – körperlich, emotional, gedanklich? Was immer Ihnen einfällt, probieren Sie es später aus. Verweilen Sie zuvor noch ein wenig in dieser Position.

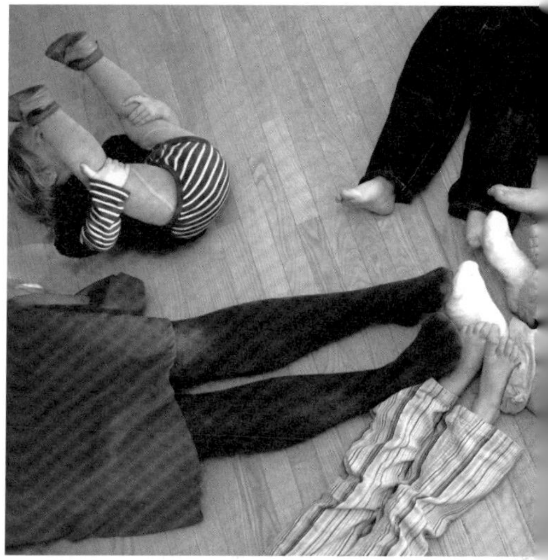

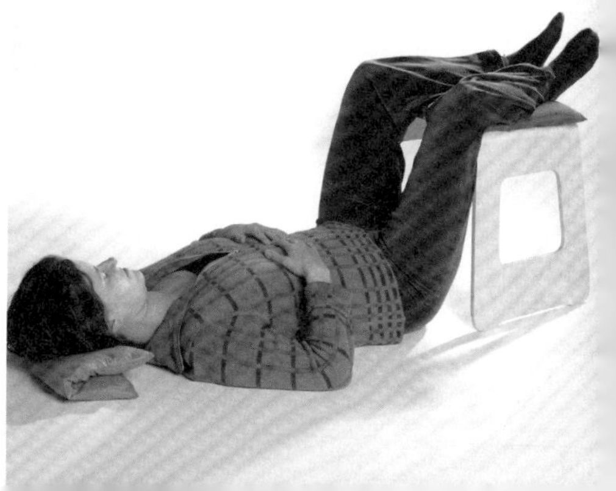

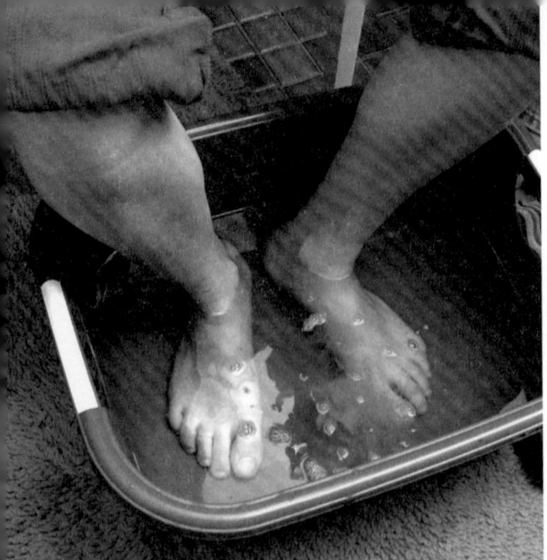
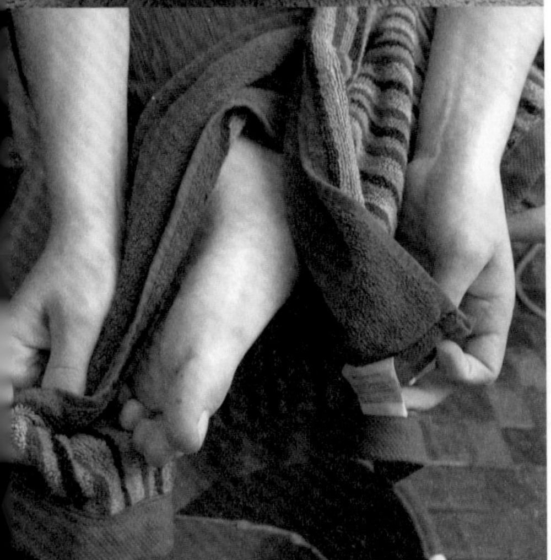
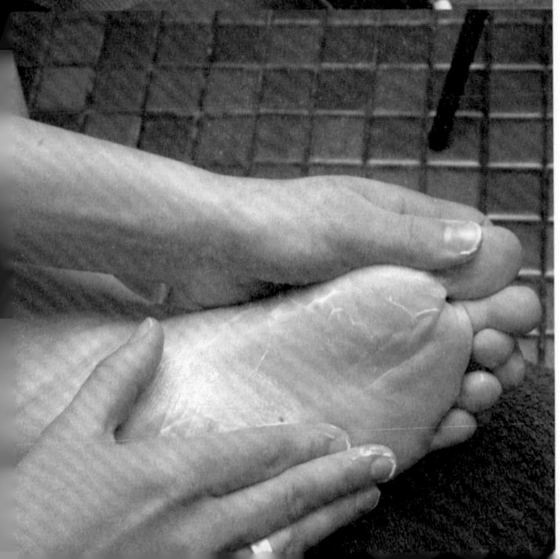

Fußbad und Fußmassage

Nehmen Sie in einem geeigneten Becken ein warmes oder kühles Fußbad mit oder ohne Badezusatz.
Spüren Sie, wie durch das Wasser die Sensibilität in Ihren Füßen angeregt wird. Trocknen Sie dann Ihre Füße ab. Spüren Sie die Berührung des Tuches. Haben Sie Lust, Ihre Füße mit Körpermilch/-öl einzureiben? Wenn ja, so wählen Sie einen Duft, den Sie mögen. Sie können sich auch speziell für Ihre Fußbäder einen Fußbalsam kaufen oder schenken lassen.

Ob mit oder ohne Crème, massieren Sie nun Ihre Füße. Sie brauchen dazu keine Technik zu kennen. Folgen Sie Ihren Bedürfnissen. Wenn sich etwas angenehm anfühlt, so bleiben Sie dabei, wiederholen Sie die Berührungen, bis Sie satt davon sind. Berühren Sie Ferse, Fußgewölbe, jede Zehe einzeln, die Haut zwischen den Zehen, das Fußgelenk und den Fußrücken. Finden Sie heraus, wie viel Druck und welche Art der Berührung Ihnen angenehm ist.

Wenn Sie mit dem ersten Fuß fertig sind, strecken Sie beide Beine aus und vergleichen Sie die Empfindung in Ihren Füßen. Massieren Sie auch den zweiten Fuß. Bleiben Sie aufmerksam für Ihre Bedürfnisse.
Möglicherweise sind es nicht die gleichen wie beim ersten Fuß. Oft sind wir etwas weniger bei der Sache, wenn wir einen Bewegungs- oder Berührungsablauf wiederholen. Was hilft Ihnen, auch für Ihren zweiten Fuß genügend Aufmerksamkeit aufzubringen?

Gehen Sie dann einige Schritte durch den Raum. Achten Sie auf den Kontakt Ihrer Fußsohlen mit dem Boden. Bleiben Sie einen Moment stehen. Achten Sie auf die Empfindung im ganzen Körper.

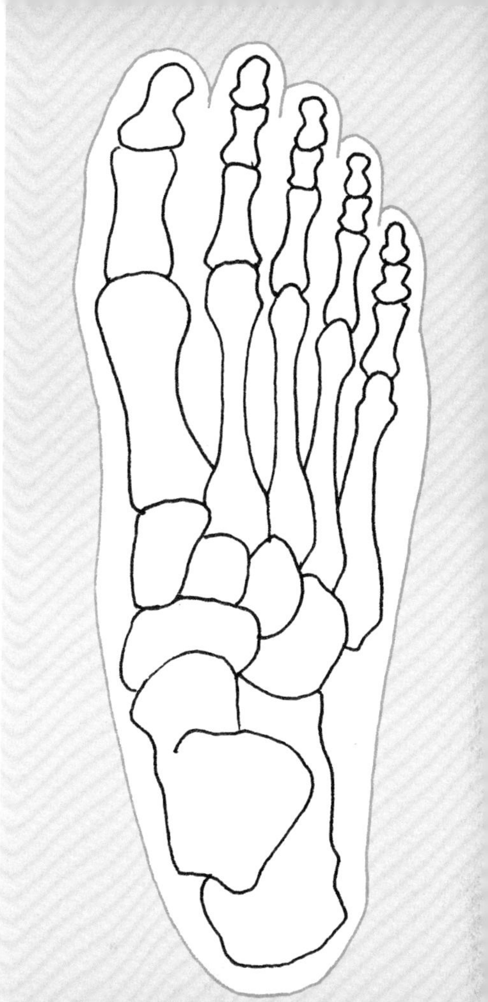

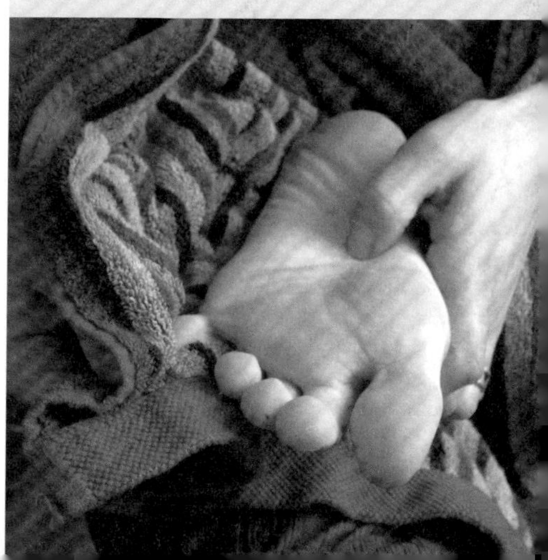

Beweglichkeit in den Füßen

Schauen Sie sich die knöcherne Struktur der Füße auf der anatomischen Abbildung an. Wenn Sie wollen, malen Sie die verschiedenen Knochen farbig aus. Wählen Sie dabei für alle Zehenknochen und alle Mittelfußknochen je die gleiche Farbe.

Dann winkeln Sie das eine Bein so an, dass Sie den Fuß möglichst bequem in Ihre Hände nehmen können.
Ertasten Sie nun zuerst die Zehengrundgelenke am Übergang der Zehenknochen zu den Mittelfußknochen. Bewegen Sie mit Ihren Fingern alle fünf Grundgelenke einzeln. Dann kneten Sie Ihren Fuß rund um die Grundgelenke. Ertasten Sie danach die Knochen jeder Zehe und bewegen Sie die kleinen Gelenke einzeln. Nehmen Sie sich Zeit. Atmen Sie. Möglicherweise ist es das erste Mal, dass Sie sich derart gründlich mit Ihren Füßen befassen.
Ertasten Sie auch die Mittelfußknochen und die Täler zwischen den Knochen. Ertasten Sie die Konturen des Fersenbeins. Halten Sie den Fuß am Fersenbein und bewegen Sie ihn im Sprunggelenk. Versuchen Sie auch die Knochen des Fußgelenkes zu ertasten. Sie werden sie mit den Händen wohl nicht einzeln spüren, sondern nur als ganze Struktur. Aber auch sie sind beweglich und einzeln etwas verschiebbar.

Vergleichen Sie die Empfindung in Ihren beiden Füßen. Schauen Sie Ihre Füße an. Dann widmen Sie sich den Knochen und Gelenken in Ihrem zweiten Fuß.

Gehen Sie einige Schritte und nehmen Sie wahr, was Sie empfinden. Wenn Sie möchten, machen Sie einen federnden Fußtanz und legen dazu eine passende Musik auf. Stampfen Sie mit Ihren ganzen Füßen, mit den Fußballen oder auch mit den Fersen auf den Boden. Die Bewegung ist kräftig und dennoch leicht, sie federt.

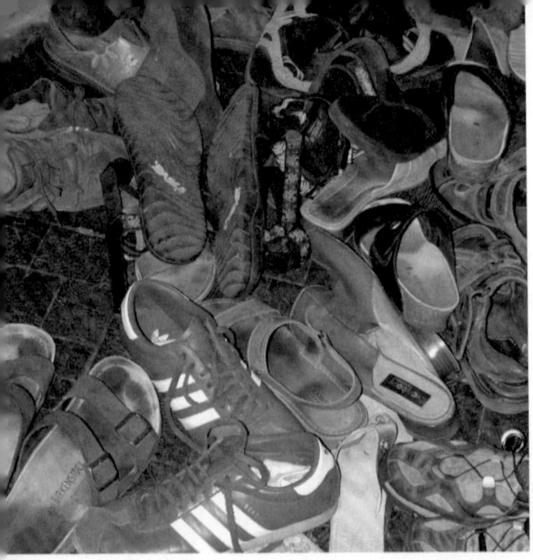

Barfuß gehen

Achten Sie darauf, dass Sie in Ihrem Alltag immer mal wieder barfuß gehen. Nehmen Sie die unterschiedlichen Oberflächen des Bodens wahr: Teppich, Holzboden, Kacheln oder Stein. Wie fühlt es sich an, wenn Sie sachte auf einen Gegenstand treten? Sind Ihre Füße so wach, dass Sie am Boden liegende Gegenstände fühlen, ohne sich weh zu tun, weil Sie dann Ihr Gewicht nicht voll auf diesen Fuß verlagern?

Wenn Sie es sich vorstellen können, gehen Sie auch draußen ab und zu barfuß: durch das Gras, auf Kies, über Blätter und wenn möglich durch Wasser oder Schnee.

Nehmen Sie einerseits wahr, wie Ihre Füße von den unterschiedlichen Oberflächen und Temperaturen des Bodens angeregt werden, achten Sie andererseits aber auch auf die Beweglichkeit in Ihren Füßen. Die Füße sind ähnlich beweglich wie die Hände. Beobachten Sie, wenn Sie die Gelegenheit dazu haben, die Bewegungen der Füße eines Säuglings. Die Zehen ertasten den Raum oft genau so sensibel wie die Hände.

Wie beeinflusst das Barfußgehen Ihre Haltung, Ihre Stimmung und Ihre Gedanken?

Achten Sie darauf, in welchen Schuhen Sie sich wohl fühlen. Welche Schuhe erlauben Ihnen wie viel Beweglichkeit? Wie wirken sich Absätze auf das Empfinden in Ihren Füßen, im Fußgelenk, in den Knien und im Hüftgelenk aus? Tragen Sie Schuhe, in denen Sie sich wohl fühlen.

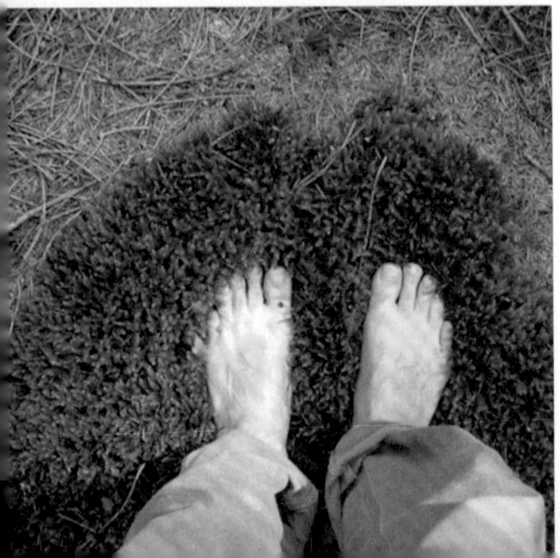

Wo Ihre Füße sind, sind Sie

Wir können uns in Situationen mit anderen Menschen emotional so stark verwickeln, dass wir auf einmal nicht mehr genau zwischen eigenen Bedürfnissen und Anliegen anderer unterscheiden können. Natürlich entsteht im Kontakt mit anderen immer eine gegenseitige Beeinflussung. Gerade in emotional intensiven Situationen kann es aber entlastend sein, sich einen Moment ganz auf sich zu konzentrieren: auf die konkrete Empfindung in den Füßen und deren Kontakt mit dem Boden. Dort, wo Sie den Boden unter den Füßen fühlen, sind Sie.

Behalten Sie diesen Kontakt bewusst in Ihrer Wahrnehmung, auch wenn Sie sich mit jemandem streiten oder wenn jemand beispielsweise etwas von Ihnen verlangt, was Sie nicht geben wollen. Auch in nicht aggressiven Situationen, in denen sich verschiedene Anliegen und Wünsche zu vermischen drohen, kann es Ihnen helfen, sich ab und zu Ihrer Füße zu vergewissern. Wenn Sie sich um jemanden kümmern, erschöpfen Sie sich weniger, wenn Sie sich immer auch auf sich konzentrieren. Die andere Person wird sich besser fühlen, wenn Sie merkt, dass Sie auch auf sich selbst achten.

Indem Sie Ihre Aufmerksamkeit in unterschiedlichsten Situationen immer wieder einen Moment lang auf Ihre Füße lenken, schaffen Sie Raum, in Kontakt zur unmittelbaren Umgebung zu kommen. Auf die eigenen Füße zu achten, hilft Ihnen, im wahrsten Sinne des Wortes auf dem Boden zu bleiben und sich auf das Gegenwärtige zu beziehen.

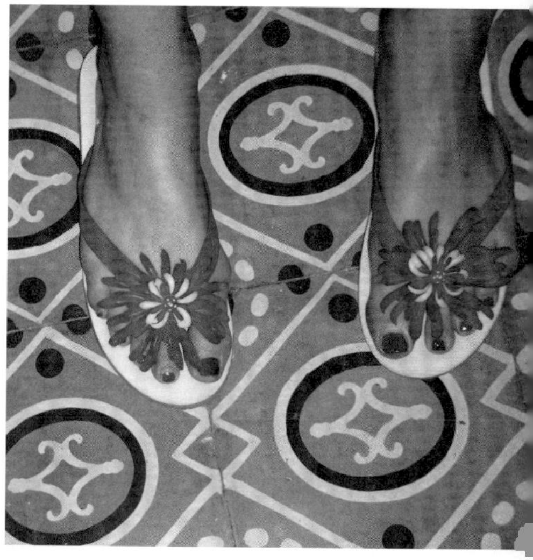

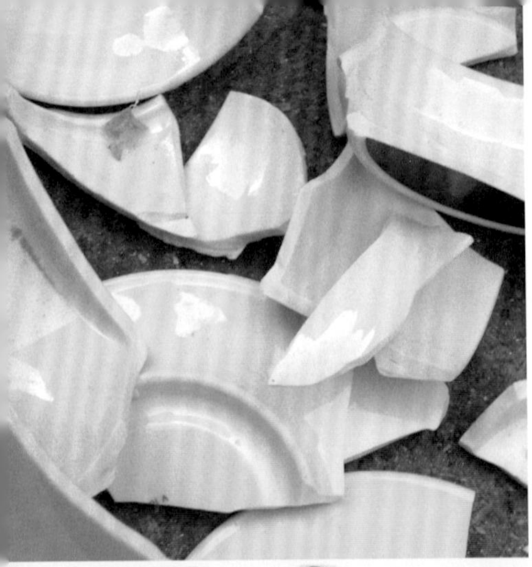

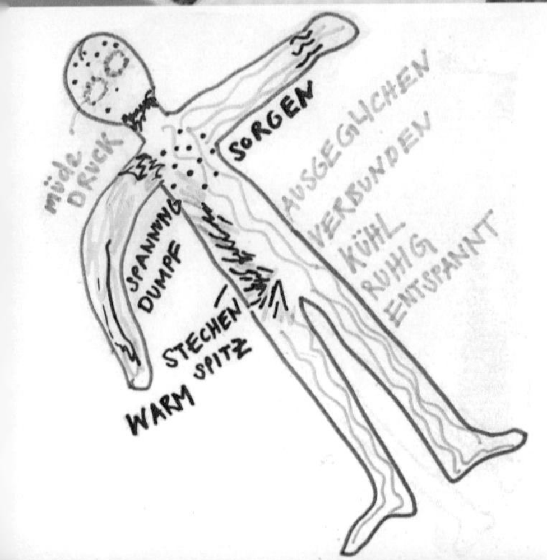

Schmerz

Schmerzen beschreiben und lokalisieren

Nehmen Sie sich ein Blatt Papier und zeichnen Sie schematisch die Umrisse Ihres Körpers. Legen Sie farbige Stifte oder Kreiden bereit.
Wählen Sie aus, ob Sie liegen, stehen oder sitzen wollen. Durchstreifen Sie dann mit Ihrer Aufmerksamkeit den Innenraum Ihres Körpers. Achten Sie darauf, ob und wo in Ihrem Körper Sie Schmerzen empfinden. Zeichnen Sie die Schmerzen auf dem Bild Ihres Körpers ein. Wählen Sie dazu die Farben und Formen, die Ihnen am passendsten scheinen. Lassen Sie sich viel Zeit, seien Sie neugierig, zeichnen Sie nicht nur starke Schmerzen ein, sondern auch leichte, feine oder dumpfe oder ein leichtes Unwohlsein. Wo empfinden Sie Schmerz und wie weit strahlt er aus? Auch ein seelischer Schmerz kann manchmal im Körper konkret empfunden werden.

Sie können auf dieser Suche nach Schmerzen systematisch vorgehen: beispielsweise beim rechten Fuß beginnen, das Bein hoch bis zum Becken wandern, dann im linken Fuß fortfahren, das Bein hoch bis zum Becken, im Bauch- und Brustraum, dann in den Schultern, in beiden Armen und Händen, im Hals und zuletzt im Kopf nach Schmerzen suchen.

Sie können sich aber auch kreuz und quer durch den Körper von den Schmerzempfindungen leiten lassen und zuerst starken Schmerz, dann nach und nach leichtere Schmerzen wahrnehmen und einzeichnen.

Wenn Sie Ihre momentane Schmerzlandkarte aufgezeichnet haben, so fügen Sie beschreibende Worte hinzu, zum Beispiel: leicht brennend, in den Arm ausstrahlend – dumpf, drückend und mit Übelkeit verbunden – eng, Angst – scharf, juckend – grau, diffus, Tinte, Nebel ... Die Worte können Ihnen sinnvoll und zusammenhängend erscheinen, sie können aber auch assoziativ oder sogar verwirrend sein. Schauen Sie sich das Bild an. Nehmen Sie wahr, was Sie empfinden, fühlen und denken.

Suchen Sie dann Orte in Ihrem Körper, die sich neutral oder angenehm, lebendig und kraftvoll anfühlen. Zeichnen Sie auch diese ein und suchen Sie Worte dafür.

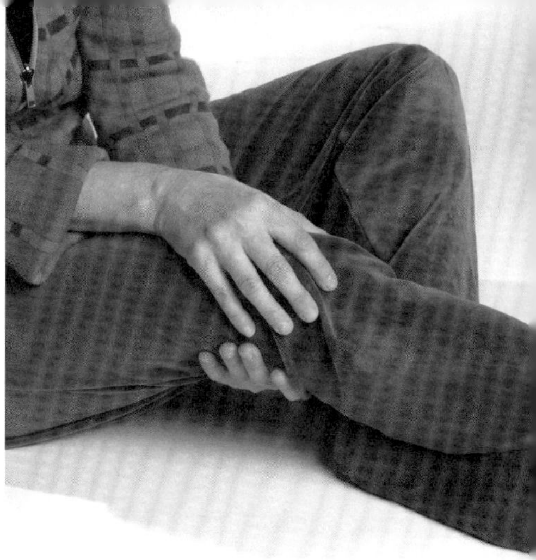

Der Intuition folgen

Finden Sie eine bequeme Körperhaltung im Stehen, Sitzen oder Liegen. Wenn Sie möchten, hören Sie zu dieser Übung sanfte Musik. Nehmen Sie wahr, wo im Körper Sie Schmerzen empfinden. Berühren Sie diese Körperstellen. Nehmen Sie wahr, wie die Wärme Ihrer Hände in Ihren Körper strahlt. Kneten und streichen Sie sanft über die schmerzenden Stellen. Lassen Sie sich viel Zeit. Achten Sie darauf, wie sich Ihr Empfinden verändert, wenn Sie den Schmerz berühren.

Horchen Sie auf spontane Bewegungsimpulse Ihres Körpers und folgen Sie ihnen. Nimmt der Schmerz zu, dann halten Sie inne und suchen Sie nach anderen Bewegungen und Berührungen. Auch ohne dass der Schmerz sich augenblicklich auflöst, erfährt ihr Körper so neue Möglichkeiten im Umgang mit den Schmerzen und kann sich so längerfristig entlasten und innerlich ausgleichen.

Varianten:
Bitten Sie eine vertraute Person, Sie zu berühren. Zeigen und erklären Sie ihr, wie und wo Sie berührt werden möchten. Vereinbaren Sie zuvor ein nonverbales Zeichen, wie Sie sich bemerkbar machen, wenn Ihnen eine Berührung unangenehm ist.

Suchen Sie eine Behandlungsmethode, die Ihnen über die spezifische Berührung durch Fachpersonen Schmerzlinderung bringen könnte: beispielsweise spezialisierte Physiotherapie, Feldenkrais-Methode, Alexandertechnik, Shiatsu, Kraniosakraltherapie, Atemtherapie nach Middendorf, Body-Mind Centering u. a.

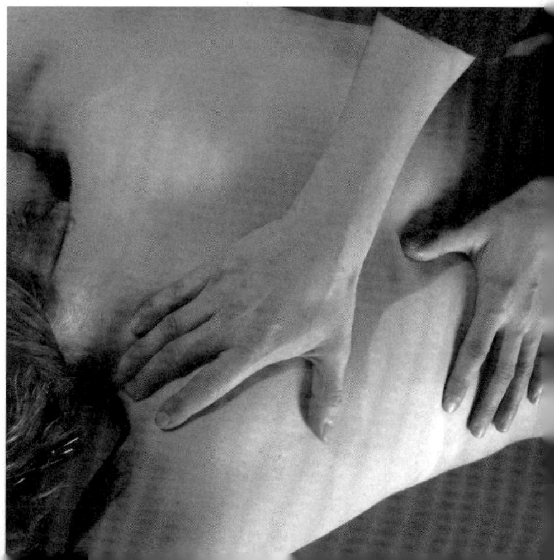

Beachtung dosieren und variieren

Welche Schmerzen wir beachten und welche nicht, hängt stark von der Art des Schmerzes, von unseren Gewohnheiten, Erfahrungen und dem sozialen und kulturellen Umfeld ab.
Achten Sie darauf, wann Sie Schmerzen beachten und zu lindern versuchen und wann Sie sie verdrängen. Wie hängt Ihre Wahl von der Art des Schmerzes oder der Situation, in der Sie sich befinden, ab? Welchen Einfluss hat Ihre Stimmung? Gibt es andere Aspekte, die Ihren Umgang mit Schmerz beeinflussen?

Ist es Ihnen möglich, sich zwischen den beiden Polen – beachten oder verdrängen – relativ frei hin- und herzubewegen, d.h. Beachtung bewusst zu dosieren und zu variieren?
Woran merken Sie, dass Ihr Fokus auf den Schmerz Ihnen wenig hilft, Sie eher schwächt? Isolation und Missmutigkeit könnte ein Zeichen dafür sein. Wie regen Sie dann neben der dominierenden Empfindung von Schmerz auch andere Wahrnehmungsebenen an? Wie lassen Sie sich unterstützen?
Woran merken Sie, dass es für Sie ungünstig ist, die Empfindung von Schmerz in den Hintergrund zu drängen? Vermehrte Muskelspannung und dadurch verursachte größere Schmerzen oder emotionale Spannungen im Kontakt mit anderen Menschen könnten beispielsweise Zeichen dafür sein.

Erweitern Sie Ihre Möglichkeiten. Experimentieren Sie mit verschiedenen Reaktionen. Erkunden Sie vorerst den Umgang mit leichten Schmerzen. Wenn Sie nie ein Pflaster über eine kleine Schnittwunde kleben, so tun Sie es einmal versuchsweise. Wenn Sie auf andere oft heiter und fröhlich wirken, erzählen Sie einmal von einer kleinen Enttäuschung und suchen Sie sich Trost. Wenn Sie sich immer hinlegen, sobald Sie Kopfschmerzen haben, finden Sie Möglichkeiten, in Bewegung zu bleiben: Gehen Sie zum Beispiel auf einen gemütlichen Waldspaziergang. Was beobachten Sie?

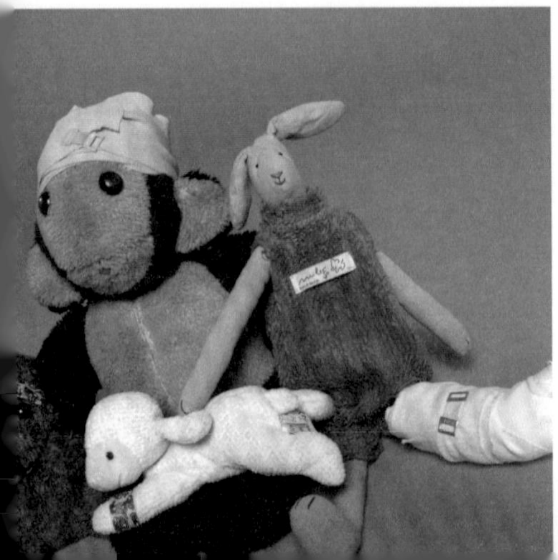

Spielraum im Umgang mit Schmerz erweitern

Wie gehen Sie persönlich mit körperlichem und seelischem Schmerz um? Was hilft Ihnen gegen starke Schmerzen? Fragen Sie Bekannte und Freunde, wie sie körperlichen und seelischen Schmerz lindern oder verkraften. Sammeln Sie Anregungen und probieren Sie neue Strategien aus.

Erinnern Sie sich daran, wie Sie auf Schmerz bisher reagiert haben. Wie haben sich verschiedene Schmerzen jeweils verändert? Erinnern Sie sich, was Ihnen dabei geholfen hat? Benennen Sie mindestens zwei persönliche Qualitäten, die Ihnen helfen, starke akute Schmerzen durchzustehen oder eventuelle chronische Schmerzen zu verkraften. Zum Beispiel: Geduld, Humor, Kreativität oder Mut, um Unterstützung zu bitten.

Schmerzen können Warnsignale sein, die Ihnen helfen, sich auf Ihre persönlichen Möglichkeiten und Kräfte zu besinnen. Lernen Sie Ihre Grenzen kennen. So erschöpfen Sie sich weniger und Sie merken, wann Sie Unterstützung brauchen.

Wenn wir den Rahmen unserer Möglichkeiten anerkennen, kann dies entlasten und uns intensiver mit anderen Menschen und unserem unmittelbaren Umfeld verbinden. Ist uns die Vergänglichkeit des Lebens nicht nur gedanklich bewusst, sondern fühlen und empfinden wir sie auch, so stärken wir unsere Fähigkeit, in jedem Moment anwesend und reaktionsbereit zu sein.

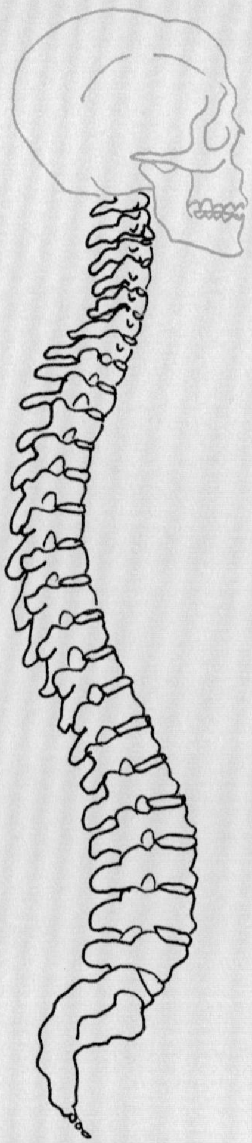

Rücken

Wirbelsäule – beweglicher Halt im Zentrum

Strecken und räkeln Sie sich ausgiebig im Stehen. Bewegen Sie dann Ihren Kopf so nach rechts und links, dass eine Nein-Bewegung entsteht. Stellen Sie sich dabei den obersten Halswirbel vor, er befindet sich etwa auf Ohrenhöhe im Inneren Ihres Kopfes. Dann machen Sie eine Ja-Bewegung und achten darauf, wie Sie die Bewegung im Hals und möglicherweise in der ganzen Wirbelsäule empfinden.

Beugen Sie Ihre Knie ein wenig und rollen Sie vom Kopf her Wirbel um Wirbel ab. Die einzelnen Wirbelkörper können Sie sich wie Perlen an einer Kette vorstellen. Kopf und Wirbelsäule hängen sich nach vorne, das Becken, die Beine und Füße bilden das Gegengewicht und halten Sie in Balance. Forcieren Sie nichts. Falls Sie Schmerzen empfinden, rollen Sie die Wirbelsäule wieder etwas hoch, bis Sie sich in einer für Sie angenehmen Position befinden.
Wenn es Ihnen möglich ist, dann lassen Sie den Oberkörper nach rechts und nach links pendeln. Dabei schwingen die Arme um das rechte, dann um das linke Bein. Der Kopf soll die ganze Zeit hängen, die Knie bleiben immer etwas gebeugt. Nehmen Sie die Länge der Wirbelsäule zwischen Kopfkugel und Becken wahr.

Streichen Sie mit Ihren Händen über den Hals zum Hinterkopf. Streichen Sie sich durch die Haare und bewegen Sie Ihren Kopf wie ein Gewicht an einer Schnur.

Dann richten Sie die Wirbelsäule wiederum Wirbel um Wirbel vom Kreuzbein aus in die Vertikale auf. Achten Sie darauf, dass sich der Kopf wirklich erst ganz zuletzt auf der Wirbelsäule aufrichtet. Die Beine übernehmen immer mehr Gewicht, während Sie sich aufrichten. Die Wirbelsäule, die tief in Ihrem Zentrum liegt, leitet das Gewicht über das Becken in die Beine. Oberkörper und Kopf fühlen sich leichter an, sobald sie wieder in der Vertikalen sind.

Nun räkeln und strecken Sie sich. Stellen Sie sich die Wirbelsäule in Ihnen vor: als anatomische Struktur oder als persönliches, symbolisches Bild.

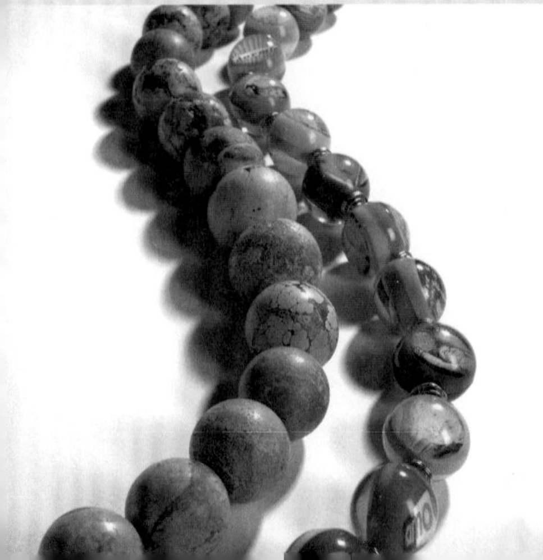

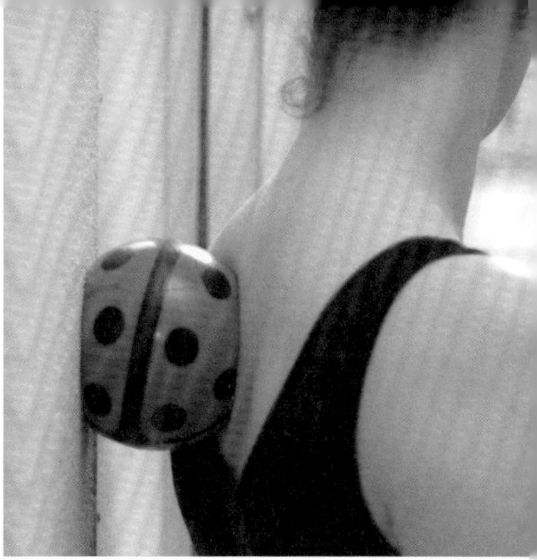

Rückenmassage

Für diese Übung brauchen Sie einen weichen Plastikball (Durchmesser etwa 12 cm), wie Sie ihn in Spielwarengeschäften finden. Fuß-, Basket-, Igel- oder Tennisbälle sind für diese Massage zu hart.

Suchen Sie sich ein freies Stück Wand. Legen Sie den Ball zwischen Ihren Rücken und die Wand und lehnen Sie sich so gegen den Ball, dass er nicht hinunterfallen kann. Je größer der Abstand zwischen Ihren Füßen und der Wand ist, desto stärker drückt der Ball auf Ihren Rücken. Sie können den Druck also selbst variieren, indem Sie den Abstand größer oder kleiner wählen. Wenn das Stehen Sie ermüdet, können Sie die Übung auch im Sitzen auf einem Hocker machen. In diesem Fall variieren Sie den Druck, indem Sie sich mehr oder weniger in den Ball lehnen.

Nutzen Sie nun den Ball, um sich selbst den Rücken ausgiebig zu massieren. Beginnen Sie an einer beliebigen Stelle und lassen den Ball vor allem seitlich über den ganzen Rücken hin- und herrollen. Wenn Sie zu einer anderen Stelle etwas tiefer oder höher wechseln möchten, dann verschieben Sie den Ball mit Ihren Händen. Spüren Sie, wie sich die Ballmassage nahe der Wirbelsäule, bei den Rippen, den Schulterblättern oder im Kreuz anfühlt. Beziehen Sie auch die Nackenmuskulatur in die Massage ein, indem Sie den Ball in den Nacken legen. Schmiegen Sie sich in den Ball, experimentieren Sie mit unterschiedlichem Druck oder lassen Sie den Ball auch federn. Suchen Sie nach Körperstellen, wo Sie die Ballberührung besonders mögen.
Wenn Sie möchten, suchen Sie sich eine zur Massage passende Musik aus, die Sie während der Übung abspielen.

Lösen Sie dann den Kontakt zum Ball. Gehen Sie einige Schritte durch den Raum. Nehmen Sie wahr, wie sich Ihr Rücken und Ihr Nacken jetzt anfühlen. Wie empfinden Sie den Raum hinter Ihnen, nachdem Sie die Sensibilität im Rücken angeregt haben? Gehen Sie einige Schritte rückwärts und ertasten Sie dabei mit Rücken und Nacken den Raum hinter Ihnen. Sie können dazu ruhig nach hinten schauen.

Sich aufrichten und zurücklehnen

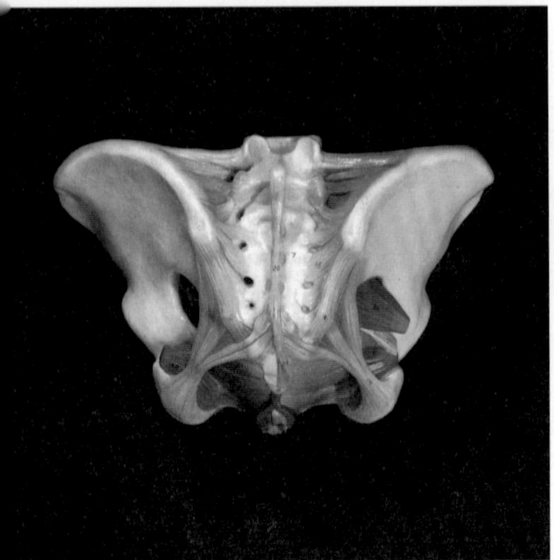

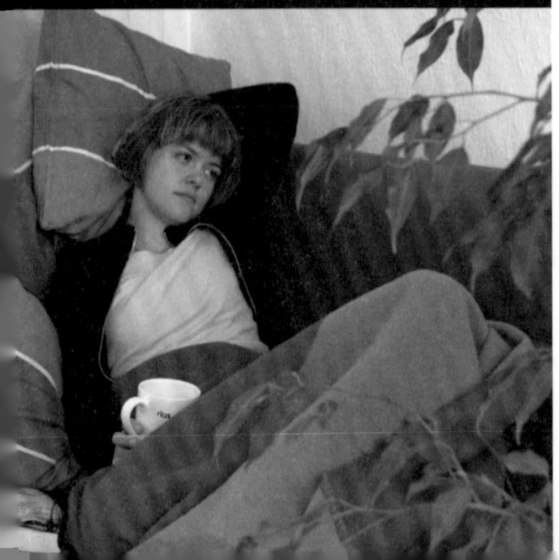

Lenken Sie Ihre Aufmerksamkeit im Alltag immer mal wieder auf die Beweglichkeit Ihrer Wirbelsäule. Legen Sie dazu die Hände vorne und hinten an den Körper. Initiieren Sie dann kleine Bewegungen von den Wirbeln aus, die zwischen Ihren Händen im Inneren des Körpers liegen. Lassen Sie den Atem frei fließen.

Stellen Sie sich beim Gehen vor, Sie würden wie eine Marionette am Scheitel sanft nach oben gezogen, gleichzeitig geben Sie über die Füße bei jedem Schritt das Gewicht an den Boden ab. Achten Sie dann auf die kleinen, schwingenden Bewegungen der Wirbelsäule im Inneren Ihres Körpers. Nehmen Sie auch die Bewegung im Nacken und in der Brustwirbelsäule wahr, wenn Sie den Kopf drehen.

Über die Wirbelsäule können wir unseren Rumpf in die Vertikale aufrichten. Oft spüren wir dann aber auch Verspannungen, manchmal Schmerzen. Lassen Sie kleinere Bewegungen von einzelnen Wirbeln aus entstehen oder räkeln Sie sich und stellen Sie sich dabei die geschwungene Form und die Länge der Wirbelsäule – vom obersten Halswirbel bis zum Steißbein – vor.

Auf der Abbildung nebenan sehen Sie die zwei knöchernen Wölbungen, die Sitzhöcker, die sich unten auf beiden Seiten der Beckenschalen befinden. Wenn Sie im Sitzen den Rumpf durch den Kontakt der Sitzhöcker mit dem Stuhl stützen, dann kann sich die Wirbelsäule freier bewegen. Achten Sie also im Sitzen darauf, dass Sie das Gewicht über die Sitzhöcker an den Stuhl abgeben. Auf Stühlen ohne Polster ist dies gewöhnlich einfacher, da der Kontakt der Knochen zum Stuhl deutlicher fühlbar ist.

Achten Sie tagsüber und abends auch darauf, dass Sie sich im Sitzen zurücklehnen und dass Sie sich von Stuhl- oder Sofalehne stützen lassen. Was verändert sich in Ihrer Empfindung, wenn Sie sich zurücklehnen? Wie reagiert die Atmung? Lehnen Sie sich zurück, wenn Sie jemandem zuhören, und versuchen Sie dies beizubehalten, wenn Sie etwas erzählen.

Ist es Ihnen sogar im Gehen möglich sich leicht zurückzulehnen, vielleicht nur einen Millimeter, als ob jemand Sie von hinten sachte stützen würde?

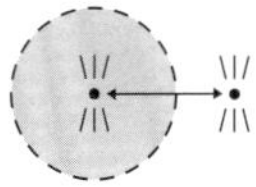

Beistand und Halt

Vergegenwärtigen Sie sich zwei oder drei persönliche Fähigkeiten, die Sie selbst an sich schätzen, oder fragen Sie Freunde, was diese an Ihnen schätzen.

Erinnern Sie sich an Menschen, von denen Sie Unterstützung erfahren haben. Es ist wichtig, dass das Gefühl der Unterstützung sich in der Erinnerung angenehm anfühlt. Seien Sie dabei ehrlich mit sich, Sie müssen Ihre Auswahl niemandem gegenüber aussprechen oder rechtfertigen. Vielleicht fallen Ihnen immer wieder andere Personen ein, wenn Sie diese Übung mehrmals wiederholen.

Sie können sich auch ein ideale Person, ein Fabelwesen oder ein Tier *vorstellen*, die oder das Ihnen Unterstützung gibt. Welche Eigenschaften hätte diese Person oder dieses Wesen, damit Sie sich von ihr oder ihm gut unterstützt fühlten?

Nun stellen Sie sich vor, dass eine reale oder erfundene Person oder ein Wesen Sie begleitet, Beistand und Halt gibt, wann immer Sie das möchten. Wo im Körper nehmen Sie die vorgestellte Anwesenheit der Person oder des Wesens wahr?

Versuchen Sie, sich in einer Situation, in der Sie sich unsicher fühlen, an diese vorgestellte Unterstützung zu erinnern. Gleichzeitig spüren Sie Ihre bewegliche Wirbelsäule. Vielleicht können Sie sich sogar etwas zurücklehnen, als ob Ihnen von hinten jemand bedingungslos und respektvoll Halt geben würde.

Was fällt Ihnen auf? Welche Gedanken sind im Vordergrund? Was empfinden Sie?

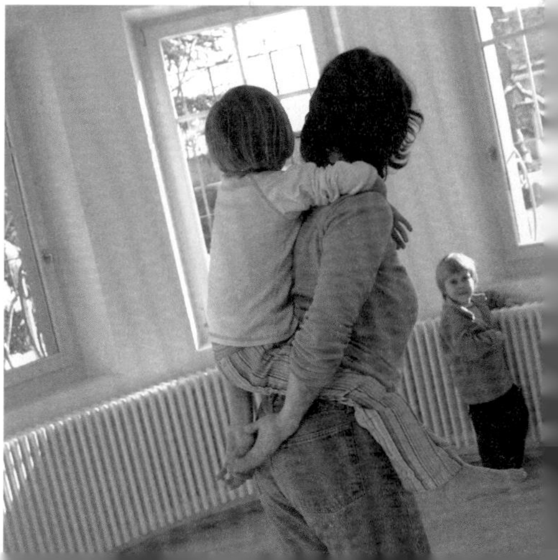

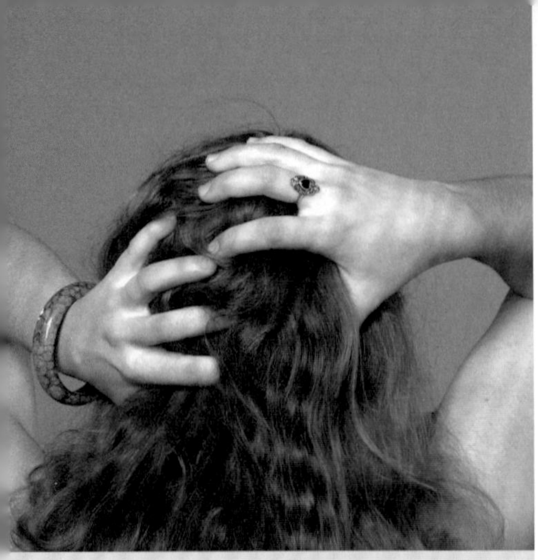

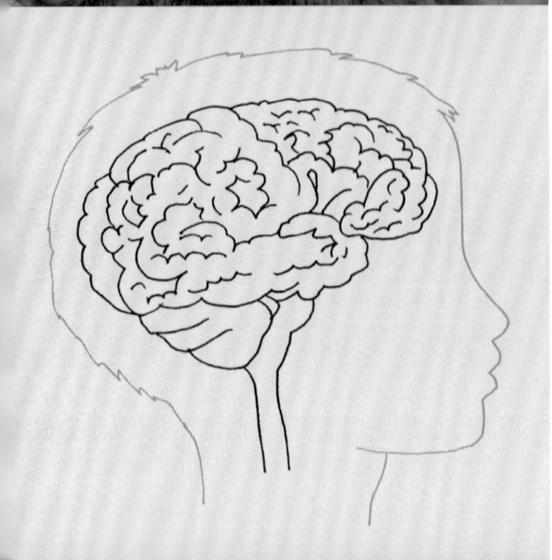

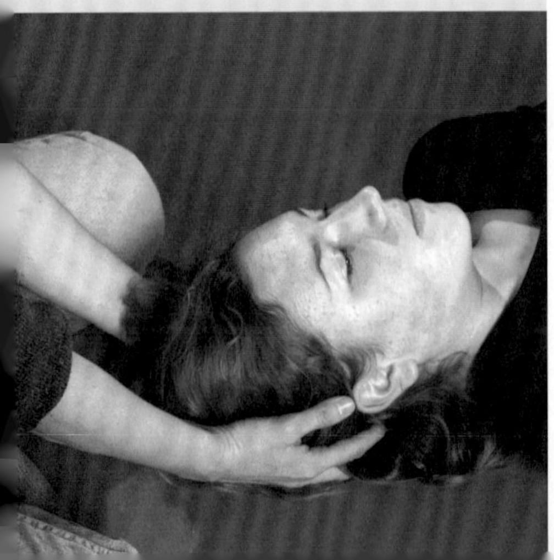

Kopf

Der Kopf ist auch körperlich

Berühren Sie mit den Händen Ihren Kopf. Streichen Sie durch Ihre Haare, umfassen Sie Ihre Kopfkugel. Nehmen Sie wahr, wo Sie im Moment Berührung als angenehm empfinden: am Hinterkopf, auf dem Scheitel oder hinter den Ohren? Wie fühlt es sich an, wenn Sie eine Hand auf Ihre Stirn legen? Vielleicht möchten Sie heute Ihre Kopfhaut nur sanft berühren. Möglicherweise haben Sie aber auch Lust, kräftig in Ihre Haare zu greifen, als ob Sie sich die Haare waschen würden. Erforschen Sie die Form Ihres Kopfes. Stellen Sie sich vor, Sie bekämen ein Stück Lehm, um Ihren eigenen Kopf zu formen: Wie groß ist er, welche Form hat er?

Das Hirn befindet sich gut geschützt im Inneren Ihres Kopfes. Nehmen Sie das Gewicht Ihres Kopfes wahr. Der Kopf eines Erwachsenen wiegt etwa vier Kilogramm. Wenn Sie am Boden liegen, können Sie dieses Gewicht an den Boden abgeben. Wenn Sie sitzen oder stehen, geben Sie das Gewicht Ihres Kopfes an die Wirbelsäule ab. Nehmen Sie wahr, was Sie empfinden, denken und fühlen. Lassen Sie Ihre Aufmerksamkeit frei zwischen diesen drei Ebenen hin und her fließen.

Schließen Sie dann die Augen und achten Sie auf die Empfindungen im Inneren Ihres Kopfes. Was spüren Sie im Raum zwischen Ihren Ohren? Lassen Sie sich viel Zeit. Können Sie spüren, wie weit Ihre Augen voneinander entfernt sind? Lassen Sie für alles, was im Inneren Ihres Kopfes existiert, den nötigen Raum?

Oft sagen wir: „Ich bin zu sehr im Kopf“ oder: „Das ist zu kopflastig“. Wir meinen wohl eher, wir fokussieren zu stark die gedankliche Ebene. Unsere Gefühle und unsere körperlichen Empfindungen kommen daher zu wenig zum Zuge, was uns auf die Dauer einseitig anstrengt. Der Kopf ist auch ein Teil unseres Körpers. Sie können ihn sinnlich erfahren.

Verbindung von Kopf und Nacken

Legen Sie sich ohne Kissen auf eine Decke oder Matte und unterlagern Sie Ihren Kopf mit einem etwa 4 cm dicken Buch. Stellen Sie die Beine auf, die Fusssohlen berühren den Boden.

Lassen Sie den Kopf auf dem Buch ruhen. Auch der restliche Körper kann ruhen. Der Boden trägt Sie. Rollen Sie den Kopf sanft zur einen Seite, dann zur anderen und nehmen die feinen Dehnungen in der tiefen Halsmuskulatur wahr. Der Atem kann frei fließen.

Wenn Sie möchten, so stellen Sie sich vor, Sie spülten Wasser im Inneren Ihres Kopfes hin und her, das Ihre Gedanken durchspült und Sie innerlich erfrischt. Lassen Sie dann den Kopf ruhen. Nehmen Sie den Nachklang der Bewegung wahr.
Danach wiegen Sie den Kopf wieder sachte hin und her. Welche Empfindungen nehmen Sie im Nacken und in den Schultern wahr, je nachdem, wohin Sie den Kopf rollen? Erforschen Sie das Zusammenspiel von Kopf, Nacken und Schultern.

Variante:
Anstelle eines Buches legen Sie sich einen Plastikball am Übergang zwischen Schädel und Halswirbelsäule unter den Schädelrand. Der Ball liegt unter dem Schädel und nicht unter der Halswirbelsäule. (Solche Bälle mit einem Durchmesser von etwa 12 cm finden Sie günstig in der Spielwarenabteilung eines Kaufhauses.)
Der Ball ist wesentlich höher als das Buch und bewegt sich mit, wenn Sie den Kopf hin- und herrollen. Dadurch wird die tiefe Halsmuskulatur am Übergang vom Schädel zur Halswirbelsäule gedehnt.

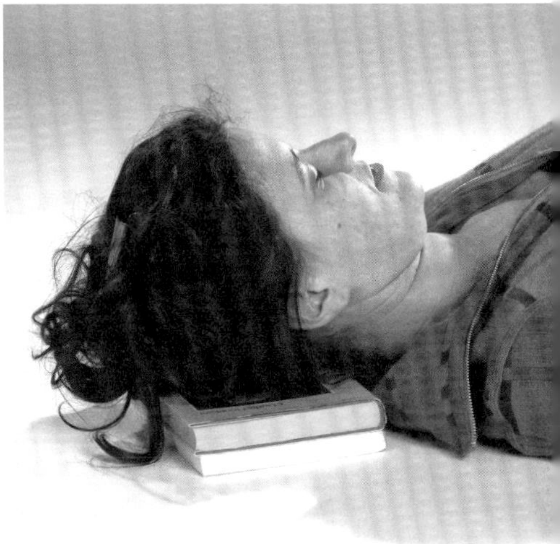

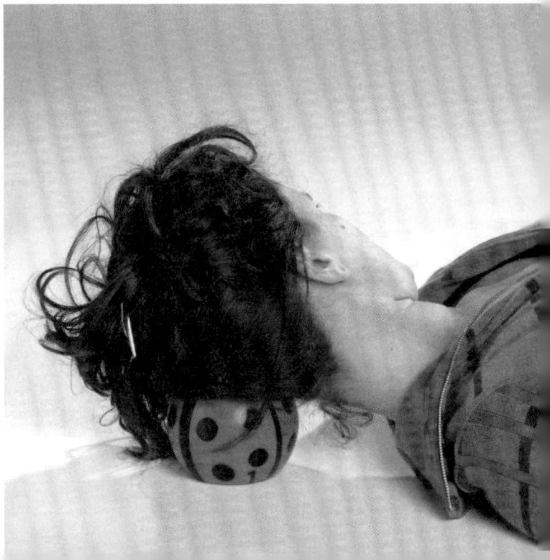

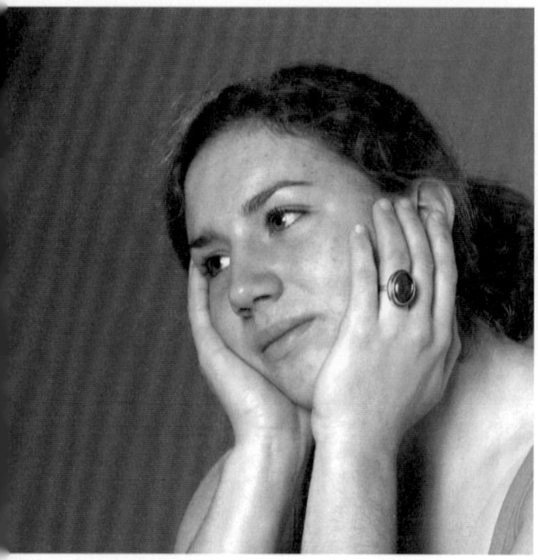

Den Kopf berühren

Berühren Sie während alltäglicher Tätigkeiten ab und zu Ihren Kopf und halten Sie einen Moment inne. Vielleicht wollen Sie sich beim Lesen über die Stirn streichen oder beim Zuhören das Kinn mit den Händen aufstützen und so den Kopf entlasten. Es kann auch sehr angenehm sein, den Kopf in beide Hände zu nehmen und etwas zu drücken. Oder streichen Sie sich einfach ab und zu durch die Haare. Erkunden Sie, welche Berührungen am Kopf Sie mögen.

Achten Sie besonders bei geistigen Anstrengungen darauf, die körperlichen Empfindungen im Kopf anzuregen. Legen Sie sich ab und zu hin und entlasten Sie den Nacken. Massieren Sie Ihre Nackenmuskulatur am Schädelansatz, am Übergang zwischen Hals und Kopf.

Achten Sie auf die Empfindungen im Inneren des Kopfes, horchen Sie in sich hinein und stellen Sie sich vor, dass im Inneren des Kopfes Raum entstehen kann.

Eine Nackenmassage und ein sachtes Streichen der Schläfen können auch bei Kopfschmerzen entlastend wirken.

Können Sie es sich zur Gewohnheit machen, sich um Ihren Kopf und den Nacken zu kümmern? Eine Minute würde dazu bereits ausreichen. In welcher Situation könnte das für Sie angenehm oder entlastend sein? Beim Radiohören, abends im Bett oder zwischendurch bei der Arbeit, vor dem Fernseher oder wenn Sie sich tagsüber einen Moment hinsetzen?

Ausgleich suchen

Entwickeln Sie die Fähigkeit, von der gedanklichen Ebene immer wieder auch auf die Ebene der Gefühle und der sensorischen Wahrnehmung zu wechseln. Im Grunde genommen wurzeln diese beiden Fähigkeiten ebenfalls im Kopf, im Gehirn.

Haben Sie sich beispielsweise geistig stark angestrengt, eine schwere Prüfung hinter sich, so gehen Sie spazieren, joggen, schwimmen oder nehmen Sie ein Vollbad. Arbeiten Sie eine Weile mit Ihren Händen, zum Beispiel im Garten, putzen Sie gemütlich oder verrichten Sie eine handwerkliche Arbeit. Regen Sie Ihre körperliche Sensibilität an.

Fragen Sie sich, wie es Ihnen gefühlsmäßig geht und was Sie im Moment brauchen oder wozu Sie Lust haben.

Unterschiedliche Aktivitäten regen die drei Ebenen – Gedanken, Gefühle, Empfindungen – unterschiedlich stark an. Sorgen Sie immer wieder für einen Ausgleich.

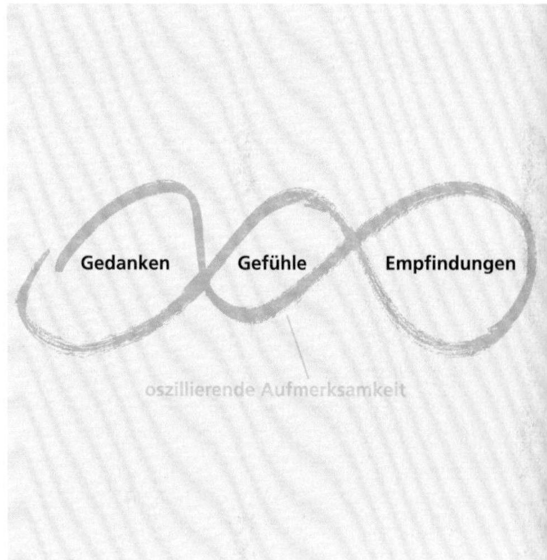

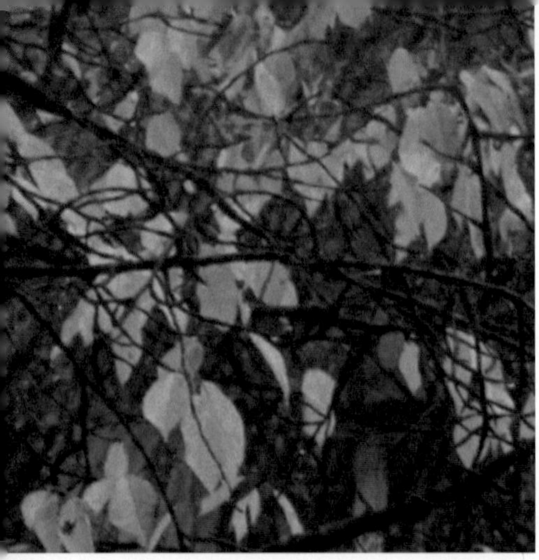

Zeit im Fluss

Die Welt im Wandel

Beobachten Sie Veränderungen in Ihrem Umfeld. Achten Sie beispielsweise auf die Jahreszeiten. Nehmen Sie sich vor, einen bestimmten Baum im Wandel der Jahreszeiten immer wieder bewusst wahrzunehmen. Stellen Sie zu Hause etwas hin, das Sie an die aktuelle Jahreszeit erinnert: beispielsweise einen Zweig im Frühling, einen Blumenstrauß im Sommer, einige Kastanien im Herbst und eine Kerze im Winter.

Legen Sie sich an einem etwas bedeckten Tag eine Weile draußen so hin, dass Sie bequem den Himmel beobachten können: Achten Sie auf die Bewegungen der Wolken.

Setzen Sie sich in ein Café oder auf eine Bank im Bahnhof, im Flughafen oder bei einem Kinderspielplatz und beobachten Sie hier die Menschen eine Weile.

Verfolgen Sie über einige Wochen die Berichterstattung über ein bestimmtes Land oder eine bestimmte Stadt in Ihrer Tageszeitung.

Stellen Sie sich vor, Sie könnten das Leben der Menschen, die in den letzten zwanzig Jahren in Ihrer Wohnung gelebt haben, wie auf einer Filmleinwand im Zeitraffertempo betrachten.

Was empfinden, fühlen, denken Sie, während Sie den Fluss der Zeit beobachten?

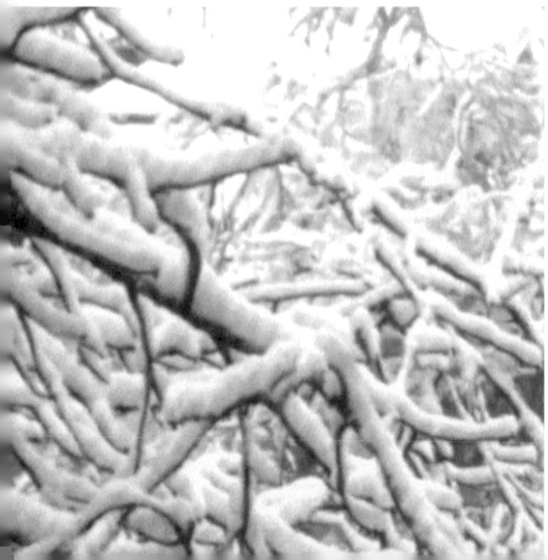

Zeit im Fluss

Erinnerung, Konstanz und Veränderung

Wie erinnern Sie sich an Ihre Erlebnisse, Ihre Erfahrungen und die damit verbundenen Gefühle, Gedanken und Empfindungen?

Schreiben Sie Tagebuch, vielleicht nicht täglich, aber ab und zu? Notieren Sie, was Sie berührt, wie Sie sich fühlen und welche Gedanken Sie beschäftigen.

Fotografieren Sie? Was fotografieren Sie? Schauen Sie sich ab und zu alleine oder mit anderen Ihre Fotos an.

Sammeln Sie kleine Gegenstände, die Sie mit Menschen und Erlebnissen verknüpfen? Im Urlaub tun wir das oft.

Gibt es Möbelstücke, Bilder oder Bücher in Ihrer Wohnung, die mit Erinnerungen verbunden sind?

Hören Sie manchmal Musik, die Erinnerungen in Ihnen hervorruft?

Gewisse Dinge kehren in zyklischen Abständen wieder, andere verändern sich dauerhaft, manchmal sehr langsam, manchmal schnell, erwartet oder unerwartet.
Gewohnheiten geben uns Sicherheit, Wandel hält uns innerlich beweglich und frei. Wie viel Konstanz und wie viel Veränderung brauchen und möchten Sie? Was möchten andere und wie beeinflusst dies Ihre eigenen Bedürfnisse?

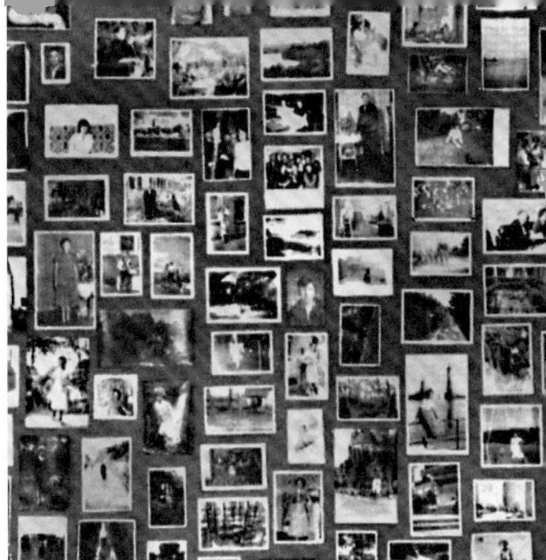

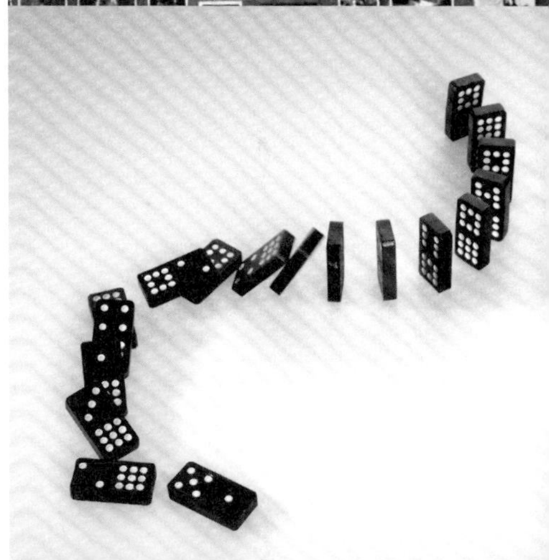

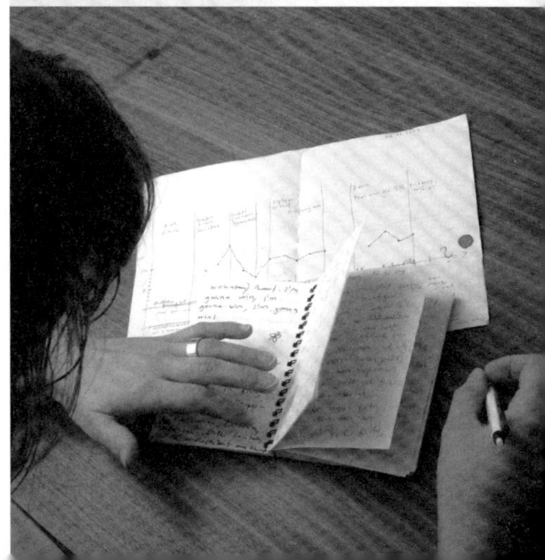

Abschied nehmen und neue Anfänge erleben

Achten Sie darauf, wie Sie Abschiede erleben. Achten Sie auf unspektakuläre Abschiede und auch auf solche, die Ihnen mehr Kummer bereiten. Wie gehen Sie damit um? Was hilft Ihnen? Welche Gedanken, Gefühle und Empfindungen begleiten Ihre Abschiede? Achten Sie einmal ganz detailliert darauf, wo im Körper Sie was empfinden, während Sie sich verabschieden.

Oft sind wir innerlich – mit welchen Gefühlen auch immer – anwesend, verabschieden uns und wenden uns dem Neuen zu. Manchmal sind wir unruhig, nervös und in Gedanken bereits in der Zukunft. Manchmal fühlen wir wenig, sind eher unbeteiligt und trauern später über den innerlich verpassten Abschied. Ein anderes Mal möchten wir den Abschied hinauszögern. Manchmal drücken wir uns tatsächlich vor der konkreten Abschiedssituation.

Achten Sie darauf, was Sie empfinden, fühlen und denken, wenn etwas beginnt: die Ferien, ein Kinofilm, die Woche, eine Weiterbildung, eine Beziehung, das neue Jahr? Neuanfänge können mit Vitalität und Freude erfüllen, bringen uns aber manchmal auch in Kontakt mit unseren Ängsten, Unsicherheiten und Zweifeln. Beobachten Sie, wie Sie Anfänge erleben.

Erinnern Sie sich detailliert an gute Abschiede, gute Übergänge und gute Anfänge. Was war gut daran? Wie können Sie diese Erfahrungen in Zukunft nutzen?

„Nichts ist gewiss, außer der Veränderung"

Viele philosophische Lehren und Religionen befassen sich, wie diese aus der buddhistischen Tradition zitierte Weisheit, mit dem Fluss der Zeit und der Vergänglichkeit. Das Bewusstsein, dass sich alles verändert, kann uns freuen oder trösten, in anderen Momenten kann es uns in Schrecken oder Trauer versetzen.

Es ist menschlich, dass wir glückliche Momente und Menschen, die wir lieben, manchmal festhalten möchten. Nehmen Sie sich selbst, Ihre Umgebung und die Menschen, mit denen Sie leben, immer wieder bewusst wahr. Nehmen Sie wahr, in welchen Situationen Sie innere Zustände, Dinge und Menschen festhalten wollen? Halten Sie inne. Was befürchten Sie? Was würde geschehen, wenn Ihre Befürchtung einträfe? Kümmern Sie sich um Ihre Ängste, indem Sie diese wahrnehmen und gleichzeitig versuchen, sich zu beruhigen, indem Sie beispielsweise auf die konkrete Empfindung des Kontaktes zum Boden achten oder auf eine andere Körperwahrnehmung, die Sie beruhigt. Was verändert sich dadurch?

Wie wird es Ihnen möglich, immer wieder gedanklich wach, innerlich berührt und sinnlich anwesend die Vergänglichkeit Ihrer selbst, Ihrer Beziehungen und der Dinge, die Sie umgeben, wahrzunehmen? Wie beeinflusst dies Ihr Verhalten?

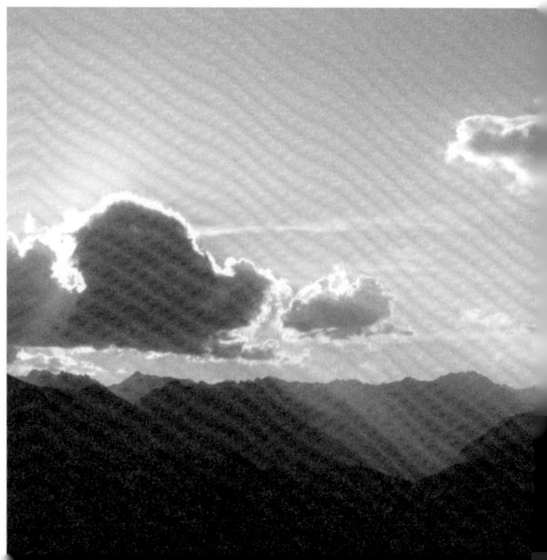

Knochen, Gelenke

Stützen und tragen

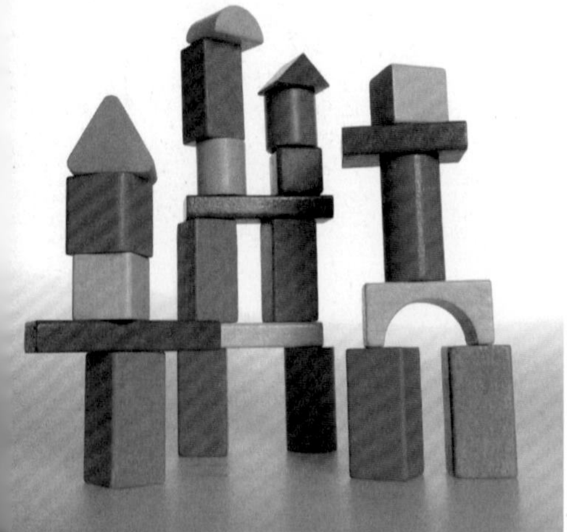

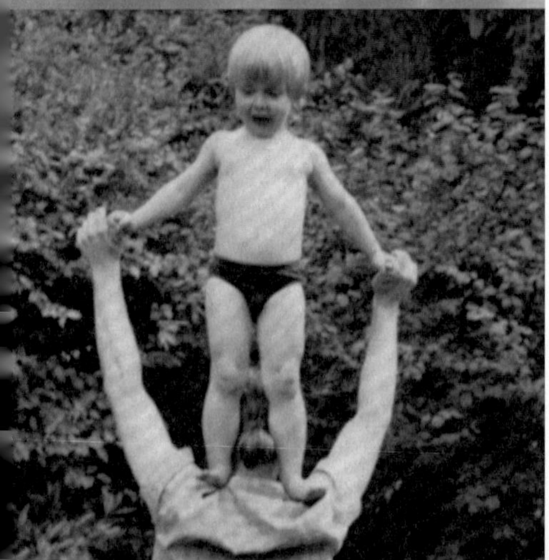

Nehmen Sie ein leeres Blatt Papier und zeichnen Sie Ihr Skelett. Versuchen Sie, sich nicht unter Druck zu setzen. Das ist kein Test. Das Zeichnen kann Ihnen helfen, herauszufinden, inwiefern Ihnen der Aufbau Ihres Skelettes klar ist. Vergleichen Sie die Zeichnung dann mit der Abbildung auf der nächsten Seite. Welche Knochen und Gelenke kennen Sie, welche Strukturen sind Ihnen weniger vertraut?

Ertasten Sie mit Ihren Händen verschiedene Knochen und Gelenke, die Sie interessieren. Sie können dabei einen einzelnen Bereich Ihres Skeletts auswählen, beispielsweise die Rippen und das Brustbein, die Gelenke der Rippen zur Wirbelsäule. Oder Sie nehmen sich ausführlich Zeit, tasten Ihr ganzes Skelett ab und erforschen all die unterschiedlichen Gelenke. Ertasten Sie Ihre Knochen und Gelenke nur so lange, wie Ihre Neugierde bei der Sache ist. Wenn Ihre Aufmerksamkeit nachlässt, so machen Sie eine Pause.

Führen Sie einige alltägliche Bewegungen aus, während Sie wahrnehmen, welche Gelenke Sie dazu benutzen und wie die Knochen Ihren Körper von innen stützen und aufrichten: Setzen Sie sich zum Beispiel hin und stehen Sie wieder auf. Nehmen Sie einen Gegenstand in die Hände und legen Sie ihn wieder hin. Lehnen Sie sich gegen eine Wand und stützen Sie sich wieder davon ab. Oder legen Sie ein Buch auf Ihren Scheitel und balancieren Sie es auf Ihrem Kopf, während Sie einige Schritte im Raum umhergehen.

Wenn Sie möchten, bewegen Sie sich ausgelassener: Hüpfen Sie, springen Sie, schlagen Sie Rad, machen Sie einen Kopf- oder Handstand, heben Sie ein Kind hoch oder schwingen Sie es an den Armen durch die Luft. Spüren Sie dabei die Klarheit Ihres Skeletts. Stellen Sie sich das Skelett wie eine sehr flexible, tragende Struktur vor.

Knochen, Gelenke

Beweglichkeit und Klarheit

Suchen Sie sich Musik mit einem raschen Rhythmus, der Sie zum Schütteln Ihrer Gelenke anregt. Schauen Sie sich das Bild des Skeletts an und achten Sie besonders auf die Gelenke. Die einzelnen Knochen sind oft unter anderem durch Bänder verbunden, deren zusätzliche Aufgabe auch der Schutz der Gelenke ist. Spielen Sie die Musik ab und beginnen Sie, Ihre Handgelenke spielerisch zu schütteln. Wechseln Sie nach einer Weile zu den Ellenbogengelenken, sie bewegen sich anders als die Handgelenke. Dann schütteln Sie die Arme aus den Schultergelenken. Erforschen Sie den Bewegungsspielraum in den Schultergelenken. Schwingen Sie die Arme aus den Schultern heraus.

Verlagern Sie Ihr Gewicht auf ein Bein und schütteln das Fußgelenk des freien Beines. Stützen Sie sich dabei ab, Sie sollen sich stabil fühlen. Wechseln Sie zum anderen Fuß. Dann bewegen Sie – nun aber sanfter – das eine Kniegelenk. Wechseln Sie zum zweiten Kniegelenk. Danach schwingen Sie das ganze Bein aus der Hüfte, während das andere das Gewicht des Körpers trägt. Wechseln Sie zum zweiten Bein. Stellen Sie wieder beide Füße auf den Boden und wiegen Sie Ihr Becken aus den Hüftgelenken. Schütteln Sie dann die Wirbelsäule bis zum Hals und wiegen Sie den Kopf. Beim Hals und Kopf ist ein Wiegen oft angenehmer, probieren Sie aus, was Ihnen behagt.

Schalten Sie die Musik aus und legen Sie sich auf den Boden oder setzen Sie sich in einen bequemen Sessel. Nehmen Sie die Resonanz Ihrer Bewegung im Körper wahr. Genießen Sie die Ruhe nach der Aktivität. Stellen Sie sich nochmals den Aufbau Ihres Skeletts in Ihrem Inneren vor. Stehen Sie auf und legen Sie sich ein Buch auf Ihren Scheitel. Balancieren Sie dieses Buch, indem Sie sich durch Ihre Knochen innerlich aufrichten. Gehen Sie mit dem Buch auf dem Kopf durch den Raum. Nehmen Sie wahr, was Sie empfinden.

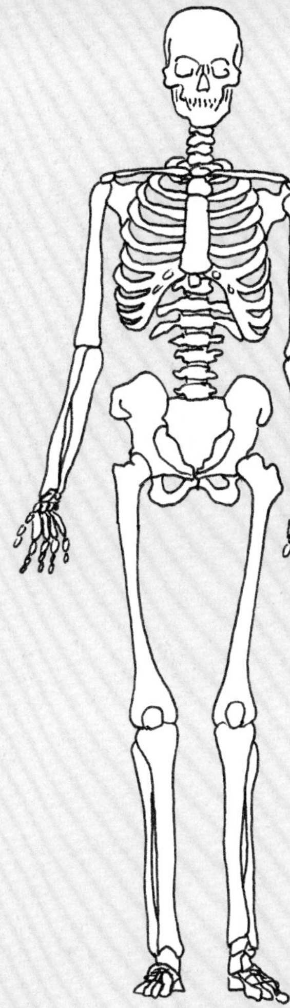

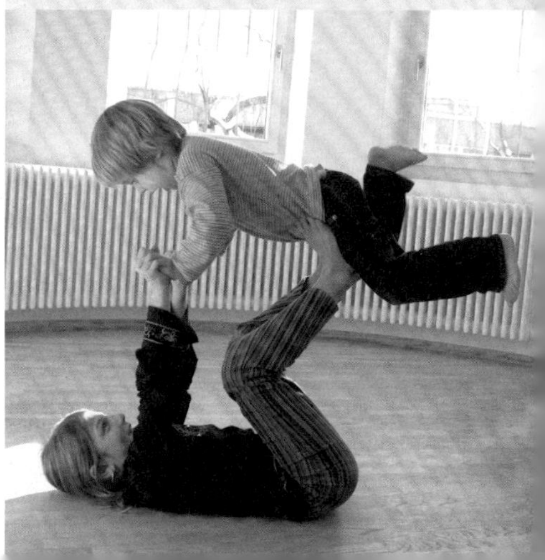

Aufgerichtet und getragen

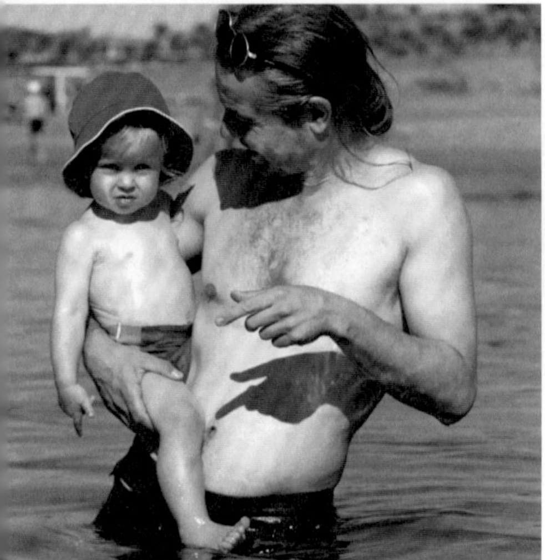

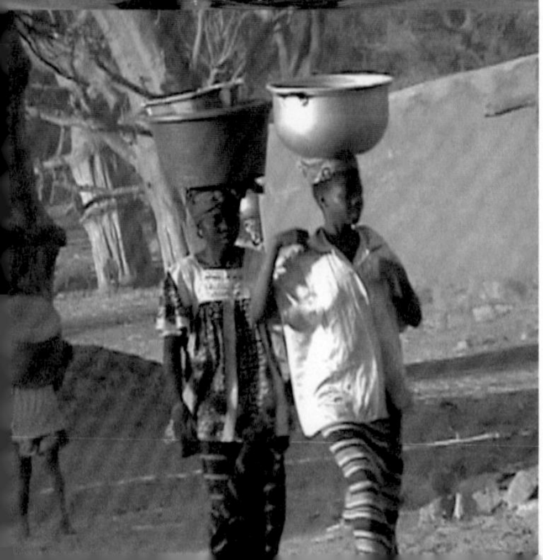

Viele Leute tragen kleine Kinder – wie Sie auf der Abbildung sehen – seitlich auf dem Beckenkamm und stützen so das Gewicht ideal ab. Die zweite Fotografie zeigt, wie afrikanische Frauen schwere Lasten auf dem Kopf tragen, weil das Gewicht so direkt über die Wirbelsäule von den Knochen gestützt wird. Erforschen Sie selbst, wie Sie beim Tragen oder Umlagern von Lasten die Stabilität des Skeletts nutzen können und wie sich das im Körper anfühlt. Achten Sie dabei auf die Struktur und die Stabilität Ihres Skeletts. Finden Sie heraus, wann sich eine Bewegung einfacher, wann anstrengender anfühlt, je nachdem wie Sie sich im Inneren ausrichten.

Versuchen Sie beim Gehen oder Stehen Ihre Muskeln etwas mehr zu entspannen und stattdessen den Körper von den Knochen aus innerlich zu stützen. Oft scheint dies zu Beginn nur eine geringe Änderung zu sein, die sich aber meist deutlich auf die eigenen Kräfte auswirkt, vor allem wenn Sie müde sind. Durch die Knochen hindurch können Sie die Wirkung der Schwer- und Fliehkraft empfinden, Ihr Gewicht am Boden abgeben und sich müheloser aufrichten. Versuchen Sie beim Treppensteigen die Stabilität Ihrer Knochen so wahrzunehmen, dass Sie sich dadurch aufrichten und vom Boden abdrücken können.

Bewegen Sie sich immer wieder mal durch Ihre Gelenke, sei es beim Stehen oder beim Sitzen. Viele neigen dazu, in relativ starren Positionen zu verharren, um sich vermeintlich besser auf die eigentliche Aktivität konzentrieren zu können. Sie bleiben frischer und entspannter, wenn Sie sich immer wieder bewegen. Auch Ihr Atem kann so freier fließen und Ihre Kräfte erneuern.

Konkret und klar in der Gegenwart

Greifen Sie mit der einen Hand ums Handgelenk der anderen und ertasten Sie die einzelnen Knochen im Gelenk und in der ganzen Hand. Sie dürfen dabei ruhig einen festen Druck ausüben. Oder klopfen Sie sich mit den Fingern auf die Schlüsselbeine und auf das Brustbein. Die Klarheit und Festigkeit der eigenen Knochen kann auf sehr schlichte Art beruhigen, stärken oder erfrischen. Probieren Sie es einmal in einer Situation aus, in der Sie sich gerne etwas entlasten möchten.

In emotional schwierigen Situationen ist es hilfreich, einen nicht emotionalen, körperlichen Bezug zur Gegenwart beizubehalten. Dann ist es nämlich oft schwierig, die Verbindung zu den körperlichen Empfindungen und die Verankerung in der Gegenwart beizubehalten.
Wenn Sie beispielsweise von starken Gefühlen bedrängt sind, nicht mehr klar denken können und gleichzeitig Angst haben, die Übersicht zu verlieren, ist es eine normale Reaktion zu versuchen, sich etwas von den körperlichen Empfindungen und Gefühlen zu distanzieren. Viele Ablenkungsstrategien sind aber auf die Dauer destruktiv. Hilfreicher wäre, wenn es Ihnen gelingt, parallel zu den schwierigen Gefühlen, Empfindungen und Gedanken eine Wahrnehmungsebene in Ihnen anzuregen, die weder positiv noch negativ ist, sondern einfach konkret und gegenwärtig. Die Empfindung der Knochen eignet sich dafür.

Versuchen Sie in emotional schwierigen Situationen Ihre Aufmerksamkeit immer wieder auf die neutrale Sinneswahrnehmung der Knochen zu lenken. Dadurch entsteht eine innere Pendelbewegung: Mal fühlen Sie all das Schwierige, mal sind Sie in Kontakt mit dem neutral Konkreten. Dadurch können Sie sich beruhigen.

Muskeln

Bewegung und Form

Bewegen Sie die Finger Ihrer Hand. Artikulieren Sie jeden Finger, ballen Sie dann die Hand zur Faust und öffnen Sie diese wieder. Zeichnen Sie mal sanfte, schwingende Formen mit der Hand in den Raum, dann scharfe, als ob Sie die Luft in Stücke schneiden könnten, klatschen Sie in beide Hände. Dann lassen Sie die Hände hängen, ohne Muskelspannung, später machen Sie eine Faust und schlagen auf den Tisch oder Boden, dann streichen Sie sachte über die Oberflächen. Erkunden Sie verschiedene Bewegungsqualitäten.

Bei jeder Bewegung ziehen sich Muskelgruppen zusammen und andere dehnen sich. Die Muskeln sind über die Sehnen mit den Knochen verbunden. Sie bewegen die Knochen und formen dadurch den Körper. Erforschen Sie die Bewegungsmöglichkeiten der Finger, der Hand und des Handgelenkes. Suchen Sie nach verschiedenen Formen.

Wenn Sie genug experimentiert haben, wählen Sie eine Bewegungsart aus und versuchen Sie diese mit der gesamten Muskulatur Ihres Körpers zu übernehmen: Bewegen Sie sich zum Beispiel schwingend, geschmeidig oder abrupt und scharf oder spannen Sie einzelne Muskeln an und lösen Sie diese wieder. Bewegen Sie sich wie eine Kampfsportlerin, ein Gummiball oder ein Blatt im Wind. Folgen Sie Ihren Bedürfnissen und Interessen. Nehmen Sie wahr, was Sie empfinden, und versuchen Sie Wertungen zu vermeiden. Sie können nichts falsch machen.

Wenn Sie möchten, spielen Sie ein Lieblingsmusikstück ab und bewegen Sie sich dazu. Ihre Bewegungen dürfen auch schräg sein, lassen Sie sich von der Musik bewegen, folgen Sie Ihren Bedürfnissen. Achten Sie auf Ihre Empfindungen, dosieren Sie Ihre Kraft.

Kraft und Zusammenhalt

Stellen Sie sich mit ausgestreckten Armen so vor eine Wand, dass die Fingerspitzen die Wand berühren. Beugen Sie die Knie leicht und stützen Sie sich mit den ganzen Handflächen gegen die Wand. Durch Ihr Gewicht geben Sie sowohl Druck in die Wand wie auch in den Boden. Ihr Körper bildet eine flexible Verbindung zwischen Wand und Boden.

Spielen Sie in dieser Verbindung mit Druck und Gegendruck, indem Sie die Knie- und Ellenbogengelenke beugen und strecken, kleine Schritte vor und zurück machen, den Druck verstärken, als ob Sie die Wand wegschieben wollten.

Schieben Sie sich mit den Händen auch einmal von der Wand weg, so dass die Hände sich von der Wand lösen und Sie gerade stehen. Lassen Sie Ihren Körper dann wieder in Richtung Wand fallen und stützen Sie sich mit den Händen ab.

Lassen Sie auch Schultern, Rücken, Becken oder Kopf in Kontakt mit der Wand kommen. Spüren Sie jeweils auch mit diesen Körperteilen bewusst die Berührung mit der Wand, den Druck und die Verbindung durch den Körper zu den Füßen. Erforschen Sie die Bewegungsmöglichkeiten, ohne den Kontakt zur Wand und zum Boden zu verlieren.

Lösen Sie sich dann von der Wand. Gehen Sie einige Schritte durch den Raum. Nehmen Sie Ihre Körperkonturen und Ihre Körpergröße wahr. Was empfinden Sie?

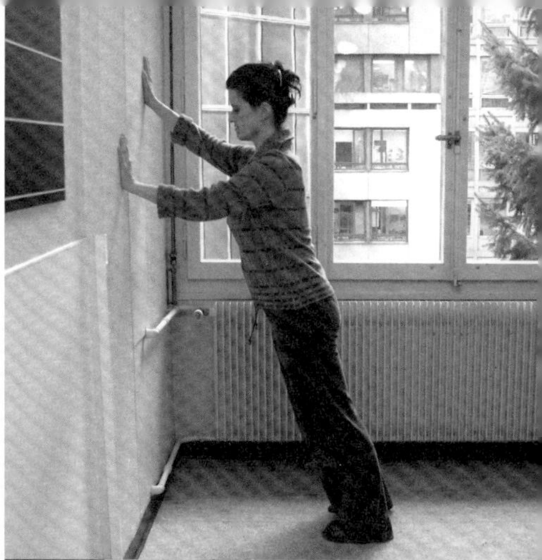

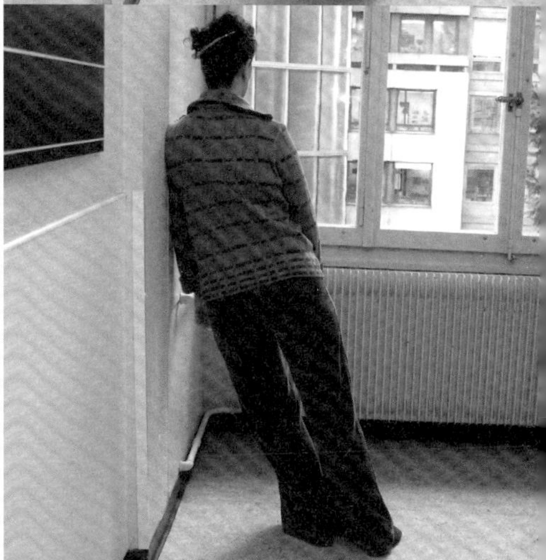

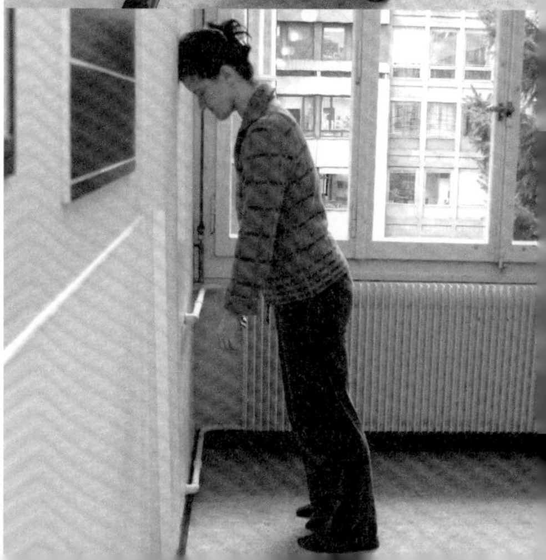

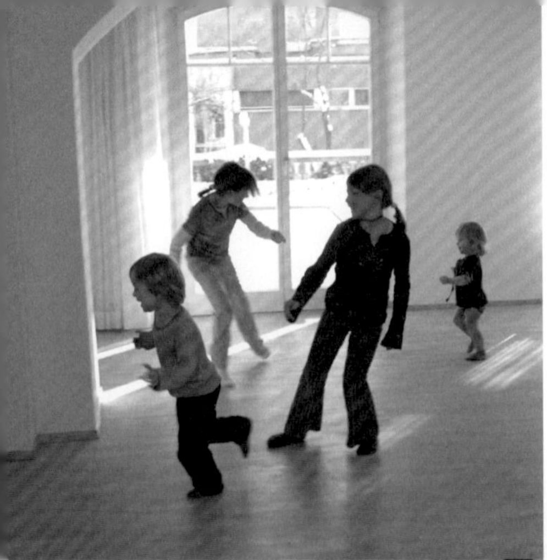

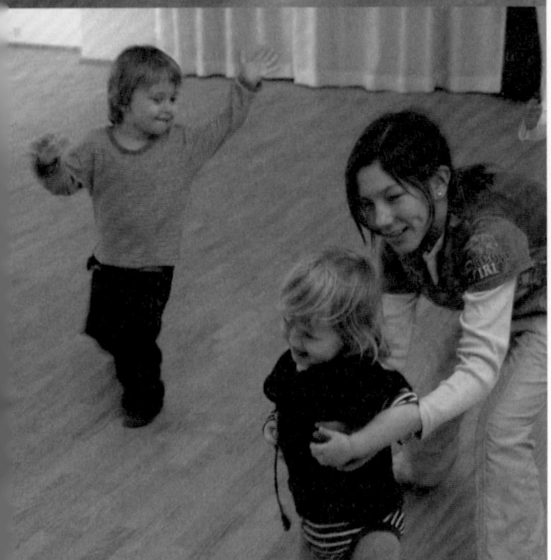

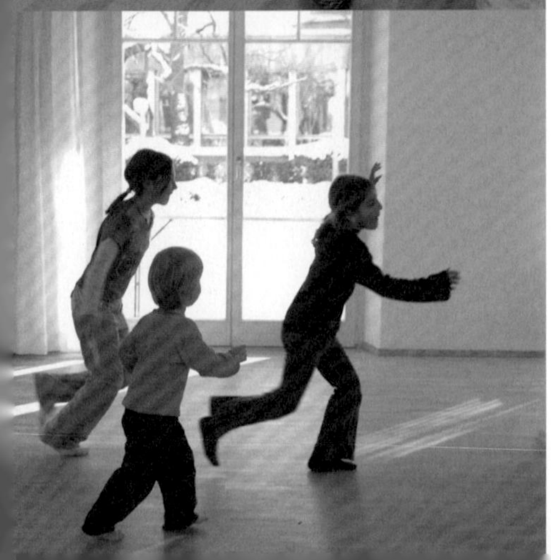

Geschmeidigkeit, Kraft und Schwung

Versuchen Sie, alltägliche Bewegungen geschmeidig, kraft- und schwungvoll zu machen. Drücken Sie sich zum Beispiel beim Treppensteigen mit jedem Schritt kraftvoll vom Boden ab. Der Schwung unterstützt die Bewegung und macht sie weniger anstrengend. Setzen Sie auch beim Gehen, beim Hochheben von Gegenständen oder beim Springen Ihren eigenen Schwung ein. Sie haben bestimmt schon erlebt, dass Ihnen gewisse Arbeiten leichter fallen, wenn Sie dazu beschwingte Musik hören. Suchen Sie sich für Ihre nächste Putzaktion passende Musik und lenken Sie während des Putzens Ihre Aufmerksamkeit besonders auf die Geschmeidigkeit und den Schwung Ihrer Bewegungen. Können Sie sich von der Musik anregen lassen, ohne sich zu erschöpfen? Setzen Sie Kraft dosiert ein.

Achten Sie darauf, wenn Sie in Eile sind und einige Schritte rennen müssen, wie Sie sich bei jedem Schritt kraftvoll am Boden abdrücken können. Nutzen Sie die Kraft Ihrer Beine, ohne sich zu sehr anzustrengen. Finden Sie einen dazu passenden Atemrhythmus, der Ihnen zusätzlichen Schwung verleiht.

Falls Sie Sport treiben, achten Sie auch während der sportlichen Bewegungen auf die Empfindung in Ihrer Muskulatur.

Genießen Sie Ihre eigene Kraft, die Empfindung in Ihrem Körper. Suchen Sie nach Geschmeidigkeit und Schwung, nach Mühelosigkeit und Spaß an der Bewegung.

Motiviert und bewegt

Beobachten Sie, welche kleinsten Bewegungen Sie sich vorstellen können, wenn Sie sich träge und ohne Antrieb fühlen. Bleiben Sie vorerst wirklich bei körperlichen Bewegungen. Vielleicht können Sie Ihren Kopf etwas hin und her drehen. Führt diese kleine Bewegung zu einer nächsten kleinen Bewegung? Nehmen Sie wahr, ob und wie sich Ihre Stimmung und Ihre Motivation verändern.

Nehmen Sic die Gedanken wahr, die ein Gefühl von Trägheit begleiten und vielleicht auch verstärken. Beobachten Sie, ob und wie sich Ihre Gedanken verändern, wenn Sie sich körperlich etwas bewegen, und erforschen Sie, ob sich Ihre Motivation, sich zu bewegen, verändert, je nachdem, womit Sie sich gedanklich beschäftigen.

Manchmal hängt innere Bewegungslosigkeit damit zusammen, dass uns der Weg zu einem bestimmten Ziel zu lang vorkommt, oder wir glauben, uns fehlten die Kräfte. Machen Sie viele kleine Zwischenschritte, die überschaubar und mit wenig Anstrengung verbunden sind.

Ins Deutsche übersetzt heißt Motivation: Beweggrund. Was uns motiviert, gibt uns einen Grund, uns zu bewegen. Erinnern Sie sich an Momente gedanklicher, emotionaler oder körperlicher Starrheit und daran, wie sich dieser Zustand wieder verändert hat. Überlegen Sie sich, was Sie motiviert und mühelos in Bewegung bringt.

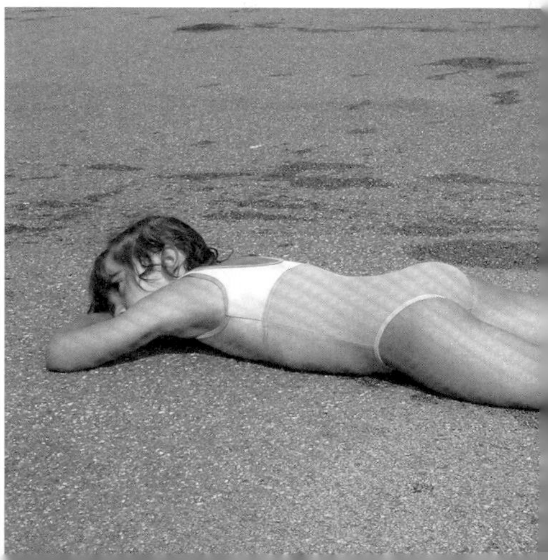

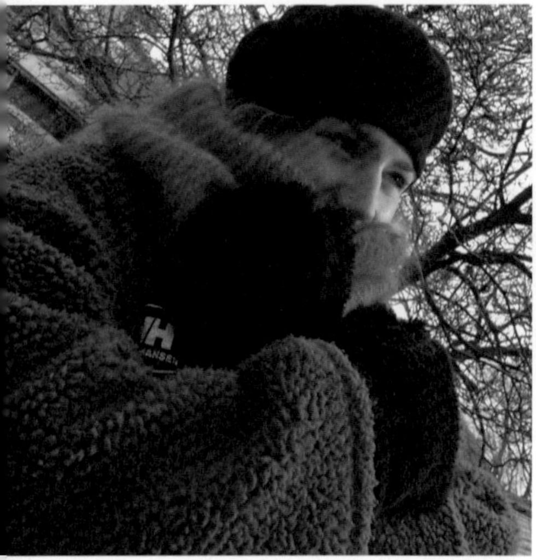

Weich und warm

Berühren Sie die Haut Ihres Unterarms zwischen Handgelenk und Ellenbogen. Ertasten Sie mit Ihren Fingerkuppen die Beweglichkeit der Haut. Die Haut lässt sich sanft hin- und herschieben. Unterhalb der Haut liegt das Fettgewebe, darunter die Muskulatur. Bewegen Sie mit den Fingerkuppen das Fettgewebe unterhalb der Haut. Lenken Sie auf diese Weise Ihre Aufmerksamkeit in das gesamte Fettgewebe im Oberarm. Bleiben Sie bei einer sanften Berührung.

Nehmen Sie Unterschiede wahr: Mal spüren Sie eine dickere Schicht an Fettgewebe, mal sind die Knochen deutlicher unter der Oberfläche fassbar. Unterscheiden Sie Wertungen von Empfindungen. Die folgenden Beispiele erläutern Ihnen den Unterschied.
Wertungen: „Hier sollte es weniger Fett haben, das finde ich schwabbelig."
Empfindungen: „Ich spüre einen leichten Druck auf meinem Arm und etwas Weiches unter meinen Fingern. Ich spüre die Konturen der Knochen am Handgelenk."

Benennen Sie Wertungen innerlich als Wertungen und lenken Sie Ihre Aufmerksamkeit immer wieder auf die konkreten körperlichen Empfindungen zurück. Wiederholen Sie die Berührung an anderen Körperstellen: beispielsweise am Gesicht, am Hals, an den Oberschenkeln oder am Bauch.

Die Fettschicht unter der Haut ist ein Energiespeicher, zudem ist sie isolierend und schützt vor Kälte. Wenn Sie möchten, so stellen Sie sich Ihre Fettschicht unter der Haut als einen wärmenden Pelz vor. Nehmen Sie wahr, was Sie empfinden.

Energie und Lust

Suchen Sie sich Musik, die Sie mit Üppigkeit oder Lebenslust verbinden. Halten Sie sie zum Abspielen bereit.

Streichen Sie dann mit etwas Druck über Ihre Haut und kneten Sie sanft die Konturen Ihres Körpers. Achten Sie auf Unterschiede in der Empfindung: Mal spüren Sie mehr weiches Gewebe (z.B. am Bauch oder um die Hüfte), mal sind Sie den Knochen näher (z.B. bei den Schienbeinen, am Handgelenk oder am Schädel).
Nehmen Sie den Kontakt Ihrer Füße mit dem Boden wahr. Stellen Sie sich die Struktur Ihres Skeletts vor. Sie können sich dazu das anatomische Bild des Skeletts auf Seite 217 anschauen. Die Knochen bilden Ihre innere stabile Struktur. Sie tragen Ihr Gewicht. Über die Knochen können Sie Ihr Gewicht an den Boden abgeben.

Schütteln Sie Ihre Wade und Ihre Oberschenkel mit Ihren Händen. Dabei können Sie die weichen Teile Ihrer Beine um die Knochen bewegen. Schütteln Sie dann die Knochen und lassen Muskulatur und Fettgewebe um die Knochen schwingen. Schütteln Sie so den ganzen Körper. Oft vermeiden wir solche Bewegungen. Versuchen Sie diese nun zu erforschen, so unvoreingenommen wie möglich. Unterscheiden Sie Wertungen und Empfindungen.

Legen Sie jetzt das vorher ausgewählte Musikstück auf und bewegen Sie sich dazu. Lassen Sie die weichen Teile Ihres Körpers zur Musik schwingen. Ihr Skelett gibt Ihnen Stabilität und eine klare Struktur. Ihr Fett gibt Ihnen Energie, die Muskeln Beweglichkeit, Elastizität, Kraft und Ausdruck. Erlauben Sie sich auch schräge, holperige und plumpe Bewegungen. Nehmen Sie wahr, was Sie empfinden, denken und fühlen.

Variante:
Setzen Sie sich hin, kneten Sie nur die Konturen der Hand, des Armes und der Schulter und bewegen Sie dann nur den einen Arm in der oben beschriebenen Weise.

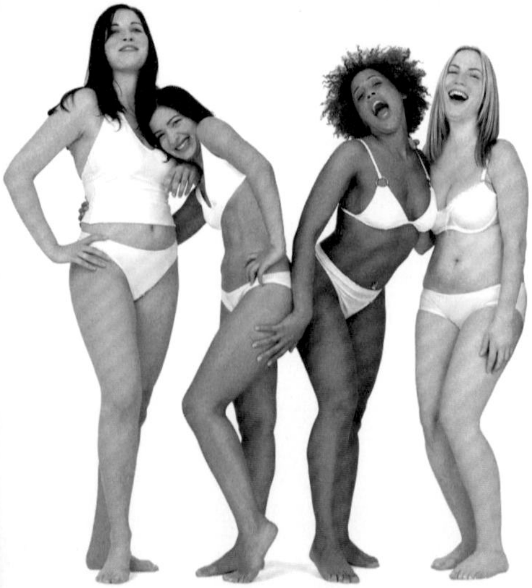

Echte Bilder von realen Frauen
Frauen haben es satt, sich an stereotypen, untergewichtigen Schönheitsbildern zu messen, sie wollen sich wohl fühlen in ihrer Haut, so wie sie sind. Die Kampagne für Körperpflegeprodukte der Marke Dove wirbt daher beispielsweise seit einigen Jahren mit normalgewichtigen Frauen, die sich auf öffentliche Ausschreibungen der Werbeverantwortlichen gemeldet haben. Erfrischende Bilder von realen Frauen in ihrer Vielfältigkeit brachten Dove einen derartigen Absatzanstieg, dass vorübergehend Lieferengpässe auftraten.

Mut fassen und sich zeigen

Haben Sie sich selbst schon dabei beobachtet, dass Sie den Bauch einziehen, sich nicht ausgelassen bewegen, obwohl Ihnen danach zumute wäre, nur weil Sie denken, Sie könnten so Ihr Fett vor anderen verstecken? Was würde sich ändern, wenn Sie Ihren Bauch nicht einzögen? Probieren Sie es aus. Was befürchten Sie? Achten Sie auf Ihre Empfindungen und Gedanken.

Haben Sie den Eindruck, ständig von außen betrachtet und beurteilt zu werden? Könnte es sein, dass Sie selbst sich wie von außen beobachten? Hören Sie innerlich Ihre eigene kritische Stimme Ihrem Körper gegenüber oder übernehmen Sie Urteile anderer, die Ihnen nahestehen? Stellen Sie sich vor, Sie betrachteten sich selbst respektvoll und wertschätzend. Was empfinden Sie im Körper?

Jeder Mensch möchte wahrgenommen und geschätzt werden. Jeder Mensch zweifelt ab und zu an seinem Wert und fühlt sich unsicher. Viele Menschen sind mit ihrem Körper unzufrieden. Meistens fühlen Sie sich dann – relativ unabhängig vom realen Gewicht – zu dick. Selbstwert und Zufriedenheit mit dem Körper sind eng miteinander verbunden. Können Sie mit all den nicht idealen, nicht perfekten Seiten an sich leben und sich gerade auch deshalb aufrichtig schätzen? Können Sie einen freundlichen Blick auf Ihren aktuellen Körper werfen?

Welche Menschen gefallen Ihnen? Warum gefallen sie Ihnen? Was finden Sie menschlich an ihnen, was berührt Sie emotional? Gibt es auch dicke Menschen, die Ihnen gefallen?

Wenn ich schlank wäre, dann ...

Denken Sie manchmal, wenn Sie schlank wären, dann fänden Sie mühelos einen Partner oder eine Partnerin, könnten sich trotz aller Widrigkeiten am Arbeitsplatz durchsetzen, wären in der Schulklasse beliebter? Denken Sie manchmal, wenn Sie einen schlanken Körper hätten, wäre alles anders? Schlanke Menschen sind weder glücklicher, noch haben sie weniger Schwierigkeiten, obwohl uns die Werbebilder dies täglich suggerieren.

Beobachten Sie, in welchen Situationen Sie innerlich Ihren Körper abwerten. Können Sie auch Ihre Gefühle benennen, die sich dabei nicht auf den Körper beziehen? Vielleicht fühlen Sie sich einsam, sind wütend, traurig oder unzufrieden. Nun denken Sie möglicherweise, daran sei Ihr Körper, die aus Ihrer Sicht mangelnde Schönheit und Attraktivität, schuld. Könnte es sein, dass Sie sich selbst mit dieser einfachen Erklärung betrügen? Manchmal lenken wir uns von belastenden Gefühlen ab, indem wir unseren Körper abwerten und uns vorgaukeln, mit einem schlankeren Körper wäre alles besser. Wie könnten Sie anders auf belastende Gefühle reagieren, als mit Kritik an Ihrem Körper?

Objektive Orientierung am Body Mass Index:

Vielleicht denken Sie, Sie seien aber tatsächlich zu dick und befassen sich aus gutem Grund ständig mit Ihrer Figur. Prüfen Sie Ihren Body Mass Index (BMI). Er berechnet sich, indem Sie Ihr Gewicht in Kilogramm durch Ihre Körpergröße in Metern im Quadrat teilen. In Europa liegt das Normalgewicht heute bei einem BMI zwischen 18 und 25. Das Normalgewicht einer Person, die beispielsweise 1.68 m groß ist, liegt zwischen 51 und 70.5 Kilo. Ab BMI 26 bis BMI 30 spricht man von Übergewicht. Liegt Ihr BMI über 30 oder unter 18, so wenden Sie sich an eine Fachstelle zur Behandlung von Essstörungen. Verzichten Sie auf einseitige Diäten. Erfahrungsgemäß verfehlen diese ihre Wirkung auf die Dauer.

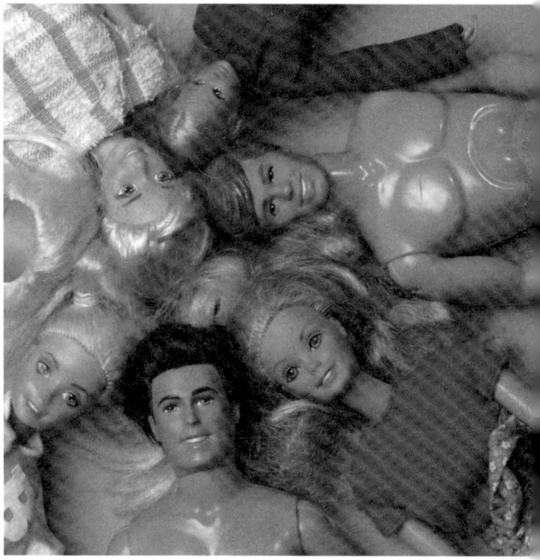

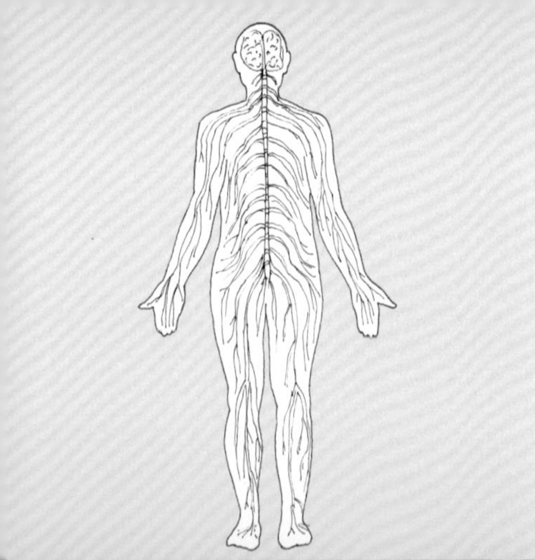

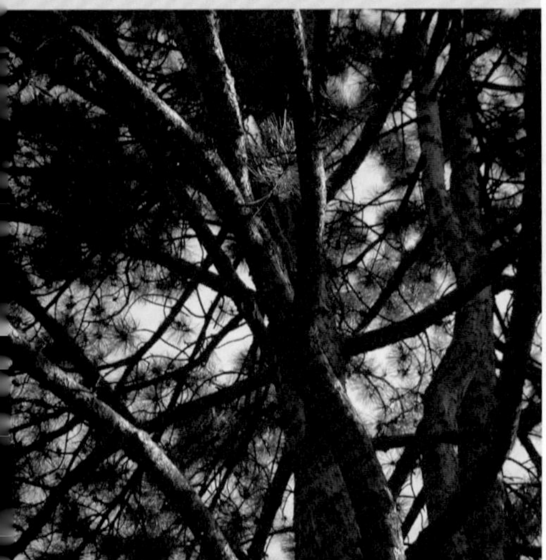

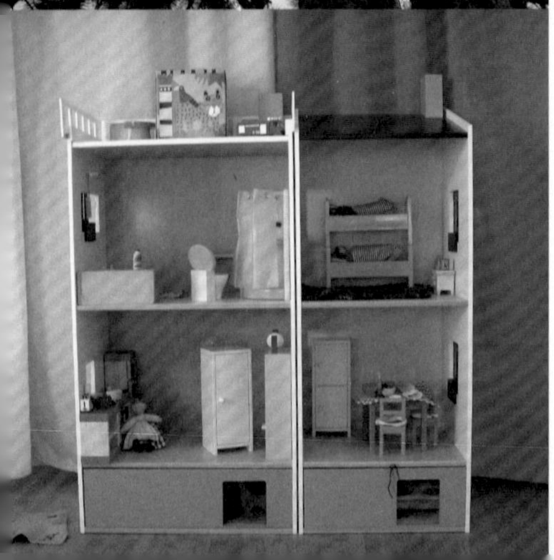

Körperinnenraum

Sich im Inneren bewegen

Über die Nerven, die sich ausgehend vom Rückenmark durch den ganzen Körper bis in die Zellen der Haut verästeln, nehmen Sie die Bewegungen im Inneren des Körpers wahr. Eigenwahrnehmungssinn oder propriozeptiven Sinn nennt man die Fähigkeit, die eigene Körperhaltung und die Bewegung des Körpers im Raum zu empfinden.

Stellen Sie sich bequem hin und richten Sie Ihre Aufmerksamkeit auf den Innenraum Ihres Körpers. Die Haut bildet die Grenze zwischen innen und außen, sie umschließt den Körperinnenraum. Wenn es Ihnen nicht unangenehm ist, so schließen Sie die Augen. Meistens ist es leichter, sich mit geschlossenen Augen auf das Innere des Körpers zu konzentrieren. Initiieren Sie Bewegung von verschiedenen Bereichen des Körpers und achten Sie auf Ihre Empfindungen. Wenn es Ihnen hilft, so berühren Sie jeweils die Körperteile, die Sie gerade bewegen.
Initiieren Sie zum Beispiel kleine Bewegungen aus dem Inneren des Kopfes und stellen Sie sich zugleich den Innenraum des Kopfes vor. Nehmen Sie wahr, was Sie konkret empfinden. Nach einer Weile bewegen Sie Ihre eine Schulter und Ihren Arm, stellen sich den Innenraum dieser Körperteile vor und achten auf Ihre sensorischen Empfindungen. Dann bewegen Sie die eine Hand mit allen Fingern. Stellen Sie sich das Innere dieser Hand vor und erspüren Sie die Bewegung, während Sie die Hand bewegen.
Wenn Sie möchten, stellen Sie sich dabei vor, Sie wären sehr klein und könnten (mit einer Taschenlampe in der Hand) durch Ihren eigenen bewegten Körper wie durch ein etwas ungewöhnliches Haus spazieren. Viele Räume sind Ihnen vermutlich vertraut, einige weniger. Erkunden Sie Ihr Haus.

Wenn Sie mit Ihrer Aufmerksamkeit durch den ganzen Körper gewandert sind, kommen Sie zur Ruhe. Nehmen Sie den Kontakt Ihrer Füße mit dem Boden wahr, achten Sie auf Geräusche und öffnen Sie die Augen wieder. Nehmen Sie wahr, was Sie empfinden, fühlen und denken.

Den Körper von innen schütteln

Deutsch

Dialekt

Legen Sie sich mit ausgestreckten Beinen auf eine Matratze oder auf den Boden. Sie können Kissen unter die Knie legen, um den unteren Rücken zu entlasten. Sie werden in dieser Übung eine Schüttelbewegung von den Zehen durch den ganzen Körper bis zum Scheitel wandern lassen.

Sie initiieren ein Schütteln in Ihren Zehen. Wenn Sie möchten, stellen Sie sich vor, dass ein (warmer oder kühler) Wasserstrahl durch die Zehenspitzen ins Innere Ihrer Zehen sprudelt und so Ihre Zehen von innen bewegt. Sie verweilen etwa eine halbe Minute ausschließlich bei der Bewegung der Zehen. Dann wandert die Schüttelbewegung in den mittleren Fuß, später in das Fußgelenk, dann in die Wade.

Achten Sie darauf, dass immer nur ein Körperteil das Schütteln aktiv verursacht. Ist das Schütteln beispielsweise bei den Knien angekommen, so bewegt sich der Rest der Beine mit, aber Sie nehmen deutlich wahr, dass die Bewegung von den Knien initiiert wird.

Lassen Sie das Schütteln in die Oberschenkel wandern. Achten Sie auf die Empfindung in Ihren Hüftgelenken. Das Becken ruht auf dem Boden. Dann initiieren Sie die Bewegung mit dem Becken, nun ruhen die Beine. Falls Sie Ihren unteren Rücken entlasten wollen, stellen Sie nun die Beine auf.

Sie setzen die Bewegung vom Becken über den mittleren Bauchraum bis in den Brustraum fort. Dann schütteln Sie die Schultern, die Bewegung kann ganz aus dem Inneren der Schultergelenke entstehen. Schütteln Sie die Oberarme, die Unterarme und die Hände. Sie können sie dabei auch vom Boden abheben. Lassen Sie die Bewegung wieder die Arme hoch über die Schultern bis zum Hals wandern.

Im Hals- und Kopfbereich ist ein Schütteln manchmal unangenehm. Erkunden Sie, was Ihnen angenehm ist. Sie können den Kopf auch einfach sachte hin und her wiegen. Wann immer Sie diese Bewegung genug ausgekostet haben, stellen Sie sich vor, dass die Aktivität in Ihrem Inneren über Ihren Scheitel Ihren Körper verlässt. Ihr Körper ruht nun. Achten Sie auf den Nachklang dieser Bewegung. Was empfinden, denken und fühlen Sie?

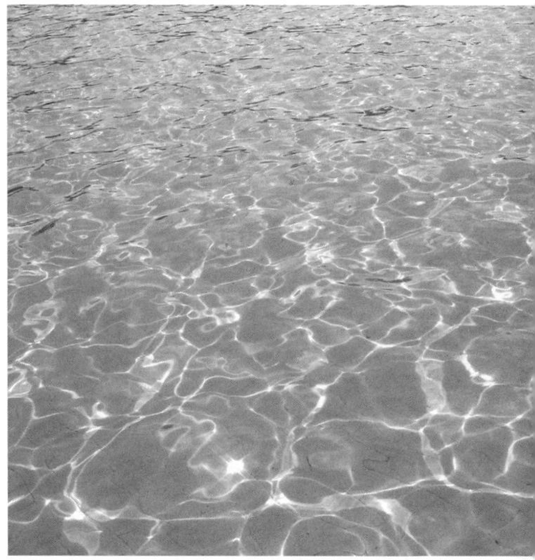

Proprium capere – das Eigene in Besitz nehmen

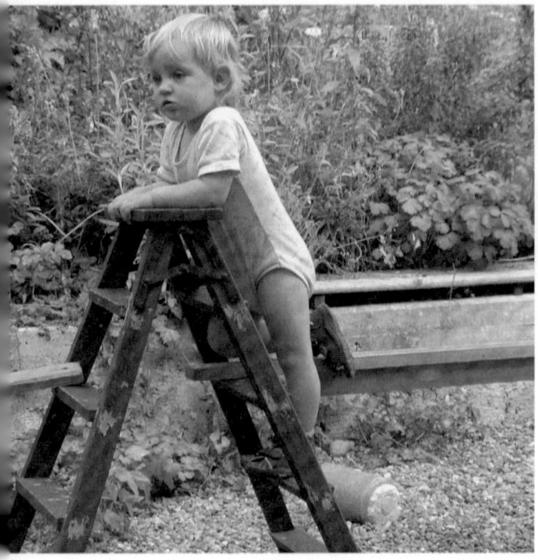

Die sensorische Eigenwahrnehmung wird in der Fachsprache propriozeptiver Sinn genannt. *Proprium* bedeutet das Eigene und *capere* heißt in Besitz nehmen. Indem Sie wahrnehmen, wie Sie sich bewegen, nehmen Sie sich *in Besitz* und kreieren auf eine schlichte Art ein Gefühl für sich selbst – so wie Sie das auch als Säugling in Ihrer Entwicklung zum Kleinkind getan haben. Während Sie sich damals bewegten und andere berührten, bekam Ihr Gehirn ständig Rückmeldungen von den Muskeln, den Gelenken und der Haut. Zusammen mit den Informationen des Gleichgewichtssinnes, des Tastsinnes und des visuellen Sinnes entstand für Sie ein immer genaueres Gefühl für den eigenen Körper und dadurch auch für Ihre eigene Identität.

Achten Sie nun heute in alltäglichen Situationen auf die Wahrnehmung Ihres Körperinnenraumes und Ihrer Bewegungen: Achten Sie beim Gehen darauf, wie sich Ihr Körper organisiert, um diese gleichmäßige, wohl ausbalancierte Bewegung nach vorne machen zu können. Achten Sie auf das Zusammenspiel der Muskeln und Gelenke im Verhältnis zur Schwerkraft.

Achten Sie beim Kochen darauf, wie sich das Innere Ihrer Arme und Hände anfühlt, wenn Sie all die zur Zubereitung eines Essens nötigen Handgriffe machen.

Nehmen Sie im Sitzen die sensorischen Empfindungen in Ihrem Körperinnenraum wahr. Wenn Sie das Innere Ihres Körpers nicht mühelos wahrnehmen können, dann bewegen Sie sich.

Achten Sie abends oder morgens im Bett darauf, ob Sie Ihre Atembewegung in Ihrem Inneren wahrnehmen können. Drehen Sie sich dann einige Male von der einen Seite auf die andere, strecken und räkeln Sie sich. Gefällt Ihnen die Vorstellung, Sie könnten sich in sich selbst einnisten?

Außer sich, neben sich – oder bei sich?

Außer-sich-Sein meint, dass jemand über etwas derart empört, wütend oder erschüttert ist, dass er oder sie für einen Moment das innere Gleichgewicht verliert. Möglicherweise verhält sich eine Person in diesem Zustand aggressiv.

Sie können von etwas wie besessen sein, weil dies Sie in Besitz genommen hat. Als ob ein aufdringlicher Fremder in Ihre Wohnung eingezogen wäre. Wer selbst Suchterfahrung hat, kennt dieses innere Reißen, das alle anderen Sinneswahrnehmungen, Gedanken und Gefühle in den Hintergrund drängt.

Sie können aber auch einsam sein und sich betrachten, seltsam fremd und emotionslos. Manche berichten von der Erfahrung, dass sie sich in solchen Momenten tatsächlich neben sich stehen sehen und eine tiefe innere Leere und Verunsicherung empfinden.

Sie können Ihre Aufmerksamkeit auch zu sehr auf andere lenken und Ihre eigenen Bedürfnisse, Wünsche oder Werte dabei missachten.

Gehen Sie die vier Varianten, bei denen ich jeweils Extreme beschrieben habe, gedanklich durch. Wenn Sie sich das nächste Mal in einer Situation befinden, auf die (vielleicht auch in einer abgeschwächten Form) eine der Beschreibungen zutrifft, achten Sie auf das Innere Ihres Körpers. Initiieren Sie kleine Bewegungen in Ihrem Körper. Welche Erfahrungen machen Sie dabei?

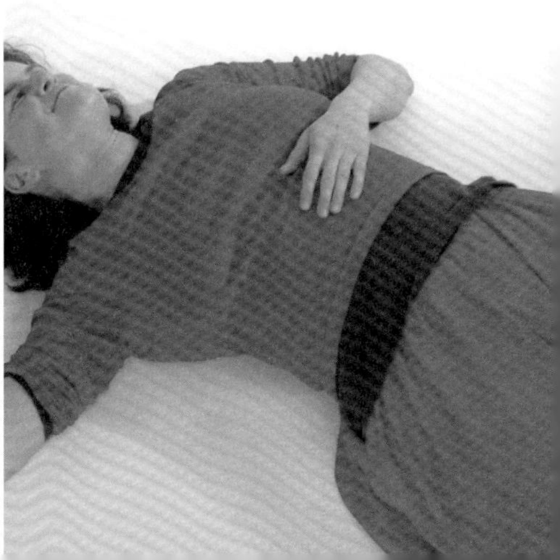

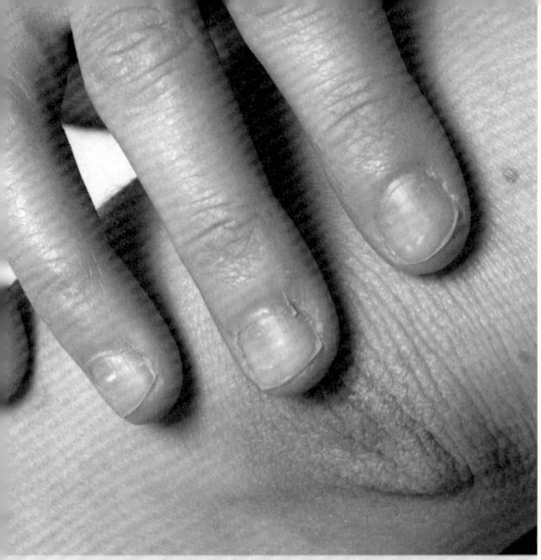

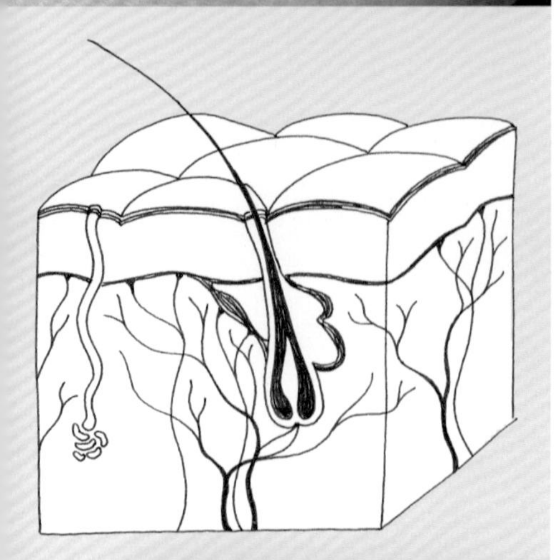

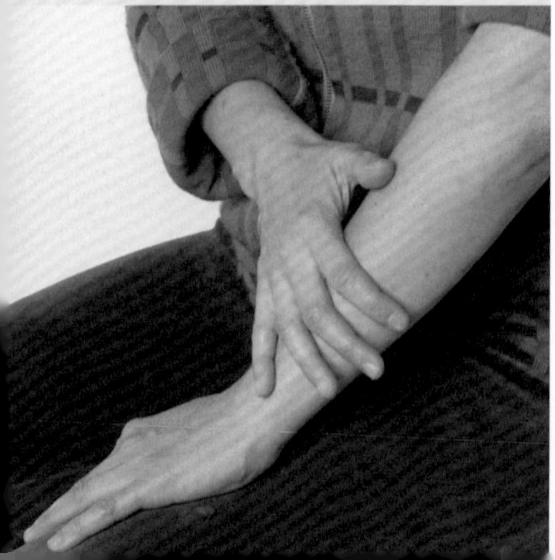

Haut

Hülle, Begrenzung und Schutz

Die Haut besteht aus drei Schichten: Die Oberhaut verhindert das Eindringen von Bakterien und Schmutz in den Körper. Die Lederhaut schützt gegen Stöße. Sie ist elastisch und enthält Blutgefäße, Nerven, Talg- und Schweißdrüsen sowie die Haarwurzeln. Das Unterhautgewebe besteht vor allem aus Bindegewebe und Fettzellen, es schützt uns vor Kälte. Über die Haut empfinden wir Druck, Hitze, Kälte und Schmerz.

Streichen Sie mit Ihren Händen über Ihre Körperumrisse. Sie brauchen sich dazu nicht auszuziehen, Ihre Haut wird auch durch die Kleidung hindurch angeregt. Beginnen Sie bei den Füßen und streichen Sie über beide Beine bis zum Becken. Danach streichen Sie rund um das Becken, über den Bauch und den Brustraum und seitlich über die Flanken hoch bis zu den Achselhöhlen. Streichen Sie über die Schultern, die Oberarme, die Unterarme, über die Handinnenflächen, -außenflächen und über jeden einzelnen Finger. Streichen Sie mit Ihren Handrücken über das Kreuz und soweit wie möglich den Rücken hoch. Streichen Sie dann mit den Handinnenflächen von den Schultern her über die Haut Ihres Nackens bis zum Hinterkopf. Streichen Sie sich über die Ohren, durch die Haare und über das Gesicht. Wenn Sie möchten, stellen Sie sich vor, dass Sie Ihr Gesicht mit einer duftenden Körpermilch einstreichen.

Danach lösen Sie die Hände vom Körper und nehmen wahr, was Sie empfinden. Gehen Sie den gleichen Ablauf nochmals nur in Ihrer Vorstellung durch. Achten Sie auf die Resonanz in Ihrer Haut.

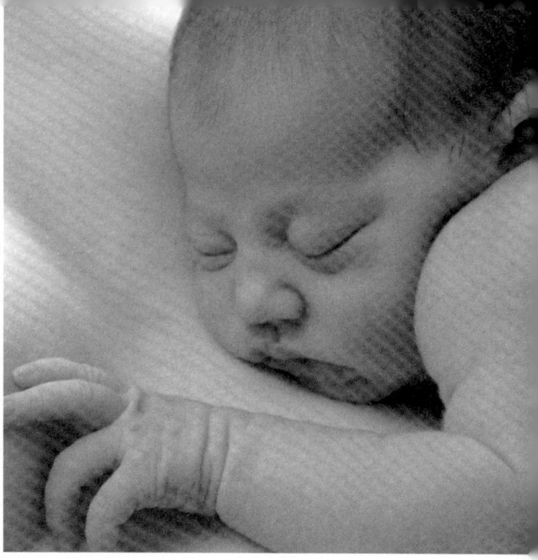

Berühren und berührt werden

Streichen Sie mit der einen Hand über die Haut der anderen Hand, die dabei vor Ihnen ruht. Spüren Sie, wie sich Oberfläche und Temperatur der Haut an verschiedenen Stellen unterscheiden. Die Handinnenfläche fühlt sich beim Berühren beispielsweise anders an als der Handrücken. Ertasten Sie die Haut am Unterarm, an der Ellenbogenaußenfläche und -innenfläche und nehmen Sie hier die Unterschiede wahr.
Lenken Sie nun Ihre Aufmerksamkeit auf den ruhenden Arm. Nehmen Sie wahr, wie dieser *berührt wird*.
Lenken Sie dann Ihre Aufmerksamkeit mal auf das *Berühren*, mal auf das *Berührtwerden*. Wechseln Sie nach einer Weile die Rolle der beiden Hände und Arme. Nun ruht die andere.

Halten Sie inne. Erinnern Sie sich an Momente, in denen Sie jemanden oder etwas berührt haben. Vielleicht haben Sie kürzlich ein Tier gestreichelt, einem Menschen die Hand gedrückt oder sich selbst durch die Haare gestrichen.

Erinnern Sie sich an die Oberflächen und Temperaturen von Gegenständen, die Sie heute angefasst haben: eine Teetasse, ein Taschentuch oder eine Türklinke beispielsweise. Erinnern Sie sich an den Kontakt mit unterschiedlichen Materialien, mit Papier, Stoff, Wasser oder Erde zum Beispiel.

Während Sie berühren, werden Sie auch immer berührt. Sie erleben jeden Tag unzählige kleine Momente der Berührung, in denen Sie im Bezug zu dem, was Sie berühren, anwesend sein könnten.

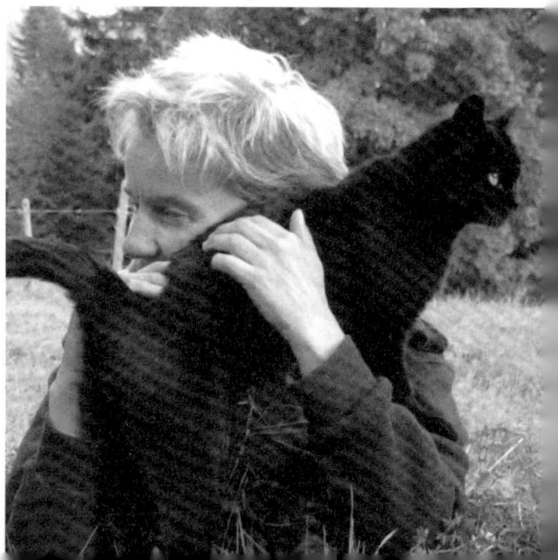

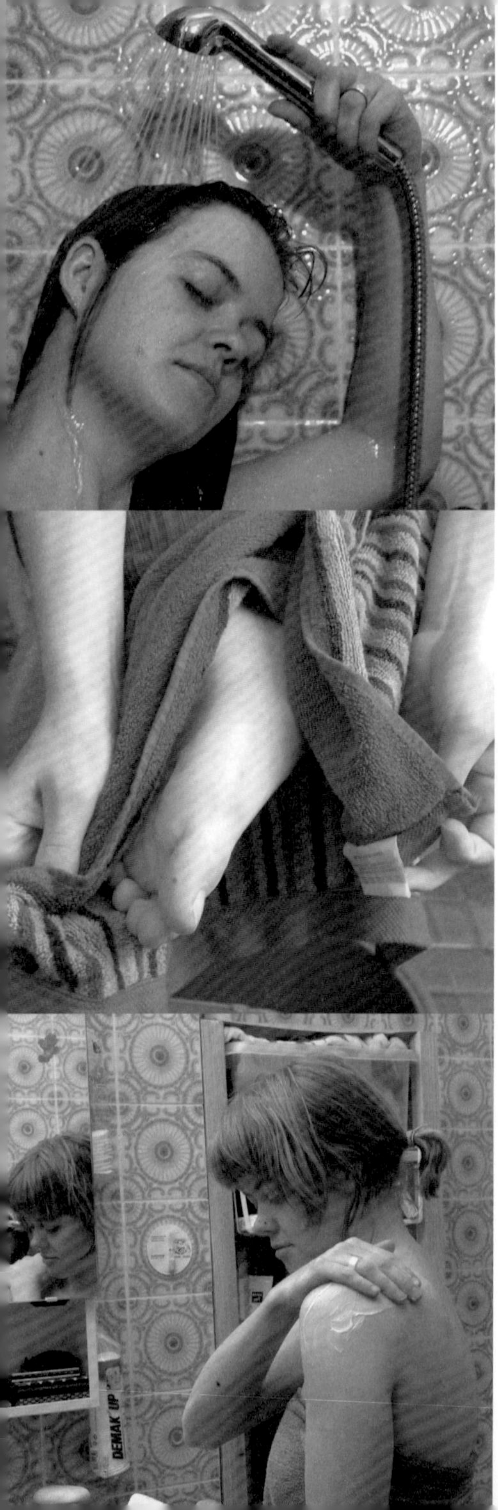

Vier Berührungen

Wasser: Nehmen Sie beim Duschen die Berührung durch das Wasser bewusst wahr. Lenken Sie den Wasserstrahl etwas länger auf die Körperstellen, an denen Ihnen die Anregung der Haut durch das Duschen besonders angenehm ist. Wählen Sie die Wassertemperatur so, dass sie Ihnen angenehm ist – von kalt bis heiß ist dabei alles möglich.

Tuch: Trocknen Sie sich ab und achten Sie auf die Empfindung auf Ihrer Haut. Die Berührung des Handtuches fühlt sich anders an als zuvor die des Wassers. Reiben Sie sich energisch, wenn Sie möchten, wenn nicht, so trocknen Sie sich mit weniger Druck ab. Halten Sie sich mit Wertungen über Ihren Körper zurück. Falls Ihnen solche automatisch einfallen, lenken Sie Ihre Aufmerksamkeit bewusst von der gedanklichen auf die sensorische Ebene: Nehmen Sie die Empfindung auf der Haut wahr.

Körpermilch oder -öl: Cremen Sie sich mit einer Körpermilch ein, deren Duft und Konsistenz Sie mögen. Was empfinden Sie nun auf Ihrer Haut?

Kleider: Dann ziehen Sie sich an. Nehmen Sie wahr, wie Ihre Haut von der Kleidung berührt wird. Achten Sie darauf, ob die Resonanz der verschiedenen Eindrücke auf Ihrer Haut Sie noch eine Weile in Ihrem Alltag begleitet.

Falls Ihnen Teile dieser Übung schwerfallen, bleiben Sie nicht ständig mit Ihrer Aufmerksamkeit bei der Empfindung, sondern lenken Sie sich bewusst ab, indem Sie beispielsweise Radio hören. Versuchen Sie dann nur für kurze Momente die Empfindung auf der Haut bewusst wahrzunehmen.

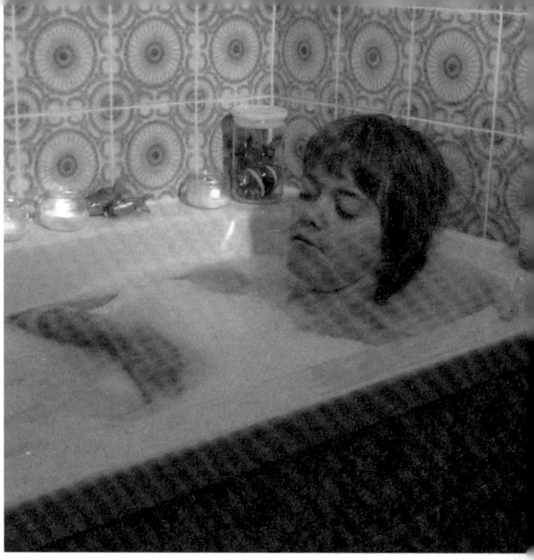

Schutz für das Innere und Verbindung nach außen

Die Haut bildet eine Grenze zwischen dem Körperinnenraum und Ihrer Umgebung. Wenn Sie sich auf einer körperlichen Ebene um diese Grenze kümmern, können Sie sich sowohl emotional geschützter als auch mit Ihrer unmittelbaren Umgebung verbundener fühlen.

In welcher Weise Sie sich der Haut als Schutz und Verbindung zuwenden wollen, finden Sie heraus, indem Sie Unterschiedliches ausprobieren und dann das für Sie Nützlichste auswählen. Ein warmes Bad, Sauna, kalte Duschen, baden in einem See, sich einölen, sich mit Bürsten reiben, Massage, auf warmen Steinen liegen, bei starkem Wind spazieren, sich kuschelige Kleidung anziehen oder mit nackten Füßen durchs Gras gehen sind Beispiele dafür, wie Sie Ihre Haut als Grenze zwischen innen und außen unterschiedlich anregen und wahrnehmen können. Finden Sie heraus, was Ihnen gut tut, indem Sie darauf achten, wie Sie sich dabei emotional und körperlich fühlen.

Manchmal reagieren wir in Situationen, die uns verunsichern, mit Rückzug, obwohl wir wünschten, wir könnten in Kontakt bleiben. Über den Tastsinn können Sie auf einer körperlichen Ebene in Kontakt mit Ihrer Umgebung bleiben. Wenn wir verunsichert sind, ist der Kontakt mit Gegenständen, Pflanzen und Tieren oft leichter als der Kontakt mit Menschen. Streicheln Sie beispielsweise ein Tier oder berühren Sie alltägliche Dinge, die in Ihrer Nähe greifbar sind. Vielleicht tragen Sie einen kleinen Gegenstand bei sich, den Sie in die Hand nehmen können: einen Schlüsselanhänger oder einen Talisman. Verweilen Sie mit Ihrer Aufmerksamkeit nicht lange bei der Frage, warum Sie verunsichert sind und wie Sie sich anders verhalten könnten, sondern lenken Sie den Fokus mithilfe des Tastsinnes auf Ihre konkrete Umgebung. Die innere Verunsicherung löst sich nicht ganz auf, aber Sie werden erleben, dass Sie diese besser ertragen können, wenn Sie parallel dazu den Kontakt zu Ihrer Umgebung auf eine schlichte Art beibehalten.

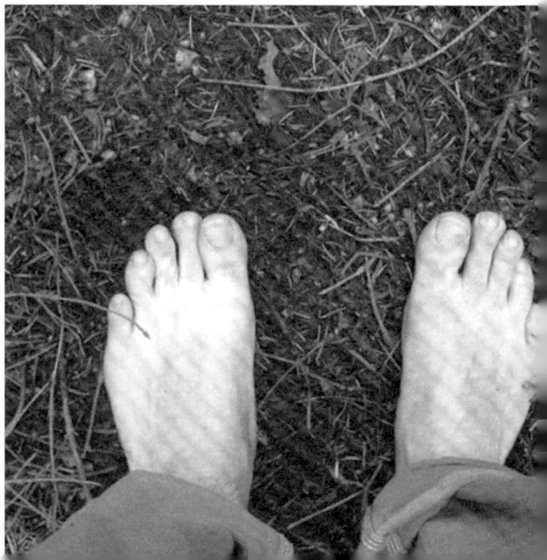

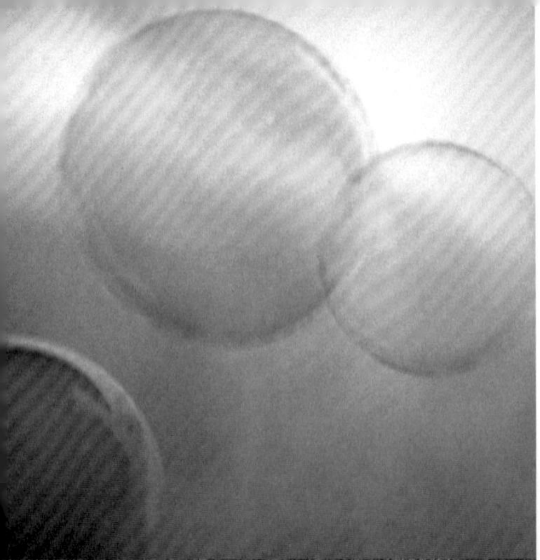

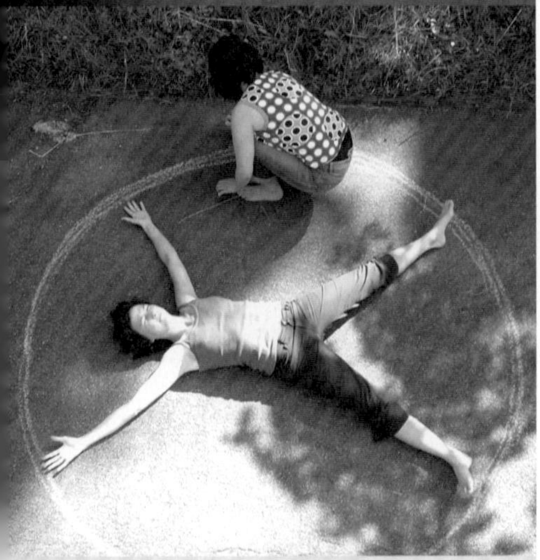

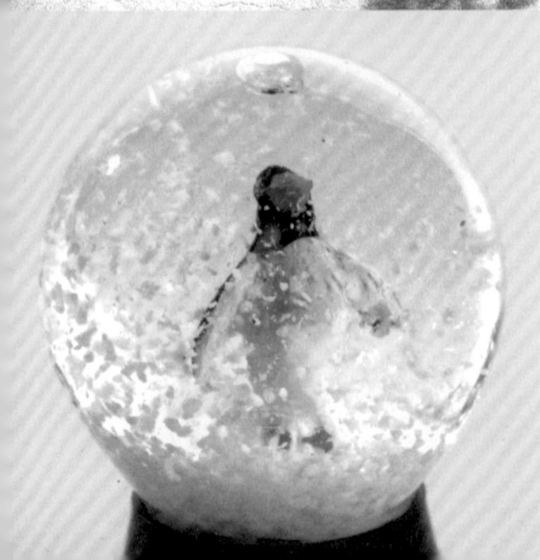

Körperaußenraum

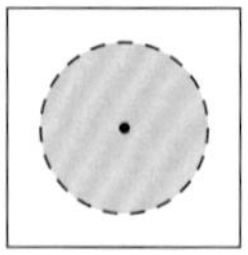

Ihre unmittelbare Umgebung

Bewegen Sie Ihre gestreckten Arme und Beine in alle Richtungen um Sie herum durch die Luft. Sie durchstreifen damit einen unsichtbaren, kugelförmigen Raum, den wir hier mit Körperaußenraum bezeichnen. Dieser Raum begleitet Sie immer und überall hin, manche nennen ihn auch Körperumraum, weil er uns umgibt.

Wenn Sie möchten, so stellen Sie sich eine unsichtbare Grenze vor, die den Körperaußenraum vom Raum dahinter trennt. Sie können sich auch vorstellen, der kugelförmige Raum wäre durch ein Licht ausgeleuchtet. Manche Menschen stellen sich gerne vor, dass ihr Körperaußenraum durch eine schützende Membran begrenzt ist, andere hingegen wollen ihn sich offen und durchlässig vorstellen. Finden Sie heraus, welche Vorstellung Ihnen angenehm ist.

Gehen Sie einige Schritte durch den Raum und achten Sie darauf, ob Sie die Empfindung für den Körperaußenraum auch im Gehen beibehalten können. Gehen Sie dann auch einmal nahe an einer Wand vorbei und nehmen Sie wahr, wann Ihr Körperaußenraum die Wand berührt, wann dieser sogar durch die Wand angeschnitten wird. Auch wenn Sie sich hinsetzen oder -legen, bleibt der Körperaußenraum bestehen.

Ist Ihnen dieser Raum vertraut? Assoziieren Sie ein Wort, einen Satz oder ein Bild dazu.

In drei Richtungen atmen

Deutsch

Dialekt

Stellen Sie sich hüftbreit mit parallel ausgerichteten Füßen hin. Streichen Sie sich zur Vorbereitung die Handinnenfläche beider Hände mit dem Daumen der jeweils anderen Hand aus. Sie werden in dieser Übung die Bewegung Ihrer Arme mit Ihrer Atembewegung koordinieren. Wiederholen Sie den Bewegungsablauf in jede der drei Richtungen dreimal.

Nach unten: Die Arme hängen seitlich neben Ihnen. Beim Einatmen drehen Sie die Handflächen nach oben und winkeln die Arme vor dem Körper an, als ob Sie im Raum vor Ihnen etwas Leichtes schöpfen würden. Etwa auf Brusthöhe drehen Sie die Handflächen nach unten und lassen die Hände beim Ausatmen wieder vor sich sinken.

Nach vorne: Die Arme hängen seitlich neben Ihnen. Beim Einatmen drehen Sie die Handflächen nach oben und winkeln die Arme vor dem Körper an. Auf Brusthöhe drehen Sie die Handflächen nach vorne, die Fingerspitzen zeigen zueinander. Schieben Sie dann beim Ausatmen die Hände direkt nach vorne. Beim Einatmen öffnen Sie die Arme horizontal zu den Seiten, als ob Sie einen leichten Vorhang öffneten. Auf der Seite angekommen, drehen Sie die Handflächen nach unten. Beim Ausatmen lassen Sie die Arme von den Ellenbogen aus sinken.

Nach oben: Die Arme hängen seitlich neben Ihnen. Beim Einatmen drehen Sie die Handflächen nach oben und winkeln die Arme vor dem Körper an. Auf Schulterhöhe drehen Sie die Handflächen in einer kleinen Kreisbewegung zu sich hin, nach unten, nach vorne und schieben dann beim Ausatmen direkt nach oben in Richtung Himmel, bis sich die Arme strecken. Die Handflächen zeigen nach oben, die Fingerspitzen zueinander. Beim Einatmen öffnen Sie beide Arme zu den Seiten bis in die Waagerechte, dabei streichen die Handflächen wie an der Innenseite einer Kugel entlang (Körperaußenraum). Beim Ausatmen lassen Sie die Arme von den Ellenbogen aus nach unten sinken, die Handflächen zeigen zur Erde.

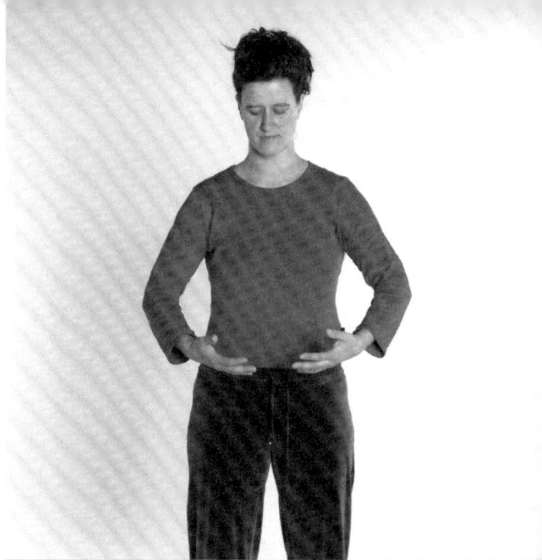

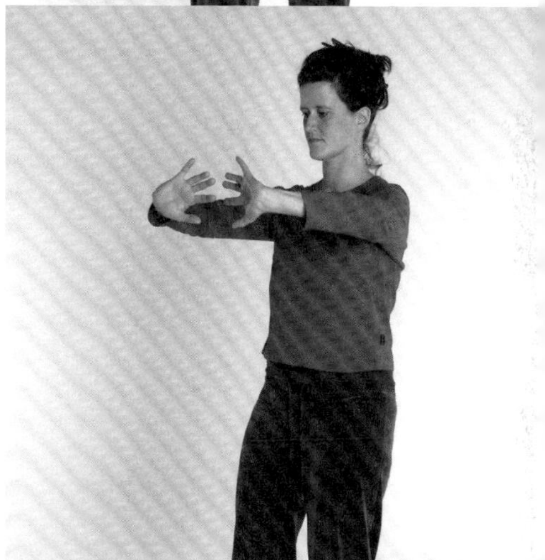

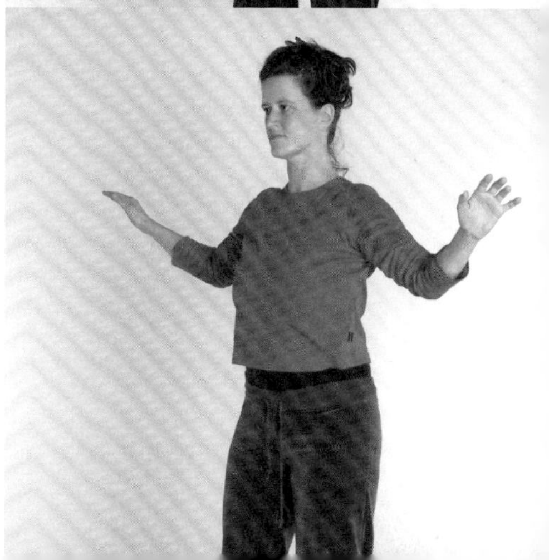

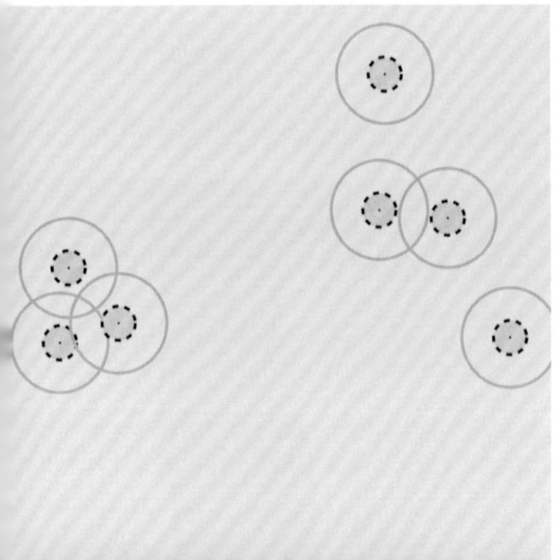

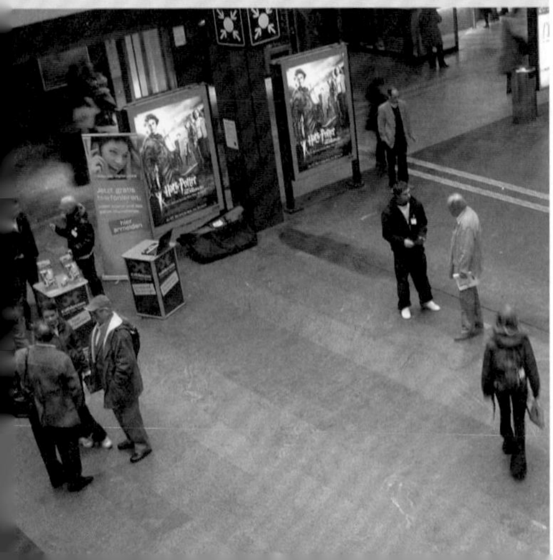

Raum einnehmen

Der Körperaußenraum begleitet Sie ständig. Achten Sie darauf, wann eine andere Person oder ein Tier durch Ihre unsichtbare Kugel streifen. Achten Sie auf die Empfindungen, die Sie dabei wahrnehmen.

Die Körperaußenräume verschiedener Menschen überschneiden sich oft. Achten Sie auf die unterschiedlichen Empfindungen, Gefühle und Gedanken, je nachdem, ob sich Ihr Körperaußenraum mit anderen überschneidet oder nicht. Beispielsweise wenn Sie alleine über ein weites Feld spazieren oder wenn Sie sich in einer dichten Menschenmenge befinden.

Achten Sie darauf, welche unterschiedlichen Empfindungen verschiedene Menschen durch ihre Anwesenheit bei Ihnen auslösen. Geben Sie sich Spielraum, experimentieren Sie, erforschen Sie Ihre Empfindungen. Wie fühlt es sich an, wenn Ihr Kind, eine Freundin, ein Unbekannter oder die Vorgesetzte den Körperaußenraum durchstreifen?

Achten Sie auch darauf, wann Ihnen Ihr Körperaußenraum bewusst ist und welchen Einfluss dies auf Ihr Auftreten hat. Wie ist es Ihnen möglich, auf eine respektvolle Art Ihren eigenen Raum einzunehmen? Welche Wirkung hat das auf andere?

Distanz und Nähe dosieren

Achten Sie darauf, wann Sie gerne Menschen in Ihrer Nähe haben und wann weniger. Achten Sie dabei auf Ihre konkreten körperlichen Empfindungen. Die Wahrnehmung für den Körperaußenraum kann Ihnen dabei helfen. Wie können Sie dem Bedürfnis nach Distanz respektvoll begegnen, ohne dabei anderen zu schaden? Wie können Sie das Bedürfnis nach Nähe äußern, ohne aufdringlich zu sein?

Achten Sie darauf, wen Sie gerne in Ihrer Nähe haben, wer lieber etwas auf Distanz bleiben soll und wen Sie im Moment nicht einmal in Sichtweite haben wollen. Sie müssen dies niemandem gegenüber rechtfertigen. Versuchen Sie Ihr Verhalten respektvoll Ihren Bedürfnissen anzupassen. Respektvoll meint, dass Sie sich anderen gegenüber, auch wenn Sie sie nicht mögen, so verhalten, wie Sie selbst gerne behandelt werden möchten. Respektvoll meint nicht, dass Sie alle Menschen lieben sollen. Sie dürfen sich jederzeit von jeder Person respektvoll distanzieren.

Wenn sich jemand Ihnen oder Menschen gegenüber, die Ihnen nahestehen oder für die Sie einstehen wollen, respektlos verhält, wehren Sie sich. Wenn nötig, suchen Sie sich dafür Unterstützung.

Achten Sie darauf, wann es Ihnen schwerfällt, Ihren Körperaußenraum wahrzunehmen. Wann dieser von anderen missachtet wird und welche Unterstützung Sie bräuchten, um Ihren eigenen Raum wieder als zu Hause zu erleben.

Achten Sie darauf, wann die Nähe anderer Menschen oder von Tieren Sie nährt, wärmt und mit Freude erfüllt. Versuchen Sie, solche Momente oft zu erleben, und genießen Sie sie in vollen Zügen.

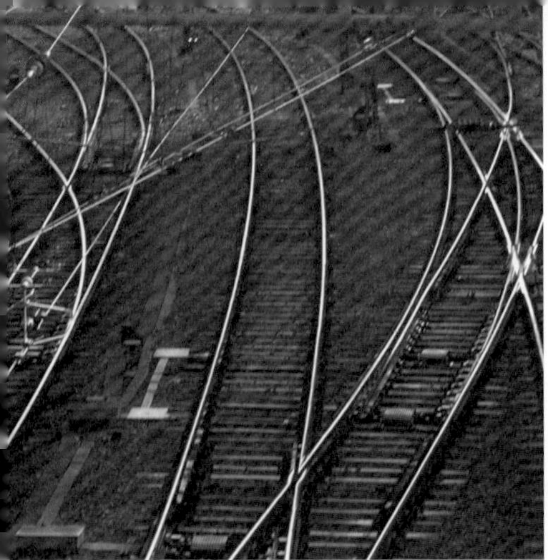

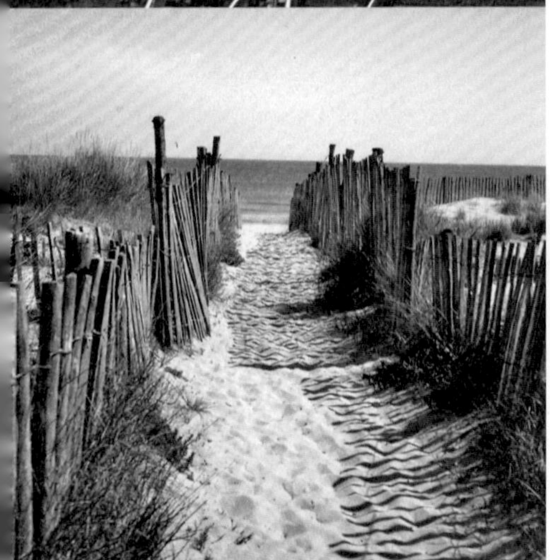

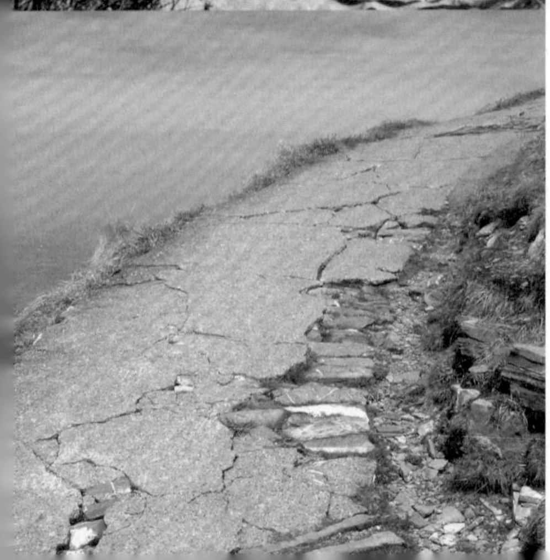

Verbindungen

Richtungen, Bezüge und Wege

Halten Sie einen Moment inne, setzen Sie sich hin und erinnern Sie sich an die konkreten Wegstrecken, die Sie heute bereits zurückgelegt haben. Stellen Sie sich vor, Sie hätten sich selbst aus der Vogelperspektive filmen und dabei auch durch die Häuser und Verkehrsmittel hindurch sehen können.

So haben Sie bereits morgens in der Wohnung Wege zurückgelegt, wenn auch nicht sehr lange. Vielleicht befinden Sie sich noch zu Hause, vielleicht aber auch an einem anderen Ort. Welche Strecken haben Sie zurückgelegt, um dorthin zu gelangen? Vielleicht sind Sie nach einem Tag außer Haus jetzt wieder in Ihrer Wohnung. Schreiben oder zeichnen Sie die Wege des heutigen Tages auf. Stellen Sie sich vor, Sie könnten sie auf einer detaillierten Karte einzeichnen. Erinnern Sie sich an die Art der Wege und daran, wie Sie sich auf den verschiedenen Strecken gefühlt haben.

Nun stellen Sie sich vor, welche Strecken Sie noch bis zum Ende des Tages zurücklegen werden. Stellen Sie sich vor, wie Sie sich auf diesen Strecken fühlen werden. Gehen Sie heute noch nach draußen? Werden Sie später jemanden treffen, um gemeinsam etwas zu unternehmen? Oder fahren Sie mit dem Fahrrad durch den Abendverkehr nach Hause? Setzen Sie sich in den Bus, kaufen im Bahnhof ein, steigen dann in den Zug, um an Ihren Wohnort zu gelangen? Haben Sie heute noch weite Strecken vor sich oder sind Sie bereits zu Hause?

Wie fühlen Sie sich, welche Gedanken beschäftigen Sie, wenn Sie sich mit Ihren Wegstrecken auseinandersetzten?

Verbindungen

Sinneswahrnehmungen schaffen Verbindungen

Die Körpereigenwahrnehmung verbindet uns mit dem Körperinnenraum. Sehen, Hören, Riechen, Schmecken und Tasten verbinden uns mit dem Außenraum. Diese Sinneswahrnehmungen bilden Brücken zur Welt um uns. Jegliche sinnliche Wahrnehmung ist in uns selbst, in unserer Fähigkeit zu empfinden, zu denken und zu fühlen verankert. Jeder Mensch nimmt in Bruchteilen von Sekunden unzählige sinnliche Eindrücke unbewusst wahr. Diese Fähigkeit ist lebenswichtig.

Wählen Sie aus der Fülle von Sinneswahrnehmungen einzelne aus und sprechen Sie sie aus. Wenn Sie beispielsweise auf einer Bank in einem Park sitzen, murmeln Sie leise Folgendes vor sich hin: „Ich spüre den Wind auf meiner Wange, ich sehe einen Spaziergänger mit seinem Hund an mir vorbeigehen, ich fühle die Schnauze des Hundes, wie sie meinen Fuß beschnuppert, ich rieche das Fell des Hundes, ich höre den Mann ‚Komm!' sagen, ich sehe die blühenden Rosen, ich höre einen Helikopter zum nahen Spital fliegen, ich rieche das trockene Gras, ich schmecke den Pfefferminzkaugummi in meinem Mund ..."

Wenn Sie möchten, stellen Sie sich vor, Sie würden sich von oben fotografieren. Auf diesem Bild würden Sie die Verbindungslinien zu all den Objekten und Menschen einzeichnen, die Sie wahrnehmen.

Wie fühlen Sie sich jetzt? Was denken Sie?

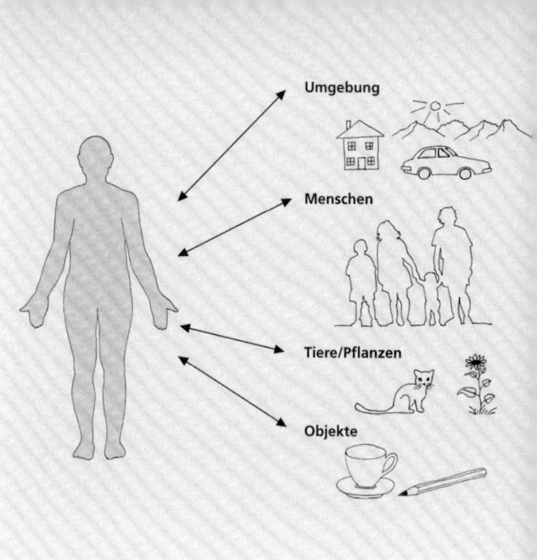

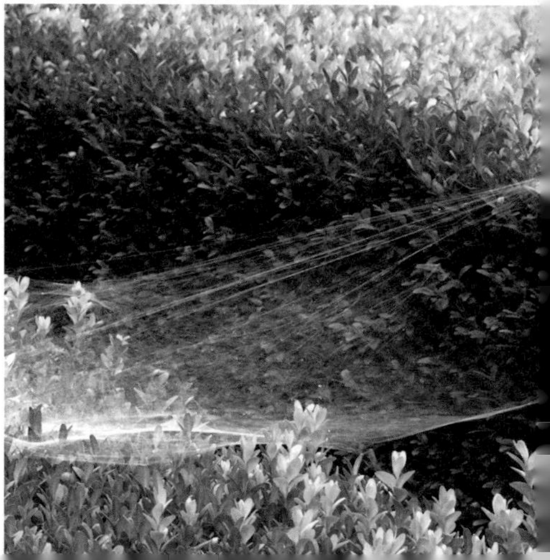

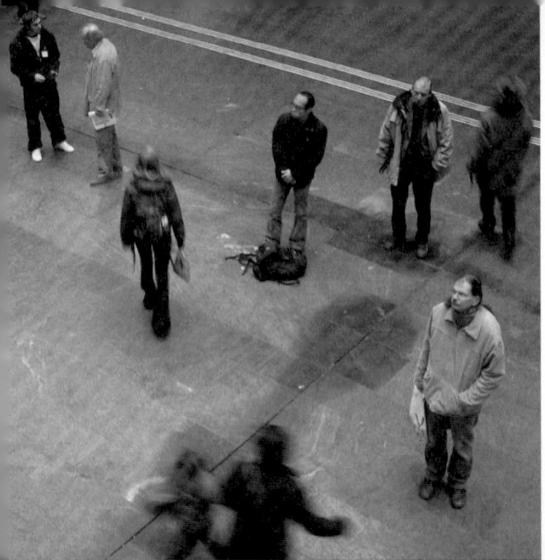

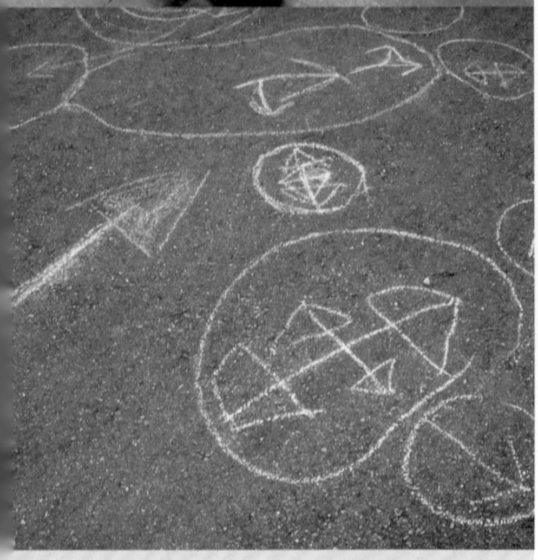

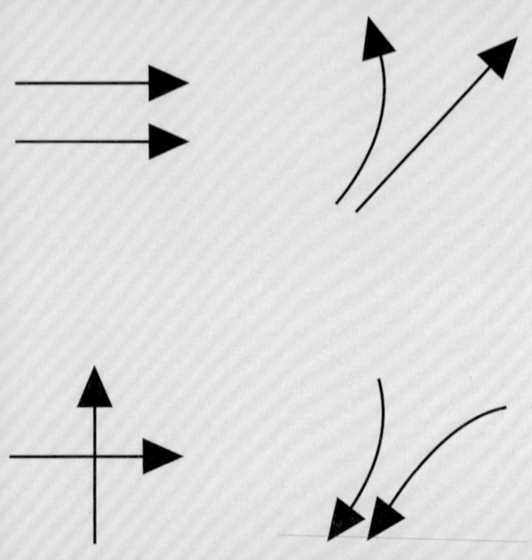

Verbindungen

Sich begegnen, zusammen sein und verabschieden

Wenn wir uns Gedanken zu Begegnungen mit anderen Menschen oder zu Abschieden machen, dann beachten wir gewöhnlich vor allem die Gefühle, die wir mit diesen Situationen verbinden. Versuchen Sie sich nun einmal auf eine andere Weise mit Begegnungen, dem Zusammensein mit anderen Menschen und dem Verabschieden auseinanderzusetzen: Versuchen Sie, Ihre Aufmerksamkeit eher auf räumliche Aspekte und die körperlichen Empfindungen während dieser Situationen zu richten.

Beobachten Sie im Verlauf eines Tages, wie sich Ihre eigenen Wege mit denen von anderen Menschen kreuzen, wann Sie Menschen treffen und eine Weile mit ihnen am gleichen Ort bleiben und wann Wege Sie wieder auseinanderführen.

Wenn Sie mögen, so stellen Sie sich vor, Sie sähen die Wege vieler Menschen und darin Ihren eigenen aus der Vogelperspektive. Oder stellen Sie sich vor, Ihr Lebensraum wäre ein Marktplatz. Sie wären auf diesem Markt und könnten gleichzeitig vom Kirchturm aus auf den Platz hinunterschauen und all die Bewegungen aus der Ferne beobachten. Sehen Sie Ihre eigenen Wege inmitten all des pulsierenden Lebens?

Sich angezogen oder abgestoßen fühlen

Nehmen Sie Ihre emotionalen Bezüge zu Ihrer Umgebung wahr. Gibt es bestimmte Menschen und Orte, von denen Sie sich angezogen fühlen, und andere, die Sie eher meiden? Nehmen Sie wahr, wann Sie diesbezüglich auswählen können, und verhalten Sie sich Ihren Bedürfnissen entsprechend. Gehen Sie dorthin, wo Sie gerne hingehen, treffen Sie Menschen, die Sie gerne treffen und beschäftigen Sie sich mit Dingen, die Sie attraktiv finden.

Achten Sie auch bei alltäglichen Tätigkeiten und Kontakten zu anderen Menschen darauf, wann diese Ihnen leichtfallen und wann sie Ihnen Mühe bereiten. Bleiben Sie vorerst bei der Wahrnehmung, ohne etwa daran verändern zu wollen. Vielleicht haben Sie Lust, eine Freundin anzurufen, Sie bewegen sich mühelos zum Telefon, sprechen mit ihr und freuen sich. Danach schieben Sie den Anruf beim Zahnarzt vor sich hin, weil die anstehende Behandlung Ihnen bereits in der Vorstellung zuwider ist. Anerkennen Sie den eigenen Widerwillen und überlegen Sie sich, was Sie brauchen, um ihn zu überwinden, falls Sie das wollen.

Wenn Sie dem Kontakt zu bestimmten Menschen gegenüber Widerwillen empfinden, ihn aber nicht abbrechen möchten oder können, dann überlegen Sie sich, ob Sie konkret oder auch innerlich etwas auf Abstand gehen wollen. Sie müssen nicht allen Menschen gleich nahestehen, manche halten Sie vielleicht lieber etwas auf Distanz. Ihre Wege kreuzen sich nur kurz, der Kontakt bleibt oberflächlich. Mit anderen wollen Sie gerne ein Stück Ihres Lebensweges gehen. Finden Sie jeweils die stimmige Nähe in Bezug zu anderen Menschen.

Momente dazwischen

Erinnern Sie sich an Momente Ihres Lebens, in denen etwas Altes zu Ende ging und das Neue für Sie noch nicht fassbar war, weil Sie damit noch keine konkrete Erfahrungen verbinden konnten. Können Sie sich erinnern, wie es Ihnen ergangen ist, als Sie zum Beispiel eine Ausbildung abgeschlossen, die neue Arbeitsstelle aber noch nicht angetreten hatten? Oder welche Gefühle und Gedanken Ihren letzten Umzug begleitet haben? Was haben Sie empfunden, als die alte Wohnung schon geräumt, die neue aber noch nicht eingerichtet war? Können Sie solche Momente leer, offen und undefiniert lassen? Einfach etwas länger innehalten, als Sie dies gewohnt sind, sich beispielsweise noch keine Vorstellungen machen, wie die neue Arbeitsstelle sein wird, sondern auskosten, wie sich Ihre Zwischenzeit anfühlt?

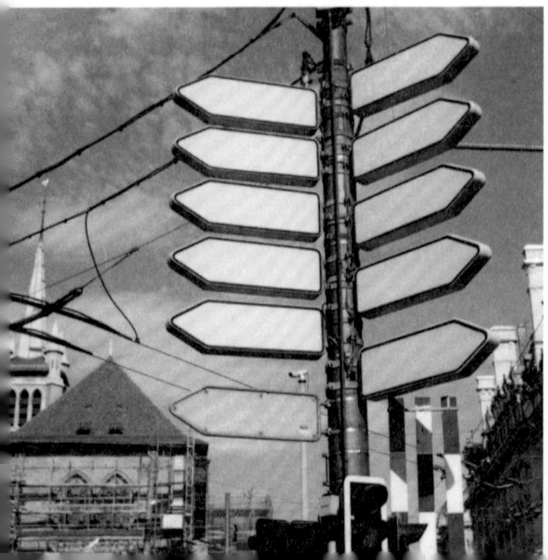

Solche Momente, die zwischen den definierbaren Zuständen und Bezugspunkten liegen, gibt es auch bezogen auf körperliche Empfindungen: Ein Schmerz beispielsweise oder eine Anspannung lösen sich und Sie empfinden die Abwesenheit des Vertrauten. Möglicherweise fühlt sich das nicht einmal angenehm an, sondern verwirrend, weil Ihnen das Vertraute fehlt, an dem Sie sich bisher orientiert haben. Kennen Sie solche Momente? Kurze Momente des Nicht-Wissens, wie sich Ihr Leben, Ihre Gefühle, Empfindungen und Gedanken entwickeln werden, sind wertvoll, denn sie halten viele Möglichkeiten offen.

Neutrale Leere

In der Gegenwart anwesend sein

Indem Sie Ihren Körper sinnlich wahrnehmen, verbinden Sie sich mit der Gegenwart. Die Körperwahrnehmung bildet bildlich gesprochen eine Schale, worin die Gefühle und Gedanken sich bewegen oder gar toben dürfen. Die Schale ruht in der Gegenwart und behält den Bezug zur konkreten Umgebung. Eine neutrale Wahrnehmungsebene hilft Ihnen, in jeder Situation innezuhalten, wahrzunehmen und Veränderungen zu beobachten.

Gehen Sie einige Schritte im Raum umher und suchen Sie ein Schrittmaß, das Ihrem Atemrhythmus angepasst ist, nicht umgekehrt. Nehmen Sie beim Gehen zuerst wahr, wie lange Sie ein- und ausatmen, und passen Sie dann das Schritttempo und die Anzahl der Schritte an den Atemrhythmus an. Atmen Sie zum Beispiel auf zwei Schritte ein und auf zwei oder drei Schritte aus. Oder atmen Sie auf einen langsamen Schritt ein und auf einen aus.

Denken Sie sich während des Einatmens: „Ich atme ein." Und während des Ausatmens: „Ich atme aus." Damit konzentrieren Sie sich gedanklich auf die Beschreibung Ihrer Aktivität und hindern sich daran, an anderes zu denken. Sie können innerlich auch lediglich „ein" und „aus" denken. Achten Sie darauf, dass Sie gedanklich immer wieder zu dieser schlichten Aussage zurückkehren.

Varianten

Der buddhistische Mönch Thich Nhat Hanh schlägt vor, dass Sie beim Einatmen „Ich bin angekommen" und beim Ausatmen „Ich bin zu Hause" sagen. Auch diese Sätze können Sie abkürzen und innerlich nur noch „angekommen" und „zu Hause" sagen. Suchen Sie selbst nach einfachen Aussagen, die Ihren Bezug zur Gegenwart stärken und einen für Sie nützlichen Zuspruch ausdrücken.

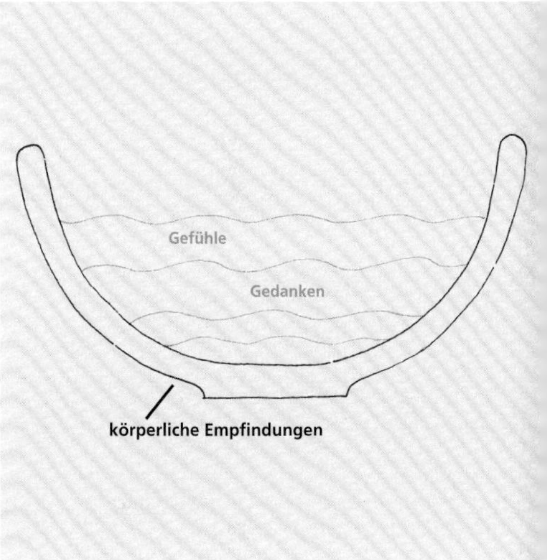

Zwischenräume leer lassen

Nehmen Sie Momente, in denen etwas vorüber ist und das Neue noch nicht begonnen hat, bewusst wahr und erkunden Sie sie neugierig.

Beobachten Sie beispielsweise, wie Sie solche Zwischenräume erleben, wenn Sie das nächste Mal Gäste einladen. Was machen Sie und wie fühlen Sie sich, wenn Sie mit den Vorbereitungen fürs Essen fertig sind, die Gäste aber noch nicht eingetroffen sind? Können Sie diesen Zwischenraum wahrnehmen und als einen neutralen Leerraum erfahren? Oder neigen dazu, die Leere mit gedanklicher Aktivität, Sorgen oder Ärger zu füllen? Womöglich wechseln Sie den Wein, den Sie bereitgestellt haben, oder machen sich Sorgen, ob sich die Gäste im Tag getäuscht haben und daher nicht zur Einladung erscheinen werden. Vielleicht hinterfragen Sie die Wahl des Menüs oder ziehen sich nochmals um. Oder Sie ärgern sich über die Verspätung und kritisieren Ihre Gäste im Stillen. Möglicherweise sind Sie selbst erstaunt darüber, wie angespannt Sie sind.

Oft sind wir lediglich einen Moment desorientiert, wenn eine klare Tätigkeit mit einem konkreten Fokus zu Ende ist und das Neue noch nicht begonnen hat. Versuchen Sie diese Desorientierung in Ihrem Alltag zu erkunden: In welchen Situationen kommt sie vor? Was mögen Sie an diesem Zustand, was nicht? Welche Gedanken begleiten jeweils diesen Zustand? Wie geht es Ihnen, wenn Sie die Lücke zwischen zwei klaren Bezügen als einen neutralen Leerraum deuten?

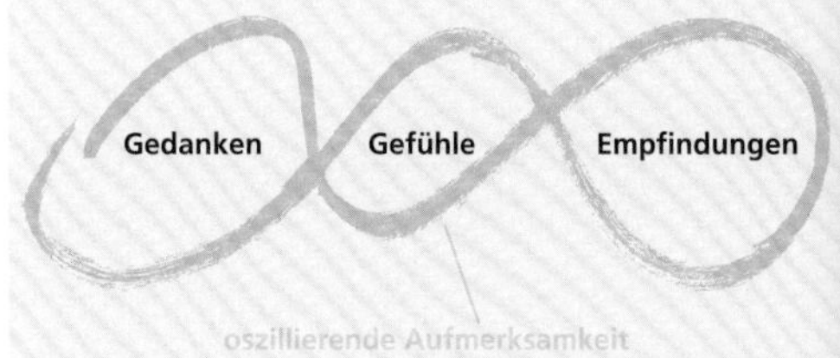

Oszillierende Aufmerksamkeit

Deutsch

Dialekt

Alle Anregungen, die Sie in diesem Buch finden, fördern Ihre Beobachtungsgabe für sich selbst und für Ihre Umgebung. Ihre Fähigkeit, aufmerksam wahrzunehmen, was Sie empfinden, fühlen und denken, hat zur Folge, dass Sie sich nicht voll mit Ihren Empfindungen, Gefühlen und Gedanken identifizieren: Sie nehmen beispielsweise wahr, dass Ihre Knie schmerzen, sind aber von diesem Schmerz nicht völlig absorbiert. Sie können also auch noch andere Dinge wahrnehmen und behalten dadurch mehr inneren Spielraum. Diese hin- und herpendelnde Wahrnehmung wird als oszillierende Aufmerksamkeit bezeichnet.

Bei heftigen Empfindungen, Gefühlen oder Gedanken fällt es den meisten Menschen schwer, sich von deren Intensität nicht bedrängt und eingeengt zu fühlen. Indem Sie auch in solchen Momenten das Zusammenspiel von Gefühlen, Empfindungen und Gedanken aufmerksam beobachten, bewahren Sie sich inneren Spielraum. Nehmen Sie vorerst nur wahr, ohne zu handeln. Bleiben Sie innerlich durch die oszillierende Aufmerksamkeit etwas auf Distanz und dennoch aufmerksam am Geschehen beteiligt. Dies unterstützt sowohl Ihre Eigenständigkeit wie Ihre Beziehungsfähigkeit und es hilft Ihnen zu erkennen, wann und wie Sie handeln wollen.

Erinnern Sie sich bei der nächsten körperlich, gedanklich oder emotional intensiven Situation an die hier abgebildete dreifache liegende Acht. Lassen Sie Ihre Aufmerksamkeit zwischen den Ebenen hin- und herpendeln. Was beobachten Sie?

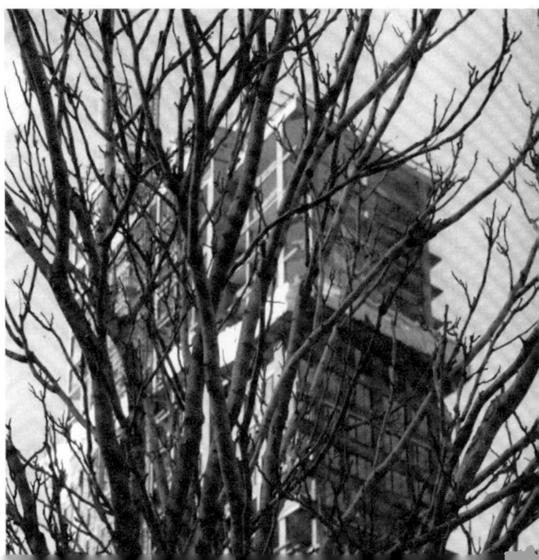

Literaturverzeichnis

Abram, D. (1996). *The Spell of the Sensuous. Perception and Language in a More-Than-Human World.* New York: Vintage Books.

Baer, R. A., Fischer, S., Huss, D. B. (2006). Mindfulness and acceptance in the treatment of disordered eating. *Journal of Rational-Emotive & Cognitive-Behavior Therapy*, 23 (4), 281-300.

Baer, R. A., Smith, G. T., Allen, K. B. (2004). Assessment of mindfulness by self-report. The kentucky inventory of mindfulness skills. *Assessment, 11*, 191–206.

Baer, U. (2012). *Kreative Leibtherapie.* Das Lehrbuch. Neukirchen-Vluyn: Semnos.

Baer, U., Costagliola, R., Frick-Baer, G.(2007). *Das grosse Verschwinden und die Ge-Wichtigkeit.* Wie Menschen mit Essstörungen sich und ihre Welt erleben und wie Kreative Leibtherapie ihnen helfen kann, Neukirchen-Vluyn: Semnos.

Baerveldt, C., Voestermans, P. (1998). The Body as a Selfing Device. The Case of Anorexia Nervosa, in: Stam, H.J. Hg. (1998). *The Body and Psychology*, London: Sage Publication.

Bainbridge Cohen, B. (1993). *Sensing, Feeling and Action. The Experiential Anatomy of Body-Mind Centering.* Northampton, MA: Contact Editions.

Berger, U. (2008). *Essstörungen wirkungsvoll vorbeugen.* Stuttgart: Kohlhammer.

Berger, U., Schilke, C., Strauss, B. (2005). Gewichtssorgen und Diätverhalten bei Kindern in der 3. und 4. Klasse. *Psychotherapie, Psychosomatik, Medizinische Psychologie*, 7, 331-338.

Bernard, A., Stricker, U., Steinmüller, W. (2003). *Ideokinese. Ein kreativer Weg zu Bewegung und Körperhaltung.* Bern, Göttingen, Toronto, Seattle: Hans Huber.

Blake, Ch. (2015). *Wie mediale Körperdarstellungen die Körperzufriedenheit beeinflussen.* Eine theoretische Rekonstruktion der Wirkungsursachen Taschenbuch, Berlin: Springer.

Bohm, D. (1998). *Der Dialog.* Das offene Gespräch am Ende der Diskussionen, Stuttgart: Klett-Cotta.

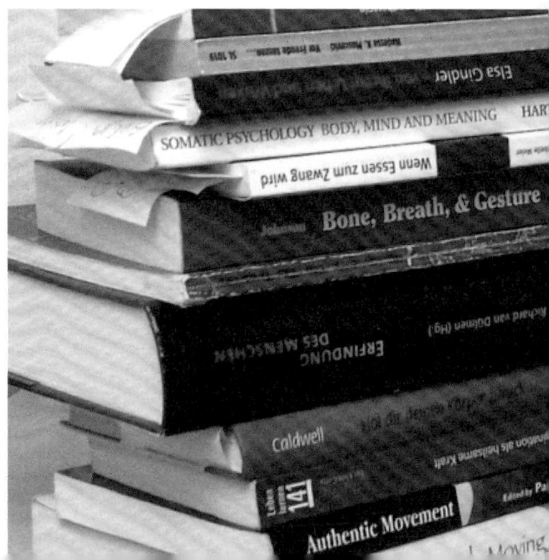

Bowald, B., Binnenkade, A., Büchel-Thalmaier, S., Jakobs, M. Hg. (2002). *KörperSinnE. Körper im Spannungsfeld von Diskurs und Erfahrung.* Bern, Wettingen: eFeF.

Brown, K. W., Ryan, R. M. (2003). The Benefits of Being Present: Mindfulness and Its Role in Psychological Well-Being. *Journal of Personality and Social Psychology*, 84, 4, 822-848.

Bruch, H. (2000). *Der goldene Käfig. Das Rätsel der Magersucht*. 16. Auflg. Frankfurt a.M.: Fischer.

Bruch, H. (2004). *Essstörungen. Zur Psychologie und Therapie von Übergewicht und Magersucht*, 9. Auflg. Frankfurt a.M.: Fischer Taschenbuch.

Butler, J. (1991). *Das Unbehagen der Geschlechter*, Frankfurt a.M.: Suhrkamp.

Caldwell, Ch. (1997). *Hol dir deinen Körper zurück*. Braunschweig: Aurum.

Cash, T. F., Smolak, L. Hg. (2011). *Body image, a handbook of science, practice, and prevention*. New York: The Guilford Press.

Cash, Th. F., Deagle, E.A. (1997). The nature and extent of body-image disturbances in anorexia nervosa and bulimia nervosa: A meta-analysis. *International Journal of Eating Disorders*, 22, 107-125.

Cash, Th. F., Pruzinsky, Th. Hg. (2004). *Body Image. A Handbook of Theory, Research and Clinical Practice*. New York, London: The Guilford Press.

Cole, J.D., Ladas-Gaskin, C., Morrison, L., Gaither, D., Johanson, G.J., (2007). *Mindfulness centred therapies*. An integrative approach. Seattle: Silver Brich.

Creswell, J. D., Way, B. M., Eisenberger, N. I., Lieberman, M. D. (2007). Neural Correlates of Dispositional Mindfulness During Affect Labeling. *Psychosomatic Medicine*, 69, 560–565.

Dalai Lama, Goleman, D. (2003). *Destructive Emotions*. How Can We Overcome Them? New York: Bantam Books.

Davidson, R. J. (2004). Well-being and affective style. Neural substrates and biobehavioural correlates. *Philosophical Transaction Royal Society*. B, 356, 1395-1411.

Davidson, R. J., Kabat-Zinn, J. (2004). Alterations in brain and immune function produced by mindfulness meditation. *Psychosomatic Medicine*, 66 (1), 149-152.

Dittmar, H. (2009). How Do „Body Perfect" Ideals in the Media Have a Negative Impact on Body Image and Behaviors? Factors and Processes Related to Self and Identity. *Journal of Social and Clinical Psychology*: 28, Special Issue: Body Image and Eating Disorders, 1-8.

Drew, N. (1999). A return to Husserl and researcher self-awareness, in: Polifroni, E.C., Welch, M. Hg. (1999) *Perspectives on Philosophy of Science in Nursing: A Historical and Contemporary Anthology*. Philadelphia: Williams & Wilkins, 263–272.

Drew, N. (2002). Meaningfulness as an epistemologic concept for explicating the researcher's constitutive part in phenomenologic research. *Advances in Nursing Science*, 3 (4), 16–31.

Duesund, L., Skarderud, F. (2003). Use the Body and Forget the Body. Treating Anorexia Nervosa with Adapted Physical Activity. *Clinical Child Psychology and Psychiatry*, 8 (1), 53–72.

Fallon, P., Katzman, M. A., Wooley, S. C. Hg. (1994). *Feminist Perspectives on Eating Disorder*, New York, London: The Guilford Press.

Feest, C. (1998). *Tanzfabrik. Ein Berliner Modell im Zeitgenössischen Tanz 1978-1998*. Berlin: Hentrich & Hentrich.

Feldman, G., Hayes, A., Kumar, S., Greenson, J., Laurenceau, J. P. (2007). Mindfulness and emotion regulation. The development and initial validation of the cognitive and affective mindfulness scale-revised (CAMSR), *Journal of Psychopathology and Behavioral Assessment*, 29, 177–190.

Fiscalini, S., Rytz, Th. (2007). Achtsame Körperwahrnehmung (Somatic Psychology), *Schweizerische Zeitschrift für Ernährung*, 5+6, 2-5.

Fischer-Homberger, E. (1997). *Hunger, Herz, Schmerz, Geschlecht. Brüche und Fugen im Bild von Leib und Seele*, Bern: eFeF-Verlag.

Focks, P. (1994). *Das andere Gesicht. Bulimie als Konfliktlösungsstrategie von Frauen*. Frankfurt, New York: Campus.

Fogel, A. (2013). *Selbstwahrnehmung und Embodiment in der Körperpsychotherapie.* Vom Körpergefühl zur Kognition. Deutsche Übersetzung und Bearbeitung von Helmi Boese, Stuttgart: Schattauer.

Forster, J. (2002). *Körperzufriedenheit und Körpertherapie bei essgestörten Frauen.* Herbolzheim: Centaurus.

FrauenSicht. *Informationen aus Zeitungen, Zeitschriften und Internet.* Elektronische Archivausgabe 3/2007 bis 2/2009; www.frauensicht.ch

Fuchs, Th. (2016). *Das Gehirn - ein Beziehungsorgan.* Eine phänomenologisch-ökologische Konzeption, 5. Aktualisierte und erweiterte Auflage, Stuttgart: Kohlhammer.

Garner, D. M. (1997). The 1997 body image survey results. *Psychology Today*, 30, 30-84.

Gendlin, E. (2015). *Ein Prozess-Modell.* Körper, Sprache, Erleben, Freiburg/München: Karl Alber.

Geuter, U. (2008). Achtsamkeit – das Mittel gegen den Alltagsstress, *Psychologie heute*, August 2008, 22-25.

Geuter, U. (2015). *Körperpsychotherapie.* Grundriss einer Theorie für die klinische Praxis, Berlin: Springer.

Gindl., B. (2002). *Anklang, Die Resonanz der Seele.* Über ein Grundprinzip therapeutischer Beziehung, Padebron: Junfermannsche.

Goyal, M., Singh, S., Sibinga, E. (2014). Meditation Programs for Psychological Stres an Well-being. *JAMA Intern Med.* 174, 3, 357-368.

Gratz, K. L., Roemer, L. (2004). Multidimensional assessment of emotion regulation and dysregulation, development, factor structure, and initial validation of the difficulties in emotion regulation scale. *Journal of Psychopathology and Behavioral Assessment*, 26, 41–54.

Grilo, M.G. (2006). *Eating and Weight Disorder.* Hove: Psychology Press Taylor & Francis Group.

Grossman, P., Niemann, L., Schmidt, S., Walach, H. (2004). Mindfulness-based Stress Reduction and Health Benefits. A Meta-Analysis. *Journal of Psychosomatic Research*, 57, 35-43.

Harrer, M. E., Weiss, H. (2016). *Wirkfaktoren der Achtsamkeit*. Wie sie die Psychotherapie verändern und bereichern, Stuttgart: Schattauer.

Hartley, L. (1994). *Wisdom of the Body Moving. An Introdution to Body-Mind Centering*. Berkley, California: North Atlantic Books.

Hartley, L. (2004). *Somatic Psychology. Body, Mind and Meaning*. London, Philadelphia: Whurr Publishers.

Hartley, L. (2012). *Einführung in Body-Mind Centering*. Die Weisheit des Körpers in Bewegung, Bern: Hans Huber/Hogrefe.

Heidenreich, Th., Michalak, J. (2003). Achtsamkeit („Mindfulness“) als Therapieprinzip in Verhaltenstherapie und Verhaltensmedizin. *Verhaltenstherapie*, 13, 264-274.

Heidenreich, Th., Michalak, J. (2009). *Achtsamkeit und Akzeptanz in der Psychotherapie*, 3. überarb. u. erw. Aufl., Tübingen: dgvt-Verlag.

Hengstenberg, E. (1991). *Entfaltungen. Bilder und Schilderungen aus meiner Arbeit mit Kindern*. Freiamt im Schwarzwald: Arbor.

Hilbert, A., Tuschen-Caffier, B. (2005). Body-Related Cognitions in Binge-Eating Disorder and Bulimia Nervosa. *Journal of Social and Clinical Psychology*, 24, 4, 561-579.

Honegger, C. (1991). *Die Ordnung der Geschlechter*. Frankfurt: Campus.

Hutchinson, M. G. (1994). *Imagining Ourselves Whole: A Feminist Approach to Treating Body Image Disorder*, in: Fallon, Patricia, u.a. Hg. (1994), *Feminist Perspective on Eating Disorder*. New York, London: The Guilford Press.

Hüther, G. (2001). *Bedienungsanleitung für ein menschliches Gehirn*. 2. Auflg. Göttingen: Vandenhoeck und Ruprecht.

Jakob, S. (2012). *Zusammenhänge zwischen den Ressourcen Emotionsregulationskompetenz und Achtsamkeit und Symptomen klinischer Essstörungen.* Unveröffentlichte Masterarbeit, Psychologisches Institut der Universität Bern.

Johnson, D. H. (2012). *Klassiker der Körperwahrnehmung.* Erfahrungen und Methoden des Embodiment, deutschsprachige Ausgabe Hg. Thea Rytz Hans Huber/ Hogrefe.

Johnson, D. H. Hg. (1995). *Bone, Breath & Gesture. Practices of Embodiment.* Berkeley/ California: North Atlantic Books.

Joraschky, P., Lausberg, H., Pöhlmann, K. (2008). *Körperorientierte Diagnostik und Psychotherapie bei Essstörungen,* Gießen: Psychosozial-Verlag.

Juul, J., Hoeg, P., Bertelsen, J. u.a. (2012). *Miteinander.* Wie Empathie Kinder stark macht. Basel: Beltz.

Kabat-Zinn, J. (1990). *Full Catastrophe Living. Using the Wisdom of the Body and Mind to face Stress, Pain, and Illness.* New York: Delta.

Kabat-Zinn, J. (2006). *Zur Besinnung kommen. Die Weisheit der Sinne und der Sinn der Achtsamkeitsmeditation in einer aus den Fugen geratenen Welt.* Freiamt im Schwarzwald: Arbor.

Keng, S. L., Smoski, M. J., & Robins, C. J. (2011). Effects of mindfulness on psychological health. A review of empirical studies. *Clinical Psychology Review,*1-16.

Kesper-Grossman, U., Kabat-Zinn, J. (2009). *Die heilende Kraft der Achtsamkeit,* Freiamt im Schwarzwald: Arbor.

Kilbourne, J. (1994). *Still Killing us softly. Advertising and the Obsession with Thinness,* in: Fallon, Patricia, u.a. Hg.: Feminist Perspectives on Eating Disorders. New York, London: The Guilford Press.

Klinkenberg, N. (2007). *Achtsamkeit in der Körperverhaltenstherapie.* Stuttgart: Klett-Cotta.

Kospach, J. (2009). Der Körper als Selbstzweck. Interview mit Susi Orbach. *Der Bund,* 26.6. 2009, 2.

Koteen, D., Stark Smith, N. (2008). *Caught Falling: The Confluence of Contact Improvisation, Nancy Stark Smith, and Other Moving Ideas.* Northampton MA: Contact Editions.

Krüger, H., Schroeter, B. Hg. (2017). *Verkörperung von Weiblichkeit.* Gendersensible Betrachtungen körperpsychotherapeutischer Prozesse, Gießen: Psychosozial-Verlag.

Lakoff, G., Johnson, M. (1999). *Philosophy in the Flesh: The Embodied Mind and Its Challenge to Western Thought.* New York: Basic Books.

Lammers, C.-H. (2008). *Emotionsbezogene Psychotherapie. Grundlagen, Strategien und Techniken.* Stuttgart: Schattauer.

Leahey, T. M., Crowther, J. H., Irwin, S. R. (2008). A Cognitive-Behavioral Mindfulness Group Therapy Intervention for the Treament of Binge Eating in Bariatric Surgery Patients. *Cognitive and Behavioral Practice*, 15, 4, 364-375.

Lemieux, A. (1988). *The Contact Duet as a Paradigm for Client/ Therapist Interaction.* Masters Thesis in Dance Movement Therapy, Naropa Institut Boulder, Colorado: Manuskript/ www.contactimprov.net/lemieux.html

Lerner, R.M., Jovanovic, J. (1990). *The role of body image in psychosocial development across the life-span. A developmental contextual perspective*, in: Cash, T.F. & Pruzinsky, T. Hg.: Body image. New York: The Guilford Press, 110-127.

Levine, M. P. , Murnen, S. K. (2009). „Everybody Knows That Mass Media Are/ Are Not [*pick one*] a Cause of Eating Disorders“. A Critical Review of Evidence for a Causal Link Between Media, Negative Body Image, and Disordered Eating in Females. *Journal of Social and Clinical Psychology.* 28, Special Issue. Body Image and Eating Disorders, 9-42.

Linehan, M. (1993). *Skills Training Manual for Treating Borderline Personality Disorder.* New York: Guilford.

Ludwig, S. (2002). *Elsa Gindler – von ihrem Leben und Wirken.* „Wahrnehmen, was wir empfinden“. Hamburg: Christians.

Martin, A., Svaldi, J. (2015). *Körperbild und Körperbildstörungen, Psychotherapeut*, 60:6, 475-76.

Meermann, R. (1991). *Body-Image-Störung bei Anorexia und Bulimia nervosa und ihre Relevanz für die Therapie*. Berlin: de Gruyter.

Merleau-Ponty, M. (1945). *Phénoménologie de la Pérception*. Paris: Gallimard.

Middendorf, I. (1985). *Der Erfahrbare Atem*. Paderborn: Junfermann.

Middendorf, I. (1998). Die Kraft des Atems. Interview. *A. Vogels Gesundheits-Nachrichten*, 10-12.

Middendorf, I. (2000). *Der Erfahrbare Atem in seiner Substanz*. Paderborn: Junfermann.

Mommartz, T. (2000). Gindler-Arbeit. *Bulletin des Arbeitskreises Heinrich Jacoby/ Elsa Gindler*, 2, 34-37.

Noë, A. (2010). *Du bist nicht dein Gehirn*. Eine radikale Philosophie des Bewusstseins, München: Piper.

Novack, C. J. (1990). *Sharing the Dance. Contact Improvisation and American Culture*. Madison Wisconsin: University of Wisconsin Press.

Orbach, S. (1993). *Antidiätbuch I. Über die Psychologie der Dickleibigkeit, die Ursachen von Esssucht*, 19. Auflg. in deutscher Sprache, München: Frauenoffensive.

Orbach, S. (1993). *Antidiätbuch II. Eine praktische Anleitung zur Überwindung von Esssucht*, 8. Auflg. in deutscher Sprache, München: Frauenoffensive.

Orbach, S. (2009). *Bodies*. London: Profile Books.

Pallaro, P. Hg. (1999). *Authentic Movement. Essays by Mary Starks Whitehouse, Janet Adler and Joan Chodorow*. London: Jessica Kingsley Publisher.

Pike, K.M., Rodin, J. (1991). Mothers, daughters and disordered eating. *Journal of Abnormal Psychology*, 100, 198-204.

Pikler, E. (1990). *Lass mir Zeit*. 3. Aufl., München: Pflaum Verlag.

Piran, N., Levine, Michael P., Steiner-Adair, Catherine Hg. (2014). *Preventing Eating Disorder*. A Handbook of Interventions and Special Challenges, Routledge.

Posch, W. (2009). *Projekt Körper*. Wie der Kult um die Schönheit unser Leben prägt, Franfurt/Main: Campus.

Post, G., Crowther, J.H. (1987). Restricter-purger differences in adolescent females. *International Journal of Eating Disorders*, 6, 757-761.

Proulx, K. (2008). Experiences of Women with Bulimia Nervosa in a Mindfulness-Based Eating Disorder Treatment Group. *Eating Disorder*, 16, 52–72.

Pudel, V., Westenhöfer, J. (1998). *Ernährungspsychologie. Eine Einführung*, 2. überarb. Auflg. Göttingen: Hogrefe.

Remmel, A., Kernberg, O. F., Vollmoeller, W., Strauß, B. Hg. (2006). *Handbuch Körper und Persönlichkeit. Entwicklungspsychologie, Neurobiologie und Therapie von Persönlichkeitsstörungen*, Stuttgart, New York: Schattauer.

Ricciardelli, L.A., Tate, Williams (1997). Body dissatisfaction as a mediator of the relationship between dietary restraint and bulimic eating patterns. *Appetite*, 29, 43-54.

Ritter, M., Low, K.G. (1996). Effects of Dance/Movement Therapy: A Meta-Analysis. *The Arts in Psychotherapy*, 23 (3), 249–260.

Roche, M. A. (2001). Charlotte Selver. *Bulletin des Arbeitskreises Heinrich Jacoby/ Elsa Gindler*, 3, 2001, 15-31.

Rodin, A. (1994). *Die Schönheitsfalle. Was Frauen daran hindert, sich und ihren Körper zu mögen*, München: Knaur.

Röhrig, K., Giel, E., Schneider, S. (2012). „Ich bin zu dick!" Verzerrte Gewichtseinschätzung bei Kindern und Jugendlichen in Deutschland, *Monatsschrift Kinderheilkunde*, März 2012, 160, 267-274.

Ruderman, A.J., Grace, P.S. (1988). Bulimics and restraint eaters. A personality comparison. *Addictive Behaviors*, 13, 359-368.

Ruther, N.M., Richmann, C.L. (1993). The relationship between mothers' eating restraint and their children's attitudes and behaviors. *Bulletin of Psychonomic Society*, 31, 217-220.

Rytz, Th., Wiesmann, S. (2013). *Essstörungen und Adipositas.* Akzeptanz verkörpern, Bern: Hans Huber/Hogrefe.

Rytz, Th. (2017). „Jetzt mues de Buuch weg!“ Wie demütigende Werbebilder und Botschaften weiblichen Selbstwert erschüttern und Essstörungen fördern, in: Krüger, H., Schroeter, B. Hg. (2017), *Verkörperung von Weiblichkeit*. Gendersensible Betrachtungen körperpsychotherapeutischer Prozesse, Gießen: Psychosozial-Verlag, 131-148.

Rytz, Th. (2000). Transkription der Interviews (45 Minuten) mit 20 Patientinnen, die an einer sechsmonatigen Gruppentherapie in Achtsamer Körperwahrnehmung teilgenommen haben, Psychiatrische Universitätspoliklinik, unveröffentlichtes Mansukript.

Rytz, Th., Feest, C. (2002). Dialog Bern – Berlin. Ein Gespräch über Körper- und Atemarbeit nach Gindler und Goralewski. *Bulletin des Arbeitskreises Heinrich Jacoby/ Elsa Gindler*, 4, 62-69.

Santorelli, S. (2009). *Zerbrochen und doch ganz*. Freiburg i. Breisgau: Arbor Verlag.

Schär, M. u.a. (2015). *Das gesunde Körperbild von Jugendlichen in der Deutschschweiz*. Ergebnisse einer Befragung im Auftrag der Gesundheitsförderung Schweiz. Faktenblatt 16.

Schmidt, U., Treasure, J. (1999). *Die Bulimie besiegen. Ein Selbsthilfe-Programm*. Frankfurt a.M., New York: Campus.

Schnyder, U., Milos, G., Mohler-Kuo, M., Dermota, P. (2012). *Prävalenz von Essstörungen in der Schweiz*. Schlussbericht im Auftrag des Bundesamtes für Gesundheit.

Schorn, U. (1992). Der Tanz im Spannungsfeld von Kunst und Therapie. *tanzAktuell*, 6, 22-26.

Siebe, I. (1992). Warum bewege ich mich? Der Rückzug des Amos Hetz ins innere Universum. *tanzAktuell*, 7, 44-46.

Siegel, D. J. (2007). *Das achtsame Gehirn*. Freiamt im Schwarzwald: Arbor Verlag.

Stice, E. (2002). Risk and maintenance factors for eating pathology. A meta-analytic review. *Psychological Bulletin*, 128, 825-848.

Swami, V., Furnham, A., Chamorro-Premuzic, T., Akbar, K., Gordon, N., Harris, T., Finch, J. Tovée, MJ. (2010). More than just skin deep? Personality information influences men‘s ratings of the attractiveness of women‘s body sizes. *Journal of Social Psychology*, 150,6, 628-47.

Thelen, M.H., Cormier, J.F. (1995). Desire to be thinner and weight control among children and their parents. *Behavior Therapy*, 26, 85-99.

Thich Nhat Hanh (1975). *Das Wunder der Achtsamkeit. Eine Einführung in die Meditation*. Zürich, München, Berlin: Theseus.

Tisdale, S. (1996). *Ein Gewicht, an dem Frauen zu tragen haben, oder der Zwang, in einer ausgehungerten Kultur Diät zu halten*, in: Foster, P. Hg. (1996). *Spiegelbilder. Essays über den weiblichen Körper*. Reinbek bei Hamburg: Rowohlt.

Todd, M. (2001). *Der Körper denkt mit. Anatomie als Ausdruck dynamischer Kräfte*. Bern, Göttingen, Toronto, Seattle: Hans Huber.

van Dülmen, R. Hg. (1998). *Erfindung des Menschen. Schöpfungsträume und Körperbilder 1500-2000*. Wien, Köln, Weimar: Böhlau.

Vocks, S., Legenbauer, T. (2005). *Körperbildtherapie bei Anorexia und Bulimia Nervosa*. Göttingen, Bern: Hogrefe.

Wertheim, E. H., u.a. (1997). Why do adolescent girls watch their weight? An interview study examining sociocultural pressures to be thin. *Journal of Psychosomatic Research*, 42/ 1997, 345-355.

Wertheim, E. H., u.a. (2002). Parent influences in the transmission of eating and weight related values and behaviors. Eating Disorders. *The Journal of Treatment and Prevention*, 10, 321-334.

Wicki-Vogt, M. (2005). *Was heisst Aufmerksamkeit?* Unpubliziertes Vorlesungsmanuskript, Universität Bern, Veranstaltung im Rahmen der Salongespräche, organisiert durch das Institut für Weiterbildung der Universität Bern.

Wilcox, K., Laird, J. D. (2000). The Impact of Media Images of Super-Slender Women on Women's Self-Esteem: Identification, Social Comparison, and Self-Perception. *Journal of Research in Personality*, 34, 278-286.

Williamson, D. A., Muller, S.L., Reas, D.L., Thaw, J. M. (1999). Cognitive bias in eating disorders. Implications for theory and treatment. *Behavior Modification*, 23, 556-577.

Wolf, N.(1993). *Der Mythos Schönheit*. Reinbek bei Hamburg: Rowohlt.

World Health Organization WHO (2012). *Social determinants of health and well-being among young people*, HBSC: Health behaviour in school-aged children study, International report from the 2009/2010 survey, Copenhagen: WHO Regional Office for Europe.

Auf meiner Webpage finden Sie aktuelle Weiterbildungen, Kurs- und Therapieangebote: www.thearytz.ch

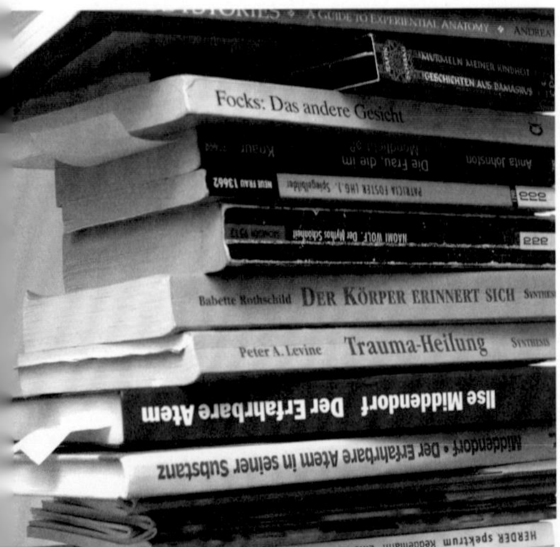